徐光兴 著

心理灯塔系列

苦涩的“火柴人”

——强迫症探秘

第三版

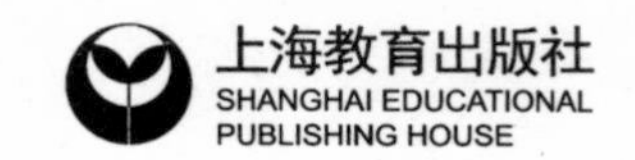

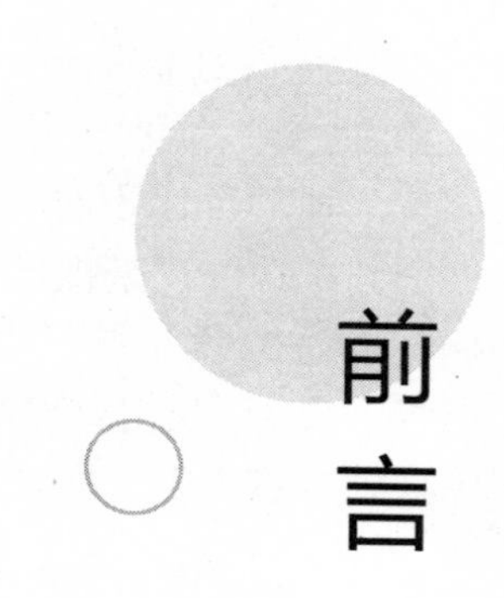

前言

进入21世纪，随着中国经济的迅速起飞，社会生活逐渐多元化，生活节奏也越来越快，人们的各种心理压力和问题与日俱增。这套丛书是著者的“21世纪心理症状研究三部曲”。第一部《孤独的“雨人”——自闭症探秘》(曾获国家留学人员归国科研启动项目资金以及2004年上海科普创作出版专项资金资助)、第二部《苦涩的“火柴人”——强迫症探秘》和第三部《忧伤的心灵——抑郁症探秘》(曾获上海市引进海外高层次留学人员第三期专项资金资助)相继出版后，好评如潮，不久就脱销了。为了满足读者的需求，特出版这套丛书的第三版。

儿童自闭症是人类精神医学史和临床心理学史上的难解之谜，宛如陷入重重迷雾中的不可知的丛林，这是一个孤独而奇异的世界。然而近20年来，世界各国关于自闭症的研究已经取得了长足的进展，其中许多谜题已逐渐被破解。《孤独的“雨人”——自闭症探秘(第三版)》这本书用简洁、明快和通俗的语言讲解了自闭症研究的最新进展，具有很强的可读性和研究价值。

强迫症是一种令人倍感苦涩、产生无尽烦恼的精神与行为障碍，它将人诱入一个出不去的黑暗陷阱中，常使人不能公开言说其怪异症状。近年来，对强迫症的病理机制、神经活动系统的特点的探索及强迫症治疗技术的研究也取得了新的进展，特别是从遗传学、脑科学和神经生物学视角进行的研究有了不少突破性的发现，强迫症的许多疑问逐渐得到解答。《苦涩的“火柴人”——强迫症探秘(第三版)》的内容引人入胜,治疗方法简明扼要,值得一读。

抑郁症是21世纪最流行的情绪疾病。全球有将近2亿人为此疾患所困,如果加上潜在的患者,保守估计,起码有将近5亿人正在遭受"情绪感冒"(即抑郁症)的困扰。他们卧床不起,情绪沮丧,甚至崩溃和自杀;他们需要不断服用安眠药、镇静剂和抗抑郁剂来抵御这个悄然袭来的"心灵杀手"。世界卫生组织曾预言,抑郁症将成为21世纪的三大疾病之一。《忧伤的心灵——抑郁症探秘(第三版)》这本书告诉大家,我们要理解抑郁症患者的内心感受,并希望全社会都来关爱他们,要像抵御自然灾害一样来帮助他们战胜这个"心灵杀手"。

在"心理灯塔系列"中,著者对自闭症、强迫症和抑郁症的表现和患者的精神世界做了百科全书式的综观描述。特别是在临床诊断、治疗和教育咨询等领域,著者运用现代心理学和医学的最新研究成果,辅以大量精彩的案例甚至心理小说进行阐述和剖析,以期为我国的心理健康研究和教育工作提供一种全新的探索视野。希望这套趣味盎然的科普丛书能成为自闭症儿童的父母及教师,以及强迫症和抑郁症治疗者的案头常备之书。这套科普丛书也可作为高等院校心理学专业的学生以及希望取得国家心理咨询师职业资格人士的辅助读物。

自闭症、强迫症和抑郁症并不是不可攻克的顽固堡垒。希望这套科普丛书能给在黑暗中摸索、挣扎和煎熬的人们带来光明,使他们最终战胜疾病,走向幸福的未来!

徐光兴

2015年秋于华东师范大学

目录

一 引论：强迫症之谜

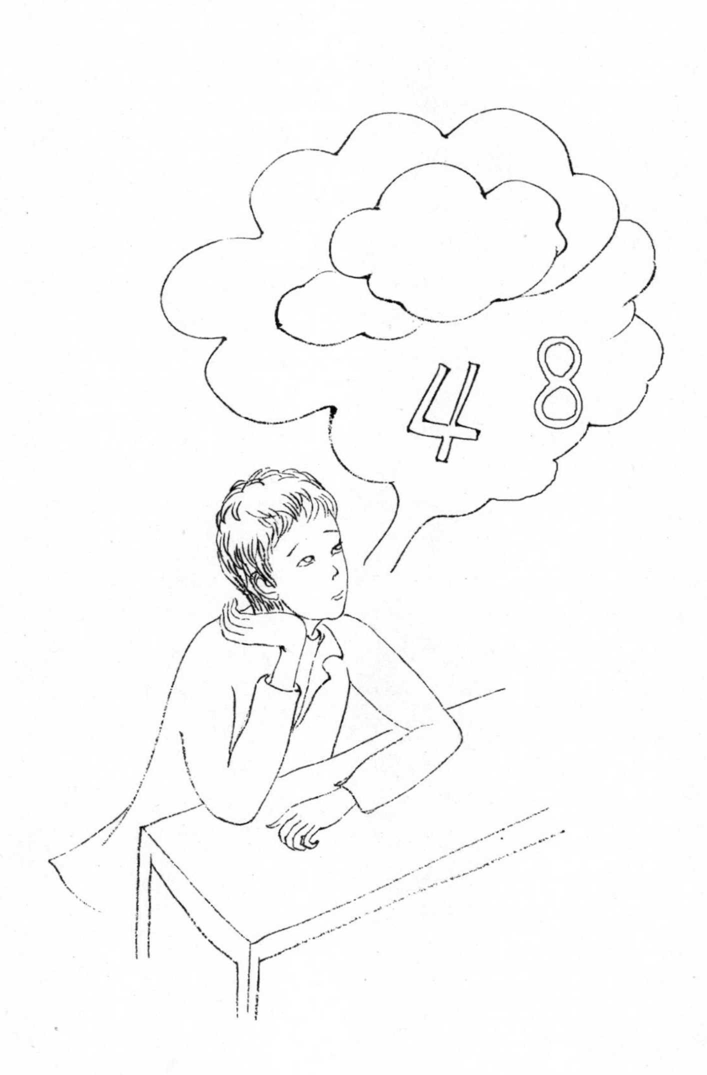

1 从电影《火柴人》说起

美国电影《火柴人》(*Matchstick Men*)最初上映时间是2003年,它是由著名导演雷德利·斯科特(Ridley Scott)执导的一部喜剧片,片长116分钟。此片也引发了心理学家和医学界人士对强迫症的关注。

"火柴人"是美国俚语,指那种让你掏心掏肺外加掏钱的骗徒;一个厉害的"火柴人",即使他手上只有一盒火柴,都有办法用高明的骗术夸大火柴的功效,让一堆人捧着现金抢着买火柴。影片中的主角罗伊是个专门骗人钱财的职业骗子,同时患有强迫症(强迫行为)与广场恐惧症两种精神疾病。他的搭档弗兰克是个不拘小节又野心勃勃的家伙。两人一唱一和,联手干着小打小闹的骗子行当,主要就是以形形色色令人心动的中奖为诱饵,号称可以免税从而将原价不到50美元的饮用水过滤装置以700美元的价格推销出去。

罗伊"工作"的时候,可谓沉着冷静、巧舌如簧、应对自如、游刃有余,凭着他丰富的想象力和创造力,不断有好贪小便宜而又缺乏经验的人上他的当,使他的事业"蒸蒸日上"。但是一旦离开"职场",罗伊就得靠药物来控制自己的精神状态。除了去超市购物,他几乎拒绝一切户外活动,拒绝阳光,拒绝电视,拒绝一双踩在地毯上的鞋,拒绝掉落在地毯上的任何肉眼可见的杂物,甚至拒绝一片漂浮在游泳池中的枯叶。他容不下丝毫混乱,所有的东西都要摆放得井然有序,连开关门窗都要重复三次;他不能置身开放的空间,否则就会感觉错乱,几乎要崩溃,所以只能像个"套中人"窝在房间或车子等密闭空间里，偶尔出门就得戴上墨镜，给世界"染"个色，他才感觉舒适些。

在充满清洁剂气味的房间里，清澈明亮的玻璃窗、光洁如镜的灯台与桌案和一尘不染的地毯，胶木唱片里流淌出的爵士乐和几瓶普通而有奇效的药物，成为罗伊无中生有、天花乱坠的骗子生涯和良知未泯的内心世界之间不可缺失的平衡点。

一次意外的失手使罗伊赖以控制症状的药瓶被打翻了，也打碎了他维持平衡的心理支柱。在接下来的几天里，罗伊没日没夜地打扫房间，直至每个角落都整洁发亮，自己也精疲力竭了，他才坐下来，欣赏并检阅着自己的劳动果实。在弗兰克的引介下，他去见了一位心理医生，希望获得药物，恢复从前有条不紊的生活秩序。

我们来看看影片中表现罗伊的强迫症状的几个片段。

片段一：宽敞舒适的客厅整洁得如同五星级宾馆，宽大的玻璃窗被百叶帘遮得严严实实，令室外灿烂的阳光望而却步。主人公罗伊走到窗前，轻轻掀起百叶帘，一脸严肃，用他那挑剔的眼神巡视了一下正对着窗户的游泳池，池水湛蓝清澈，在阳光下波光闪闪，他满意地回转身。罗伊在柔软的地毯上每走几步，就弯腰轻轻地捡起一点散落的灰尘，脸上写满不满。之后继续到各个房间一一检查，每开或关一次门，都要重复三遍，口里数着"一、二、三"。检查完毕后，他"仔细"地穿上永远锃亮的皮鞋来到厨房，洗手并用纸巾反复擦干净后，从壁橱里拿出一瓶药，吞下一颗。一切就绪之后，该出门了，临走时罗伊又不放心地回身探视了一下各个房间，这才数着"一、二、三"关上房门，驾车离去。

这是罗伊每天从起床后到出门前都必须执行的程序。罗伊的强迫症状集中表现为极力维持生活环境的干净和整洁，他居住的房间和使用的工具都是一尘不染的，他的衣物等用品都是摆放有序的，如果不这样做，他就会处于焦虑和不安之中，直到动手处理干净才可以安心。这使得他无法容忍身边的脏乱，当一向邋遢随意的搭档弗兰克穿着一双破旧的皮鞋踩在他的地毯上，并四处撒面包屑时，罗伊几乎要气晕过去。

片段二：“客户”家中，罗伊和弗兰克珠联璧合，眼看“买卖”就要成功，这时女主人为把不安静的家犬引走，打开了通往花园的门，罗伊一下子就变了脸色，两眼直盯着敞开的门，神情怪异，说话含混，要不是他经验丰富，加上助手弗兰克的掩饰，真不知该如何收场。从“客户”家里出来，他心有余悸，不能自控地做出一连串失常的举动——频繁地眨动眼睛，不时地甩头并发出类似小狗的叫声。

片段三：罗伊不小心把唯一的药瓶打翻了，粉红色的药片眨眼间随着水流消失了，而医生也联系不上了，绝望的罗伊突然发疯般地卷袖操帚，开始拼命大扫除，家里的每个角落都没有放过。

影片中共出现了五次心理咨询面谈的场景，显然，每次面谈都为剧情的转折和进一步展开作了铺垫，同时也清晰展现了罗伊在不同阶段的心理健康状况和内心的矛盾冲突。

强迫症患者成天忙于各种古怪的、自找麻烦的事情，试图避开想象中的危险，虽然他们的做法与想象中的危险根本没有任何现实联系。比方说，他们可以一天洗40次手来保证家人不会生病；或者会尽最大可能去避免一些“不吉利”的数字，认为这样就可以避免交通事故。不同于强迫性购物狂和强迫性赌徒，强迫症患者的强迫行为并没有给他们带来快乐，更确切地说，他们简直苦不堪言。

无独有偶，另一部美国电影《爱在心里口难开》(*As Good as it Gets*)更是一部完整呈现强迫症病征的经典名片。奥斯卡影帝杰克·尼科尔森(Jack Nicholson)在片中饰演一位患有强迫症的畅销作家，他的生活井井有条、一丝不苟，甚至到了毫无弹性与仪式化的程度。

例如，他极端害怕病菌感染，不仅每天花很多时间洗手，而且每次都使用新的肥皂，以避免病菌残留。此外，他去餐厅吃饭，却怀疑餐具的清洁程度，因此不愿意使用餐厅提供的餐具，宁可自备以避免感染。

他对于安全的要求也极高，例如临睡前他总要反复检查窗户与门锁，就像在举行睡前仪式一般。他走在人行道上时，会刻意避免踏在地砖的接缝部分，似乎一定要踩在地砖正中央才能脚踏实地、心安理得。这些都是强迫症患者常见的症状。

在片中，尼科尔森虽然深爱着女主角海伦·亨特（Helen Hunt），但碍于自身症状与性格，害怕对方无法接纳他的古怪行径，因此始终无法自然表达爱慕之意。直到最后，尼科尔森因为亨特的缘故，想要成为一个更好的男人，总算愿意说出真心话。

在与异性交往的过程中，许多精神疾病患者不仅有“爱在心里口难开”的问题，更面临“病在脑中不能讲”的挣扎与困扰，有时这些问题带来的痛苦比疾病本身还严重。只有通过正式的心理治疗，这类症状才能够逐渐得到控制和解决。

2 强迫症是一种恶魔般的心理障碍

强迫症(obsessive-compulsive disorder,简称OCD)是一种以强迫思考或强迫行为为主要特征的神经官能症。也就是将自我的思考和行为用一定的仪式机械地重复着,并且反复、固执、刻板地表现出来。

患者自己知道这些思考和行为是不合理的,但又无法控制,内心产生强烈的苦恼、痛苦及不适应。这是一种不可思议的谜一样的症状,有时病程迁延难愈,对患者的社会功能、生活质量影响极大。

所有来心理咨询室求诊的强迫症患者几乎都有以下这样的感觉:“心里真是苦恼。我也知道这样下去不行,想要控制这种念头和行为,但奇怪的是怎么也控制不了。简直不可思议,令人要发疯。”

强迫症以一种奇妙的方式和顽固的念头,影响患者的日常生活程序和节奏,使之苦恼、自责、不安。下面是几位强迫症患者的自我报告:

某高等院校的大学生H:工作结束后,某串特定的数字残留在头脑中,想要清除掉它,却怎么也做不到,数字一直浮现在头脑中,仿佛固定在记忆里,可以持续几小时、几天、几星期、几个月。简直像幽灵一样,忽隐忽现,使人苦恼不堪。

青年妇女S：结婚以后不久，自己也不知道为什么，开始长时间地不停洗手。最初是害怕被鱼鲜和贝类携带的病毒传染，之后又觉得这世界上的很多污染、不洁、细菌是肉眼看不见的，都可能粘在皮肤上，需要不断地洗手。一天之中可能洗手20次、30次、50次……一年来从不间断，想要制止自己这样做，心里又无法安定、宁静，始终受威胁感和恐怖感的侵袭。

留学生Z君：在日本留学时，经常去扒金宫（日本赌场），半年打工挣来的钱和生活费就像水泡一样转眼间消失得无影无踪。很想控制自己不进扒金宫，尽管第二天早上醒来时对自己说“今天不进扒金宫”，但是到了下午就浑身难受，无食欲，出汗异常，结果每天、每月还是往那个“无底洞”里钻。

以上临床心理症状，根据美国精神医学学会的《精神障碍诊断与统计手册（第五版）》（*Diagnositic and Statistical Manual of Mental Disorders*, Fifth Edition，简称DSM-5）的规定，命名为“强迫障碍”（即强迫症）。患有这种心理疾病的人，在其他方面与正常人一样，智能、学习能力、工作能力、社会活动、人际交往都不存在问题，只是具有奇妙的、反复出现的强迫观念或强迫行为。据统计，美国有400万以上的人患有或轻或重的强迫症，他们的日常生活被各种强迫行为或强迫思考所劫持，更惊人的是，许多患者还为了不让别人知道他们有这种奇妙的症状而故意掩饰或隐藏他们的生活方式。

严重的强迫症将影响人的现实生活和工作。没完没了、单调重复的奇妙仪式，支配了患者每天的生活节奏，患者的自我本能在提醒自己不要陷入一个“愚蠢的仪式”中去，但难以忍受的不安、恐惧和奇异的念头不断浮现在患者的大脑中，不管怎样努力都无法从大脑中驱除出去，这是一种非常讨厌、麻烦的症状。

强迫行为与生活中的迷信行为、宗教仪式行为等性质完全不同。这是因一种毫无理由、毫无意义的念头反复在脑中显现，导致患者老是机械地重复一些不可思议的行为，如患者有时执着于一些特别的数字，如“4”“8”等，自己的生活行为，如饮食、睡眠、写信等，均被某个数字强迫规定在某个范围内。有时当事人会有一些恐怖的念头，如：“我会不会杀人？”这种无意义、不现实的念头不断地在心中出现，而且次数越来越频繁，念头越来越强烈，即使想要把这些念头从头脑中驱除出去也不可能，这就是强迫思考的特征。强迫症与迷信不同，患者本人知道这种奇妙的仪式或行为是愚蠢的，但仍然被这种仪式和行为束缚住。最不可思议的是，许多强迫症患者的强迫行为各不相同，但方式和特征大同小异。也就是说，虽然“剧本”不同，但“剧情”惊人地相似。

有“确认”强迫行为的强迫症患者，对于晚上电灯或煤气是否关上、大门是否锁上会反复检查确认，机械地重复10次、20次甚至100次。另一种是“对称”强迫行为，例如：数两眼的眼睫毛，左右的数目是否相等；系鞋带时左右的长度必须相称；给杯子倒水时，两个杯子的水位高低必须相等。但是出现次数最多的症状是“洁癖”，例如：害怕细菌沾上皮肤，反复地洗手，多达20次、30次；不断地清洗家具，使它们永远一尘不染，等等。这些症状有一个共同的特点：患者不相信自己的判断力。手、家具已经洗干净了，没有污垢了，电灯、煤气和房门也已经关上了，但是他们不能相信自己的眼睛所看到的事实，马上又充满不安地清点着、检查着、清洗着。患者不能从不安的状态中解脱出来。他们也会问自己：“究竟为什么要这样做？为什么会产生这样的奇怪现象？”尽管这样想着，但内心深处有一股巨大的力量“逼迫”着他不得不这样机械地重复，而他又无法控制这股神秘的力量，这就是强迫症的本质。

从1992年起，笔者开始研究奇妙的、谜一般的强迫症状，并力图给患有强迫症的人提供一些有效的心理疗法。

笔者在国外留学并在心理门诊接待患者以来，已经接到多个奇妙而特异的强迫症临床案例，许多案例的发生机制和表现形式至今还蒙着一层神秘的“雾”。要研究和治疗强迫症，与之进行斗争，除了需具备神经生物学、脑科学方面的知识外，还需要有丰富的心理学知识，即治疗这种疾病不能缺乏以上这些方面的科学知识。

按照各国研究者的调查统计，每250个青少年中有1个青少年会患上强迫症；与青少年相比，成人的发病率更高，大约是青少年的3倍以上。美国现在有500万左右的强迫症患者。有研究者推测，我国的强迫症患者至少在1 000万人左右。

但是，另一个惊人的事实是，几乎所有强迫症患者为了不向他人透露自己心里的苦恼和奇妙的行为，常常故意将自己的问题隐藏起来。1907年，精神分析理论创始人弗洛伊德(Sigmund Freud)曾指出，具有强迫障碍的患者，他们努力不使自己的苦恼为他人所察觉。他们在众人看不见的地方机械地重复那些奇妙的行为，然后还能够很好地履行他们的社会义务，以掩盖和隐藏他们的症状。弗洛伊德时代之前，几乎没有人主动要求治疗自己的强迫症状，甚至不知道这类症状有治愈的可能。接受过心理咨询或心理治疗的人，也不愿意谈及自己这方面的症状。症状的秘密化，是强迫症患者的另一个显著的特征。

强迫症状是怎样产生的，科学研究至今尚不能完全解释明白。有的研究者认为是大脑化学物质作用的结果，有的研究者认为是脑细胞“点火”不当或脑神经系统的“震颤”，也有研究者认为是脑神经通路组织的“紊乱”所致。虽然存在大量的科学研究结果，但只有一点可以确认：强迫症是脑的前额叶和大脑基底核心部分的异常所引起的。

强迫症状有时来得非常神秘，突然出现，几经治疗但不见效果。也有人自己也不明白，为什么在某个时期症状又消失得无影无踪。在临床案例中，笔者注意到儿童、青少年的强迫症状与成人的症状完全相同。在其他心理障碍和疾患的诊断中，一般来说，儿童与成人的心理异常的状态是不同的，具有各自的特点和性质，但是强迫症状与年龄无关，儿童与成人的强迫思考和强迫行为常常惊人地相似。

作为心理医生，笔者最初关注的是儿童、青少年的强迫症。因为对其他心理障碍来说，作为成人，他的发病并不一定与儿童时代的生活状况有关。但分析强迫症的大量案例可以发现，50%以上的患者在孩提时代就已经有强迫思考、“仪式”（强迫举动）等各种状况出现。

但是大多数家庭对儿童、青少年的这种异常状态或举动没有加以注意或察觉到。在咨询师与许多强迫症患者的交谈中，他们所倾诉、吐露的大多是从儿童时代开始，在几年中一直为之苦恼的东西，他们还常常隐瞒病情，为之感到羞耻或难为情，因而绝不向外界泄露半点风声。在有效的强迫症治疗方法没有出现之前，也许保持沉默是他们认为的自我保护的最好方法。

最新的研究结果表明，压抑强迫症状或保持沉默，积年累月、长期地持续下去并不利于症状的缓解和治疗。众多案例研究显示，拖得越久越不利于治疗。早期的心理诊断和治疗可以把绝大多数患者的生活从孤立、绝望和恐惧的状态中解救出来。

3 走出强迫症的陷阱

目前，强迫症的治疗主要有三类措施，即药物治疗[氯丙米嗪、选择性5-羟色胺再摄取抑制剂（Selective Serotonin reuptake inhibitors，简称SSRIs）]、心理治疗（认知疗法、行为疗法等）和临床上较少使用的神经外科脑手术治疗。多项研究认为，无论是氯丙米嗪还是SSRIs类药物，其疗效为40%—60%，仍有近一半的患者疗效不佳；行为治疗的疗效也是50%左右。对于外科脑手术，一个较难处理的课题是，手术后的患者其人格状况会发生某种变化。

1996年，笔者在美国读到一则运用脑部前额叶外科手术治疗强迫症的案例。这位美国患者50岁，名叫沙鲁，是一个忠于职守和虔诚、热心的天主教徒。沙鲁收集垃圾成癖，不管是在家里还是走在大街上，看见垃圾和纸屑就捡起来放进口袋，并贮藏在家中，家中垃圾袋越积越多。妻子威胁要和他离婚，但毫无效果。沙鲁的强迫行为越来越严重，不管在路上见到怎样微不足道的小纸屑，他如果不捡起来就会感到极度不安。沙鲁被关进波士顿一家精神卫生治疗中心，在脑部的前额叶等处做了切除手术。手术相当成功，沙鲁出院以后，那种捡垃圾的强迫行为完全消失了。然而，沙鲁却产生了另一种社会适应障碍。当他走在大街上看见不熟悉的女性，会将身体贴上去，或公然在大街上小便。这种手术治疗给沙鲁带来了代价惨重的后遗症。因此，我们在关注脑外科手术成功治疗强迫症的同时，应建议慎重施行脑外科手术，密切关注术后患者的人格状况。

对强迫症的心理治疗其实是重建患者人格的过程，是对患者情感冲突的否定，使之树立一种新的价值观、认知观，通过改造其心理活动及其内容，达到改造其不良行为的成果。在对强迫症患者进行心理治疗前，应首先通过脑CT、脑地形图等检查，排除脑的前额叶、大脑基底核等处器质性病变的可能，如有器质性病变，就应直接接受医学治疗；如未发现器质性病变，则可进行心理治疗。强迫症的心理治疗的主要方法有如下几种。

疏泄净化法：患者长期饱受心理折磨，内心痛苦，咨询师要运用倾听、关怀、共感等技术帮助其宣泄、倾吐内心的想法，起到“心理净化”的作用。同时，咨询师可以就此分析其患强迫症的原因，明确患者症状的心理构造。其中，建立相互信赖的咨询关系是关键，打破其防御机制是治疗的切入点。

认知疗法：患者的强迫观念与其错误的、不切实际的思维方式有关。鉴于强迫症患者大多有较高的智力与自知力，医患双方可以共同配合一起检查，评估患者的认知，探索其痛苦的根源，训练其忍受痛苦的能力，特别是训练患者的自我意志，指导患者接受自我，用一种新的理念、生活方式与疾患抗争。

生活疗法：强迫症患者往往把注意力集中在其症状上，不愿进行正常的工作和学习，生活安排也缺乏情趣。而治疗强迫症的关键在于能否转移患者的注意力。患者应有意识地把自己的工作和生活安排得紧凑而有规律，多培养些生活情趣，多参加些文体活动，培养多方面的爱好，以建立新的兴奋灶，从而抑制强迫症状的兴奋灶。

若患者整天把注意力集中在强迫症状上，强行克制症状，往往会徒劳无益。越克制反而会使症状越严重，使自己更加焦虑不安，这与作用力和反作用力的道理是一样的。

思路切换法：患者的思想不是自由的，往往把行为的自主权交给了“规矩与习惯”。有些患者经常会陷入无休止的推导、判断之中，屈从于一种机械、教条的方式，这时若咨询师或患者自己能够“当头棒喝”，即大声说“停止”，这种意外的刺激就能将患者从自己的强迫思考中拉出来。其原理是：如果人的外在行为能通过抑制来加以阻止，那么，内隐的行为也能通过抑制来切换、改造直至消失。

幽默疗法：心理咨询师在治疗时，可运用幽默来加强治疗的效果，改善治疗的气氛。强迫症患者大多刻板、拘谨、心情紧张，幽默恰恰能化解紧张，把轻松、愉快的情绪传递给患者。此外，可鼓励患者多看些喜剧片、幽默小品，经常与幽默开朗的人交往，以缓解自己的紧张与不安情绪。

森田疗法：此疗法由日本森田正马教授创立，其思想与老庄哲学及佛禅思想密切相关，其原则是顺其自然。当患者病情较严重、病程较长时，可入院治疗，一般分4个阶段治疗：绝对卧床期（1—12周）；轻工作期（2—3周）；重工作期（1—2周）；生活训练期（2—3周）。

精神分析和催眠疗法：通过精神分析的方法，对患者的人格结构进行分解，以发现患者潜意识中的复杂情结。精神分析可为患者的本我、自我、超我提供一个“谈判平台”，通过“谈判”，可减少本我、自我、超我之间的矛盾冲突，使患者受压抑的动机得到释放、表达、消除、净化。

催眠治疗可以使当事人进入一种特殊的意识状态，在该状态下，患者的受暗示性有极大的提高，甚至达到无抵抗状态。在此状态下，催眠治疗师可能会洞察患者强迫症的症结（如童年经历中的某些特殊事件等），可在催眠状态下解除患者生理或心理上的障碍。但应用这一技术需要心理咨询师具有较高的权威性，一定的技术、知识修养，以及规定的资格和资历。

总之，强迫症最大的特征便是难以控制自己，机械、反复地重复着某一举动或观念，其根源便是“自我怀疑”“不相信自己”。全世界有许多人被这种症状折磨，并为之烦恼和痛苦。因此，当有这种症状出现时，绝不要以为这仅仅是个人的生活习惯、怪癖，而应做到早治疗、早预防。

生活中有不少人出现强迫症状，主要受家庭背景、文化价值观、环境、个人性格、生活史等因素或压力的影响。出现症状的当事人，并不等同于精神病患者，他们在其他许多方面都具有正常生活、进行社会活动、思考创造的能力。因此，亲友、同事对他们应加以关心、爱护，而不要将他们讥笑为怪人，或疏远他们。

世界上有千百万有强迫症状的人，他们在失去心灵自由的同时，也在坚强地与之斗争。现代科学必须彻底解决、治疗这种“谜症”，患者也绝不能悲观、自卑、厌世。

对于强迫行为和强迫思考现在已经有十分科学的诊断方法，如本书中的“强迫症自我诊断量表”，它能够很好地判断、预测强迫症状（见本书附录）。本书初版时曾是中国第一部关于强迫症的心理学专著，笔者希望通过此书为对强迫症感兴趣的专业和非专业的读者提供帮助。

二 个案报告：奇妙的仪式

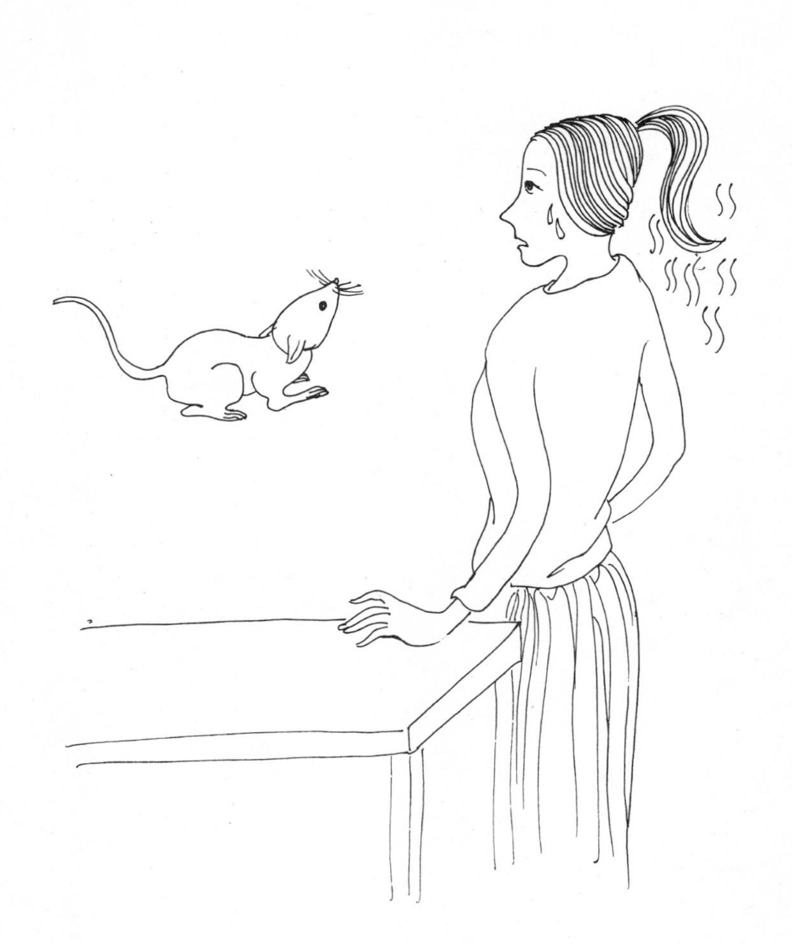

在这一部分，笔者选录了五个心理咨询个案。这些个案有的是笔者在国外做心理医生时记录的，有的是笔者学成归国后在国内从事心理咨询时积累的。选取的这些个案有助于读者更好地了解和把握强迫症患者的思维、行为模式的特征，其中特别描述了当事人的自我感受和心理体验。有的案例就像扑朔迷离、情节曲折的故事，但它们是真实的生活事件。这不禁使人想起文学家常说的一句名言：生活比小说更像小说。我们在阅读时，千万不要忽视这些症状背后的致病因素和病理机制。

1 她在夜色中起舞

接到A君的委托电话，我离开大学的心理门诊室，来到一个门口挂着两盏大红灯笼，灯笼上印着“樱见”两字的酒店。这是一个深秋的夜晚，酒店位于日本中部的一个小城里。店门外有一条很宽的河，但因缺水显得有些干涸荒芜。河的两岸种植着很美的樱花树，这家日本小酒店因出售一种冰镇过的日本清酒而远近闻名，这种酒出售时会放上几片樱花花瓣，让它们漂浮在酒面上，喝起来爽口美味。

A君和我同一时期来日本留学，我们原来同在一所大学读硕士。之后，我攻读心理治疗博士学位，他上另一所日本国立大学攻读工学博士学位。取得学位后，他被日本一家大公司聘用，事业上颇有收获，最近又忙着筹办婚事。但那天晚上，在“樱见”酒店里，A君脸上的表情却很奇异，似乎有些迷惘不安。

“你是不放心你的未婚妻?”

“我不知道。”他奇怪地微笑一下，摇摇头说，“我实在不明白她那种奇妙的仪式行为。”

“你是否觉得她有点异常?”我小心翼翼地询问。

“我不知道，”他仍然迷惘地摇摇头，“至少说不上异常，但也不能说是正常的，真古怪。你是这方面的专家，我只能求助于你了。”

A君的未婚妻来自中国一个沿海城市，在诗歌、戏剧创作上小有名气，来日本后主要攻读明治时期江户的民俗文化学。按照约定，30分钟以后她来到“樱见”酒店。从形式上这是一次朋友的聚会，但实际上，A君是让我暗中对其未婚妻作一次“精神诊断”。

A君的未婚妻窈窕淑雅，肤色白净，属于那种颇有气质的漂亮女性，由于她的衣着打扮酷似日本女性，操一口流利的日语，开始时我还不敢确定她是中国同胞。A君和我称呼她为“小茗”。小茗口齿伶俐，思路敏捷，谈话时注意力集中，言谈又非常得体，是个智商很高的女性。我惊异于她的渊博知识，她对日本古典文学《源氏物语》和近代日本漫画发展史也有许多精辟的见解。谈着谈着，想到坐在旁边的A君先前的“疑问”，我觉得他有点太疑神疑鬼。品尝完“樱见”酒店冰凉爽口的日本清酒后，我正想和A君、小茗告辞，A君把我留住，提议用出租车把他的未婚妻送回家。我恭敬不如从命。三个人乘着出租车在种有樱花树的河堤边的马路上奔驰，对面住宅区的灯火时隐时现，在快接近小茗居住的地方时，她提议就送到此为止，她想一个人下车，从这儿散步回家。我们仍然恭敬不如从命。

可是小茗一离去，A君就赶紧把我拉下车，神秘兮兮地偷偷尾随在他未婚妻的后面，搞得我非常纳闷。快接近小茗的住所时，A君把我拉进暗影中，急切地要我仔细观察。我突然看到一幕非常奇异的场景：在一排日式的木制住宅的空地前，一位年轻的女性朝前三步，又向后退几步，这样反复单调地进行了十几个回合，她终于来到房门前。但她并不急于开门，而是突然反转身子旋转了几圈，片刻停顿后，又向相反方向旋转起来，奇妙的是两次旋转的次数相等。随后她打开门，但并不急于进去，而是先左脚跨进去，又退出来，接着又右脚跨进去，再退出来，像某种迷信行为，这样跨进跨出交替进行十几次，才安心地进入屋内。

“你瞧见了吗？”A君说，“这就是她奇妙的仪式。”

“她经常这样吗？”我问。

“我已经观察好多次了。我起先以为，她在练习一种很特别的舞蹈。到后来了解到，她并不喜欢舞蹈，她自己亲口对我说，在所有艺术活动中，她最不擅长也最讨厌的就是跳舞。”

“在生活中，她还有其他特别的习惯吗？”

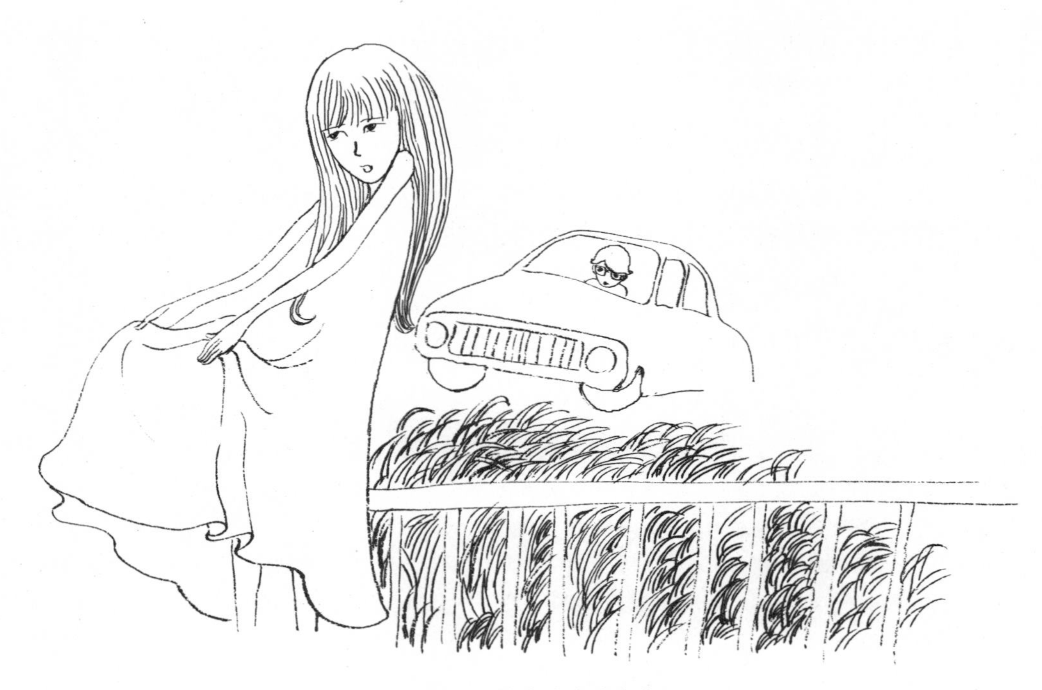

图 2-1　她在夜色中起舞

“她告诉我，以前在中国她就不断地洗手，可以重复20次、30次……不能停止，后来这种情况消失了。来到日本后，她每次坐地铁或公共汽车回家以后，总要用特定的刷子刷衣服，她刷衣服的顺序、方向、次数都必须按照事先的严格规定进行，如果这种顺序和次序被打乱，她会感到心神不安。她另外一个奇妙的癖好就是不断地清洗家具。她害怕沾上灰尘，她的家具干净得让人不敢用手触碰。”

很明显，A君未婚妻的奇妙行为属于强迫行为，她患了强迫障碍，也简称强迫症。强迫症患者会出现种种奇妙的、不可思议的症状，患者一般很难控制自己的行为和思考，症状是突然出现的，在大多数场合，患者自己对此并没有觉察。

在强迫症患者中，有许多人感情丰富、头脑聪明、出类拔萃，有些人专业知识渊博，是各种领域里非常优秀的人才。他们是模范丈夫或贤妻良母，或是可以信赖的诚挚朋友，要说服他们去治疗是很困难的，拖延之后症状会变严重，因而非常令人痛心。A君的未婚妻就是这种类型的人，她除了上述症状以外，对于“4”或“9”这类数字也会感到某种莫名其妙的恐惧。此外，使用厕所时也有一套相当花费时间的仪式。

两天以后,A君又给我打来电话,询问治疗的对策,我告诉他,强迫症是心理门诊中最奇妙、最难懂,也是最震慑我心灵的一种精神障碍。我问他:“我要写一本研究强迫症的书稿,你是否想看?”

“嗯——”他想了片刻说,“如果你写得生动、有趣并且没有那么多深奥难懂的心理学理论,文字具有文学性、通俗性的话,我想我一定会拜读的。”

我记住了他的话,通俗、生动、可读性强,这是我要写的强迫症案例报告的要求,它同时也激发了我进一步探索、研究强迫症的信念。

2 奇特的数字“附体”

少年来君（化名）坐在我的心理咨询室中，脸上的神情既认真又神秘。他今年16岁，上高中一年级，有细长的脸型、瘦弱的身体，看上去聪慧、灵活，但脸上不时闪过一丝恐慌。两只手神经质地扭在一起，向我诉说他奇特的感觉：

我讨厌“4”这个数字，门牌号码、东西的数目、人数、电视频道数目等可能带有“4”的数字都讨厌，不知怎的，我觉得与“4”这个数字有关的所有事物都带有一种未知的危险性。这种感觉会在数小时或一天，甚至一周之中都徘徊在脑海里。不快感和危险的感觉与当天的情绪好坏有关，不安和不快感强烈的时候，我晚上常常睡不着觉。

“4”这个数字的发音象征着“死”，因此我当然要避开与“4”有关的事物：乘公交车或地铁时，从4号入口或出口出入是绝对不行的；绝不拿4份的东西，会退还1份，或者多拿1份东西。虽然我尽量想把“4”这个讨厌的数字忘记，但有时并不容易做到，只能对与“4”有关的事物做一些加减，来减轻心中的不安。“4”是“死”的意思，这一念头怎么也不能从脑中驱除出去。

三年前的暑假，我去乡下祖父的家中避暑。祖父的家中有一个孩子死去，是我的堂兄。从那时我突然产生一种莫名其妙的恐惧感。堂兄是个活蹦乱跳、精力充沛的少年，他是到一条大河边捉鱼后，回

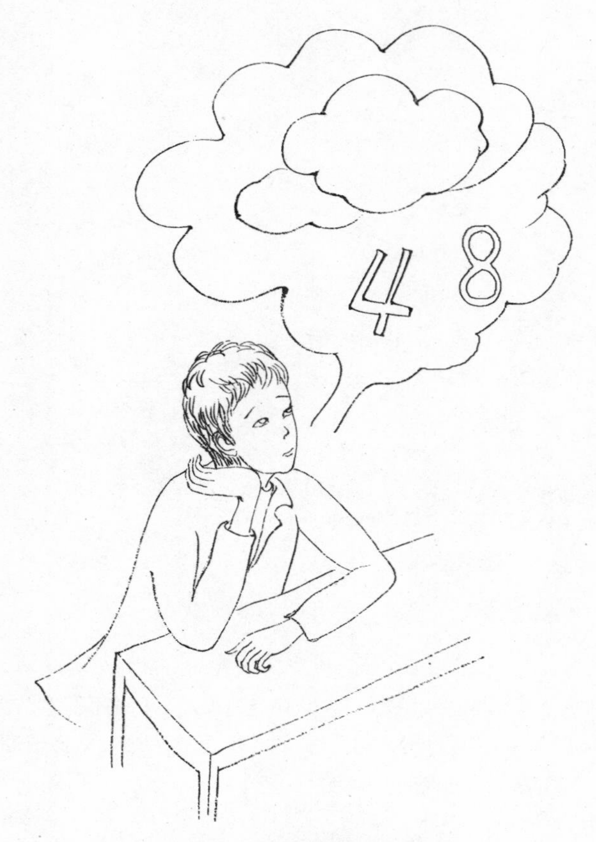

图2-2 奇特的数字“附体”

到家里突然得了急病死亡的，死亡时间正好是下午的4点整。之后我开始讨厌“4”这个数字。有许多人喜欢“8”这个数字，但对此我也感到不安和讨厌，“8”是“4”的2倍，与“4”关系密切，代表着二重死亡，令人不安。

我有时在想，高中毕业是否要考大学？学校里的老师都鼓励我说，我绝对是上大学的料子，但我觉得自己不行，因为大学本科有4年的学习时间，自己要在四年级毕业，想想有些恐惧。

少年来君曾在半年多前因考试焦虑症来心理门诊咨询过几次，当时一字也未透露过自己有数字强迫思考的问题。也许，他认为谁都会有这样的经验，或者这并非重大的问题，但他的苦恼和不安逐渐增强。很明显，来君患上了强迫症，而其强迫思考体现在数字上。数字“4”并不是无意义的，而是带有某种恐惧的含义，以一种机械、反复、执拗的方式出现在少年的头脑中，这就是强迫思考的本质所在。在每天的生活中，来君必须与这带来恐惧的思考进行侵入与驱除的“殊死斗争”。我决定尽快对少年来君进行心理治疗，希望能减轻他的烦恼。我进一步了解他的生活状况和症状发展，又对他奇特的强迫行为做了记录：夜晚屋里电灯开关打开或关上后，必须再抚摸2次（共计3次）；睡觉前床前的闹钟，以检查3次为1个循环，要用3个循环共计9次确认是否开了铃声开关；自己居室的门把手，在睡觉前必须旋转7次，向上旋转3次，中间1次，向下旋转3次，然后才能安心；早上起床后漱口7次，晚上3次，每天计10次；上学出门时洗手9次，放学回家后再洗手9次，计18次；就餐时，餐具（如饭碗或餐碟等）放在桌上，必定将碗碟先向左旋转3圈，再向右旋转3圈。

以上奇怪的“仪式”每天消耗的时间约2小时。来君有时在学习时会突然慌慌忙忙去按住闹钟或门把手，他自己也知道这种行为的荒唐，想中止这些举动，却无法罢手。比如他试着自我控制不去触碰闹钟，结果晚上常常会失眠，脑中会出现许多奇怪的念头：如果灯的开关不按规定次数碰摸，就会起火；门把手不转动，半夜门会自动打开，等等。

以上举动都是在家里发生，发生的过程来君也十分清楚。“仪式”行为发生的次数都是奇数，用“4”这个数字不能除尽，这是源自对“4”的恐惧。奇数“3”和“9”是吉利的，特别是“9”，来君对“9”有一种如痴如醉的感觉。许多人也许会把这位少年的奇妙举动视为一种迷信，或者是其独特性格所致，有的研究者把这种奇妙的举动看成是“大脑的抽筋”，或者是一种“思想的痉挛”。我们都知道身体有时会有抽筋或痉挛的现象，但这是一种事先不能预测的、意识想要制止也无法制止的现象。而强迫症是明确能够意识到的，固定、刻板的行为在无意义地重复，同样的思考和举动在相同时间、相同场所发生，不是一种简单的“生理性抽筋和痉挛”。也有神经心理学家认为，强迫症与大脑神经细胞的异常有关，是大脑细胞的一种“错误的点火”引发的。但是，陪同来君一起来大学心理咨询室的来君的母亲却问我一个非常深奥和复杂的问题：“强迫症的病因是否有家庭遗传因素？”她甚至向我报告，来君的父亲和姨母都有强迫症倾向和行为。以下是来君母亲的叙述。

来君的姨母在大学读英语专业，毕业后做过一段时间的中学英语教师，现在在国外生活。她年轻的时候经常觉得会被“13”这个数字“附体”，听到“13”这个数字就感到不安，仿佛心灵受到冲击。每月的13号，她的情绪会非常低落，常常长时间睡在床上懒得起身。

每月的26号也会出现同样的状况，因为“26”是“13”的倍数。在西方文化中，“13”的确是个不吉利的数字，《最后的晚餐》中耶稣受难前与他的门徒在一起，人数就是13人。但来君姨母究竟为什么对“13”这个数字如此忌讳，原因不明。

在生活和工作中，她对“Oh, Good morning”（注意，由13个字母构成），以及省去“Oh”的“Good afternoon”（由13个字母构成）感到厌恶和不安；在由13个字母或汉字组成的办公室门牌前，她常常难以通过；在上楼梯或石阶时，到第13级她必须跳跃过去；为了避免“13”这个数字，她花费了好多的时间和精力，非常苦恼。来君的父亲则是另一种情况，他对“4”这个数字有一种迷信般的迷恋：脸洗4次，茶要喝4口；在街上走路时，常常计算电线杆与电线杆之间的距离，计算完毕后调整走路步伐，使步数为4的倍数；年轻时桌上放置的书本和铅笔等学习用具，按照“4”或“4”的倍数来放置，如果数字不均等，心中常常感到不安或不能忍耐；东西掉到地上，要用4次或16次反复弯腰捡起，或者用手在物体上拍打16次。如果不这么做或所做的次数不符合规定，心中瞬间就会产生不快的念头，或者总是有一种不幸的感觉在脑中挥之不去，而在无法忍耐之下，他又开始机械地重复此类行为。这种做法既浪费时间，又看起来很愚蠢，他本人也是非常明白的，却无法改变。

现在来君的父亲步入中年，这种情况有所减少，但偶尔仍会有类似举动，喜欢“4”并被“4”“附体”，上寺庙烧4炷香、敲4下钟、磕头4次、拍手4下，在家煮米饭下锅前量水4回，做错了事“对不起”要连说4遍。在日常生活中，来君父亲的其他行为均无异常。

以上是来君家族中的强迫思考和强迫行为的案例报告。现在对于强迫症的发生是否有遗传因素的影响，世界各国的科学研究尚无确切的报告。精神卫生学家早就密切注意这一心理障碍，但对案例中的异常行为，最早进行研究的是中世纪以来基督教的牧师和司祭们。

对来君的心理治疗第一阶段花了2个月时间，主要目标是让他放松心情，减轻焦虑和不安情绪。然后进行认知上的调整，帮助他增强自信，相信自己的记忆和判断，逐步摆脱数字“附体”的强迫现象。第二阶段主要是转移注意力以及进行行为治疗，在他的大脑中建立新的有利兴奋灶，取代不良兴奋灶，同时在行为上形成良性循环。经过4个月的治疗，来君的强迫观念明显减轻了，治疗着实取得了进展。

3 血色中的挣扎

几年前深秋的一个下午，当来访者戈先生走进心理咨询室时，他忧郁、苦闷的倾诉使咨询室的气氛为之一变。戈先生是某建筑事务所的技术人员，当时42岁，从收入来看属于优裕的白领阶层。戈先生在进行精神分析的专用椅子上坐下来，好长时间竟然说不出一句话。我默默地等待着。过了好久，他终于冲破了内心的屏障，有点口吃又有点喘息地诉说来进行心理咨询的原因。

> 我不断地想洗澡，而且必须是淋浴，有时一天之中要洗数次。洗完之后不用毛巾拭身，而是用一种粉红颜色的卫生面纸。当面纸在肌肤和肢体上揉擦时，不由自主地会产生抑制不住的兴奋感。对于红色的东西特别感兴趣，例如红色的面纸、手绢、卡片甚至女性的短裤、胸罩和生理用品等，当自己用手指接触、抚摸这些东西时，会产生愉悦、兴奋的情绪，否则会感到焦躁不安、胸闷不适。我觉得自己已经是性变态了。

戈先生吃力、沉重地诉说着，不时露出苦笑，话语中隐含着一种自虐的快感。

“我有时觉得自己是一只既卑劣又可悲的动物，但动物也要叫出声来，否则它就会死亡。我不知道我还能不能很好地叫出声来，请你一定要听听我的诉说。”戈先生用一种近乎呻吟的声音哀求着。

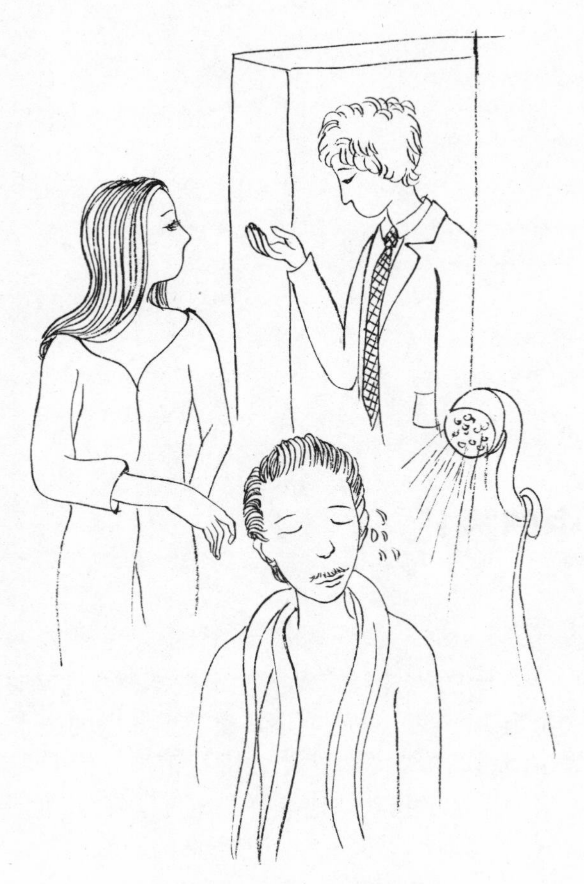

图2－3　血色中的挣扎

我9岁的时候，父亲病死了。母亲独自承担了全部的抚养责任，她的管教非常严格。小时候我晚上睡觉尿床，母亲用竹板抽打我的屁股，然后罚站，让我站在屋外的寒夜之中，至今我仍然十分清晰地记得这些事。因为生活贫穷，母亲在一家食堂里拼命地工作。我从小学开始就有口吃现象，因为口吃，没有一个要好的小朋友可以在一起玩耍。那时看到年幼的孩子与父亲一起玩耍的情景，心里好像被石块掷中似的，隐隐作痛。母亲的工作很辛苦，早晚两班轮换着干。有时有些男人来找母亲，母亲给我一些零用钱，让我上街去玩。母亲为了养家、为了生活，与这些男子苟合。我偶尔在街上一个人玩倦了，悄悄回到家中，会看见母亲和陌生男人睡在一起。看到这样的情景，心里就觉得特别悲伤。

小学三年级的时候，有一天半夜，母亲打开电灯，检查自己的生理用纸，睡眼蒙眬的我，对这一场景印象深刻，从此以后我对女性的生理用品特别关心，特别是带血的生理用品。现在我结了婚，有了妻子，但平时我对妻子并不感兴趣，只有在妻子生理期时才会对她异常关心。这种异常的关心也许是从小学三年级时看见母亲更换生理用纸时开始的。

那时我对母亲的生理期何时到来，已经能计算清楚。我常常在母亲上厕所时，在一边偷偷窥视。我那时对女性的性器官并不感兴趣，关心的是女性生理期时为什么会出血，从哪儿出血，出多少血。苦恼的是，我没有了解这些的途径。

小学毕业后进入中学，我对女孩子红色的文具盒、本子或手绢特别感兴趣，常常忍不住悄悄地偷来藏到自己的书包里。有一次我的偷盗行为被学校老师发现，在班级中点名警告。初中三年级时，受附近一个30多岁妇女的引诱，跟随她到她的家里，丧失了童贞。现在想来那妇女是“魔女”，她经常引诱年轻的孩子到自己的家中，然后施展魔法吞噬孩子……

戈先生的口吃变得更严重了，他的内心世界中有一股怒火，在喷出时受到厚厚的岩层的阻挡，找不到出口，因而在内心翻腾起来，使他的情绪处于一种极不稳定的状态中。但在精神分析治疗中，如果对患者的情感处理不当，那种“地底下被岩层阻挡的火”喷发出来，患者就有自我“烫伤”的危险，这是我的心理治疗经验告诉我的。因此，在做过几次心理咨询后，我开始采用音乐疗法，以调整戈先生的身心状况，并继续耐心倾听他的叙述。

进入建筑事务所工作后，我依旧迷恋女性的生理用品和红色的东西，特别是粉红色的胸罩、女性内裤等，一看到就忍不住要购买、收藏。我觉得这种行为非常愚蠢，但无法控制自己购买的冲动。迄今为止，我已收藏了400多件女性的内衣和生理用品。29岁时我想过要改变自己这种异常的举动，于是想到了结婚，在最初半年中什么问题也没有发生，但很快那种异常的感觉和冲动又回来了。

结婚以后，母亲和妻子感情不和，经常发生激烈的争吵。我站在母亲一边，对妻子采取压制的态度，妻子说我有“恋母情结”，我不大清楚她说的对不对，总之，我与妻子之间没有新婚的感觉。对于母亲，在我儿时的记忆中没有那种慈爱、呵护的感觉，也没有得到母亲的拥抱，留在记忆中的全是家中寒冷的感觉，就连自己偷窥到的母亲在生理期流出的血，也充满了冰凉的感觉。

在精神分析过程中，戈先生否认他有“恋母情结”，在他自己看来，他反而对母亲有一种深深的憎恨，这是一种封闭在内心中的憎恶。“她背叛了父亲，也背叛了我，不配成为我的母亲，我憎恨她。”戈先生说这些话时，充满了因母亲形象破灭引发的对母亲的憎恶。但在激烈的憎恶背后，也许埋藏着对母亲深深的爱恋。

结婚3年后，母亲衰老得很快，我注意到她已经停经了。婆媳之间的争吵时有发生，自己的烦恼有增无减，儿时记忆中母亲生理期时流出的血一直在脑海中浮现。有一天恍惚中我用刀割破手指，鲜血不断流出，奇怪的是，我没有任何痛楚感，而是感到一种强烈的兴奋。

以后我忍不住常常割破身上的肌肤，使之出血，有时在胳膊上，有时在脚上。有一次正要这么做的时候，母亲突然出现在我眼前，拼命地夺我手中的小刀。原来她一直在偷偷地窥视着我，就像我童年时代所做的一样。我非常愤怒，重重地在她的肚子上打了一拳，这是我有生以来第一次打她，集中了我所有的憎恶。母亲呻吟了一声，无力地躺在地上，很忧郁地望着我，眼中充满了悲哀的泪水。我很愤怒，血液似乎在燃烧，我冲出了家门。

半年之后，母亲因脑出血住进医院，她的状态逐渐恶化，脸上常露出寂寞的表情。我也想起自己小时候的寂寞，想起曾经淘气地翻弄母亲的抽屉，故意破坏其中的物品，马上被母亲发现，被告诫再这样干的话，将被赶出这个家门。我觉得母亲是自私的，但我又羡慕她的自私。

后来母亲终于死了。我控制不住自己的悲伤之情，在葬礼上，我摘下眼镜，将脸贴在母亲的肚子上，深深地抽泣着。我给她供上许多鲜红鲜红的苹果，我从来没有这样地悲伤过。母亲死了，我甚至在想是否要追随她而去。妻子默默地坐在我身旁。一个女性走了，另一个女性坐在我的身旁，但是母亲的位置不是妻子所能代替的。在小时候，很少爱抚、拥抱我的母亲，管教严厉的母亲，令人憎恨和厌恶的母亲，还没有等到儿子情感的回报就走了。

母亲，一直到最后，永远是我的母亲，是我永远爱着的母亲，我是她永远的儿子。

母亲死后，我有一种深深的罪恶感，我觉得是我“杀死”了她，她躺在血泊之中，那是她生理期流出的血，是燃烧在我儿时记忆中、抹不去的鲜红的血色。我开始不断地洗澡，一天要洗数次，你问我为什么要这样持续地洗澡？这是我内心的命令，我无法制止，如果不这么做就会内心不安，就会焦躁、恐惧，甚至呼吸困难。

罪恶感、危机感、强迫倾向、自我抑制等，戈先生的案例中存在复杂的感情纠葛。强迫症的两种有效疗法是药物疗法和行为疗法。两种疗法各有特点，也可组合使用，有时会发挥更大的作用和效果。但戈先生的强迫症状可能源于其深层的人格障碍问题。对于戈先生的强迫症状，与其将其作为一种异常的、性变态的现象来研究，还不如从人性以及个人的深层心理问题的角度来研究。与其他疗法相比，精神分析疗法更能明确剖析戈先生内心的情感纠葛，但可惜的是，仅靠精神分析疗法并不能治愈强迫症。

对强迫症进行精神分析治疗的典型案例是弗洛伊德在1909年发表的案例“鼠男”。年轻的男性被“老鼠要咬自己的肛门”这一强迫观念支配，并且长期被这一妄想观念折磨。弗洛伊德对这位年轻男性的苦恼作了详尽的记录，他还试图对这一观念所包含的复杂意义作出明确的解析。看上去这位年轻患者的强迫症状在治疗后有很大的改善，但可惜的是，“鼠男”在第一次世界大战中应召入伍，战死在沙场上。这使人们无法了解弗洛伊德对“鼠男”的精神分析治疗的长期效果，它也是世界心理治疗案例中的一个谜。

20世纪50年代，对于非常严重的强迫症，常见的治疗手段是实施脑科手术，但后来发现，手术后虽然患者的强迫症状消失了，却又产生了其他的后遗症。现在，对于强迫症有着各种各样的治疗方法，其中精神分析和行为疗法是最主要的疗法。戈先生的心理治疗是每周一次，运用的是综合的心理治疗技术和方法，因为在治疗中不仅要改善他的强迫症状，还要矫正他的扭曲人格。经过5个月的治疗，这个案例才取得了重大进展。

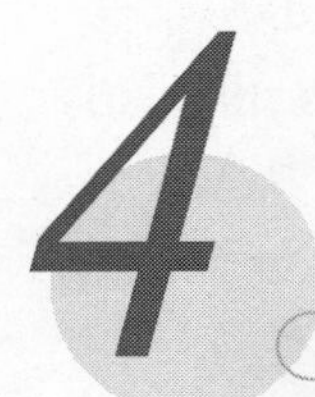

潜意识中的“老鼠”

30岁左右的职业女性S小姐，对尖锐物体感到恐怖，在生活中千方百计避开这类物体。S小姐未婚，独居在公寓里，室内一尘不染，休闲时的兴趣是制作精美的欧式点心和欣赏时装画报。感情方面能沟通的男友像棋盘上的棋子，散放在各处，但真正的意中人尚不见踪影。也许是S小姐的性格过于拘谨、认真，把自己的爱情看得过于高贵，“起价”过高，也或者是对男友有过分要求，总之她在感情上一事无成。在初次的心理咨询面接中，我是这样猜想的，可是问题并不如此简单。

“请您别笑我。我的心理问题是我害怕老鼠。”

“老鼠？”

“对，是老鼠，尖嘴利腮，躲在黑暗中的老鼠。”

“它对您构成了什么样的威胁？”

“嗯……您知道，我害怕尖锐的东西，老鼠的尖嘴和尖尾是最不能让人忍受的。每当脑海中出现老鼠的形象，我的身体就会颤抖，心情不安、战战兢兢的。严重的时候，就算是人们在谈论童话故事中的‘小老鼠’或动画片中的‘米老鼠’，我也无法忍受。”

“你能不能设法不想或忘掉老鼠讨厌的形象？”

“我的痛苦在于，”她颤抖着低声诉说道，“我想努力逼自己不去想它，但它反而会更鲜明地出现在我的脑海中。而且只有想过它以后，我才会感觉轻松一点、舒服一点。我如果压抑自己不去想它，内心会更痛苦，情况会更糟。”

此时我才察觉到问题的严重性。以下是S小姐在心理咨询中倾诉的生活史。

对尖锐物体的恐惧从什么时候开始的，我已经记不清楚了，记忆中从上小学起就已经很严重了。最初恐惧的对象是自己的手指甲，我老是害怕自己的指甲会戳到自己的眼睛中去，因此拼命地把自己的指甲给藏起来。

上课时，把它们藏在课本下或课桌里，有时把它们压在膝盖下、腿弯里，藏在椅背上。尽管眼睛看不见指甲，但对指甲的恐惧却无法消除。之后对尖锐物体的恐惧发展为对有棱角的物体的恐惧，如对玻璃、金属等物体的碎片的恐惧，接着开始对自己写字用的铅笔的前端和尾端、文具刀片、旗杆的顶端、钉子，甚至三角形的饼干、冰淇淋，以及一切薄片状的物体感到恐惧。此外，当其他人拿着尖状物体时，我也会担心他们会不会用它不小心触碰他人的眼睛。

母亲做针线活是最危险的时刻，木工敲打钉子的声音和电工在墙上用电钻打洞的声音，是最惊心动魄的声音。恐惧来自敏锐的感觉，感觉敏锐的人每天的痛苦会比正常人多，痛苦又使一个人的精神百倍地敏锐。以上的恐惧感并不是不间断地感受到，也有轻微或平静的时候，数天、一周或一个月中没有任何发作。可是一旦发作，似乎整个身心都受到无形的威胁。例如：有一天早上起床后，我对悬挂在屋顶天花板上的电灯感到恐惧，接着这种恐惧感扩大，牙刷、筷子、窗外的电线杆，甚至松树的针叶、房门的把手、课本的书角等都使我害怕。

注意力因恐惧而集中，于是我进一步搜寻身边其他尖锐的物体，这样越是搜寻，恐惧的东西就越多，因而也就越痛苦。有时我不断地想，人类为什么要在生存的世界中制造出有锐角、钝角的物体……

对S小姐的心理治疗，除了行为疗法和松弛疗法以外，我还建议她配合进行一些药物治疗，但S小姐对药物治疗有强烈的抵触，她对药物的副作用充满了恐惧。临床心理面接持续了两个月左右，S小姐的强迫性的恐惧症状并没有减轻，反而有

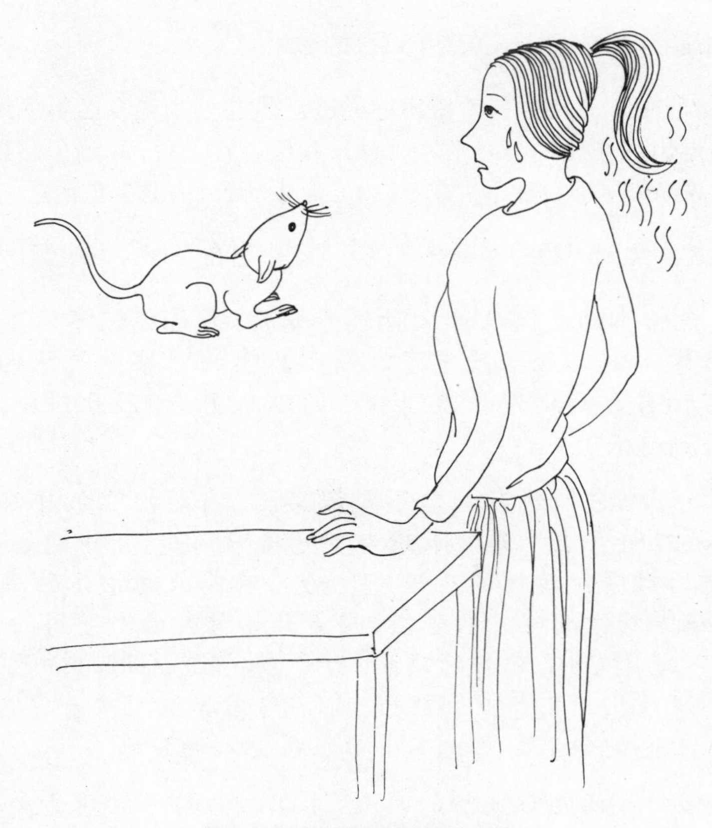

图2-4　潜意识中的“老鼠”

恶化的趋势，有时她感到非常懊丧，陷入深深的苦恼和绝望之中。由于治疗不见效果，S小姐非常焦躁，连我也不由得产生了焦躁感。所幸我并没有丧失治疗的信心，我已经拯救了许多像S小姐一样苦恼的强迫症患者，我想我一定能够治疗好S小姐。

在接下来的心理咨询中，我提议使用自由联想、催眠疗法。S小姐感到害怕，她想拒绝，但可能是出于对我的崇敬和对自己状态恶化的恐惧，最后她勉勉强强地同意了。

催眠术能够使患者将旧时忘却的记忆回想起来。催眠治疗既不是魔术，也不是超科学的奇迹，而是由受过专业催眠疗法训练的心理学家通过诱导将患者的意识集中到某个特定的点上或陷入某种状态中，使患者充分地放松身心，使以往忘却的记忆和经历苏醒。催眠治疗能减轻个人心里的不安，消除恐惧感，改变生活的习惯，使潜意识中受压抑的东西重新被发现。

我大约花了20分钟使S小姐进入一种非常安静、平稳的状态中，她的肌肉、神经、感觉器官等完全放松，并进入较深的催眠状态。我引导她缓慢地自由回想幼年的记忆，一些生活中的小事件很快被回想起来。之后S小姐终于想起自己5岁时发生的一件非常重要的事——自己最初是如何对“老鼠”产生恐惧感的。这是在一开始的心理咨询面接中就已提到的重要细节，现在它突然如一道神奇的光，照亮了这个案例的整个部分。

秋季一个下雨的日子里，天色阴郁。在一座古旧的住宅里，刚做完超度死者的法事的僧侣和法师匆匆忙忙地散去。S小姐的母亲穿着丧服跪在外祖父的灵前，肤色苍白，没有血色，只有嘴唇还是红艳的。母亲的裙子撩到膝弯处，细细的、白生生的小腿与脚裸露在外。

5岁的小女孩S独自躺在隔壁幽暗的卧室里，她听见了僧侣的念经声、木鱼的敲击声和低低的哭泣声，以后一切又归于静寂。她竖起耳朵细听，但只听到自己身体中血液流过的声音。父亲只参加了片刻的仪式就走得不见踪影了。小女孩感到两只脚有些麻痹，她却不敢动，把眼睛睁得大大的。

她听见走廊里有人走过，地上古旧的木板发出“嘎吱嘎吱”的声音，似乎有人走向母亲所在的房间。就在这时，她发现卧室的橱柜上有一只老鼠，尖牙利嘴地蹲在柜顶，黑暗中用雪亮的眼睛瞪着她。S异常恐惧，差点儿惊叫起来，但喉咙似乎没有知觉了，声音只在喉咙里打了个滚就消失了。

她溜下床，向母亲的房间走去。走到门边，她透过门缝看见一个不认识的强壮的男人紧紧地抱着母亲，母亲没有任何抵抗。

灵堂里摆满了雪白的鲜花，两支蜡烛的烛光在风中摇曳，好似亡人的灵魂在发出暗淡的光。窗外的雨声响得很有节奏，女人一边哭泣一边用牙齿轻轻地咬着男人的肩膀。男人受到这样的刺激，开始解开女人的丧服。

“不……不行，不行。”女人抵抗着，但她的声音在唇边就被挡回去了。

“为什么？”

“现在不行，正在服丧中，衣服都被搞乱了。”

“我已经离婚。”

“……”

“我一点也不绝望,我可以等待。”

“我会感到不安……”

S缩回身子,她感到很害怕,她不知道母亲所说的“不安”是什么意思。等她再一次透过门缝张望时,发现两个人都半裸着身子。母亲躺在地板上,发出又痛苦又欢喜的呻吟声。S发现男人突然用一只黑黑的、可怕的“老鼠”去咬母亲的下腹……她终于害怕地哭出声来。

接下来是两个大人哄她,询问她哭的缘故。

“我看见有一只可怕的大老鼠……”小女孩抽泣着说。

他们温和地把她抱回卧室,哄她睡觉。那个男人还用一块白手绢替她做了一只布老鼠,微笑着刮了一下她的鼻子:“你如果不乖乖睡觉的话,这只小老鼠真的要来咬你的鼻子了。”S果然很害怕,她一动也不动地躺着,……以后的事情她记不太清楚了,她又轻轻地抽泣起来。

这之后经过诱导,S小姐从催眠状态中苏醒过来。

经过连续几次催眠治疗后,S小姐的强迫思考和其他强迫症状明显地减轻了。

显然,S小姐的强迫症的最早形成机制可以追溯到她5岁这段恐惧的记忆,这是一种“性神经症”。它体现在两个方面:一是母亲的不守贞洁使S小姐长期怀有一种耻辱感,使她无法认同母亲,也使她无法成为成熟的女性;二是陌生男人“性的攻击”在她幼小的心灵中形成抹不去的阴影和恐惧。“老鼠”在这个案例中是一种“性”的象征,或许在S小姐的精神世界里,它代表着男性的攻击力量或性器官,这使她产生很强烈的性厌恶感。

S小姐也曾试图忘记这段充满耻辱和恐惧的回忆,但不幸的是,它常常又会携带着更强大的力量从记忆中冒出来。如果强行压抑,其结果是自我欲求的扭曲和情感纠葛的产生。在忘却—回忆—压抑—反压抑的精神消耗过程中,强迫思考和其他强迫症状也一步步地形成了。S小姐的强迫症源于儿童期因母亲失贞而产生的不信任感、厌恶感等,以及强烈的性创伤体验。临床诊断结果为创伤后应激障碍,其症状没有消除,在以后的岁月中才最终导致S小姐患上强迫症。

找到形成强迫症的病理机制,之后的治疗才能走上正确的轨道,这是我在这个案例中得到的最大收获。

5 强制的心灵感应

最初与欧女士相会是在心理咨询室外的走廊里。她穿着西装连衣裙，雪白的衬衫配着淡青色的领结，脸上薄薄地化过妆，给人一种柔和的中年女性的印象。在走廊里等待的20分钟里，她神经质地不时翻阅着一本《时尚》杂志，那上面刊有对我和心理咨询室的情况介绍。她焦躁地在走廊里踱来踱去，因为手心冒着冷汗，湿漉漉的，她便将手绢攥在手里。

欧女士，某外资企业的行政管理人员，获工商管理硕士学位，年近40，独身，从其举止可以看出她受过相当好的教育，智商较高，看上去是一个很有魅力的成熟女性。但在心理咨询室里，最初几分钟不管我问什么，她总是神经质地、不安地沉默着，于是我只好耐心地等待。

“我想知道……”她终于小心翼翼地开口说话了，“有没有心灵感应这回事？”

“嗯，这是一个超心理学的话题。您为什么想了解这方面的问题？”我回答道。

欧女士说她为这个问题已经苦恼了很长时间了，而能够给她心灵感应的人是她昔日的一个恋人，他和她已经分别了17年。她曾经去过好几个心理门诊，有一位心理医师曾板着脸，一本正经地训诫她：“你是受过良好教育、具有高学历的人士，不应该相信这种荒唐无稽、伪科学的东西。”

也有一个医疗机构的精神科医生，听完她的叙述后什么也没有对她说，只是怜悯地瞧着她，然后配了一些药让她按时服用。她回到家，一看药品的英文说明，发现是治疗精神病的药物，一气之下把药瓶全部掷进了垃圾箱。

“您能描述一下您的心灵感应是什么样的吗？它是如何出现的，您又有什么样的感受，好吗？”我试图了解她的内心世界。

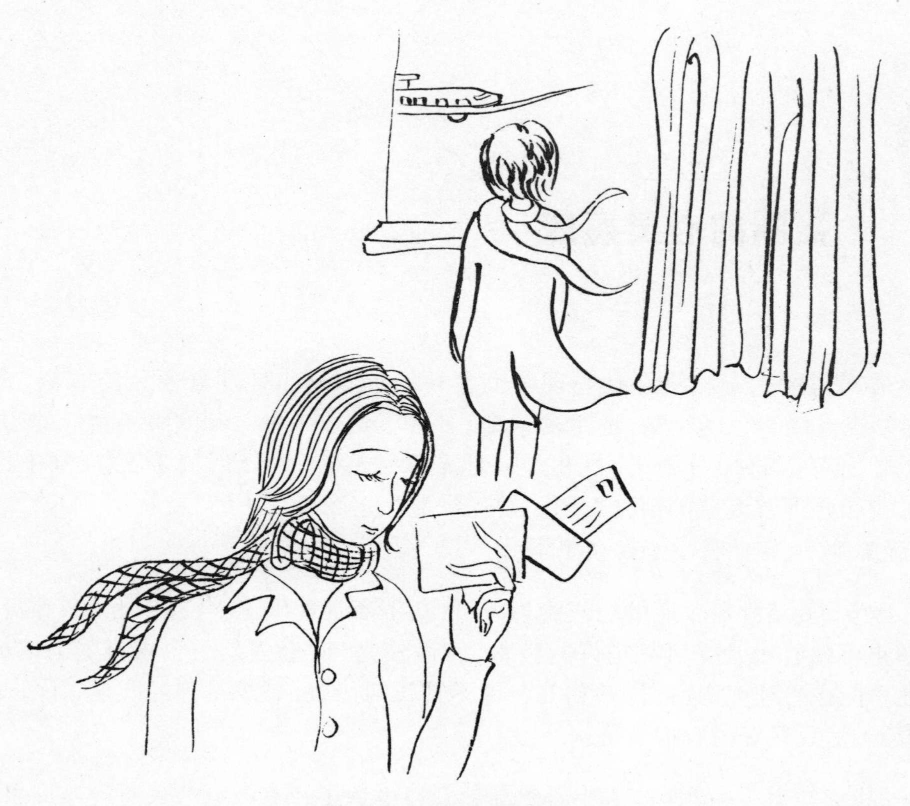

图 2-5　强制的心灵感应

“我也不清楚是怎么回事，它来无影、去无踪，很神秘。有时候我不断打喷嚏，有时候我又感到发冷或抽搐。这时我知道他又要来了（“他”指欧女士昔日的恋人），他不断地传送感应给我，说他还是爱我的，他并没有结婚，要我等待他，他会来接我的。”

“你有没有拒绝或者抵抗呢？”

“我对他说：‘你叫我一等就是17年，你这不是在骗我吗？如果你已经有了所爱的人，或者成了家，就赶快离开我，不要再给我任何心灵感应。’可他说他不会放弃我的。我说：‘你快别烦我了，让我安静一点好不好？’可有时，他竟会变本加厉地要求我……”她深深地叹了口气，欲言又止。

“你说他变本加厉地要求什么？”

“他给我感应，叫我……把衣服全脱了。如果天气热还可以，可我对他说天气凉了，我怕着了凉。但他非得让我把衣服全脱了才让我睡。我实在忍受不了他的干扰，只好这么做了。”

“当时您有什么样的感觉？”

“我觉得浑身的肌肉都很僵硬，身体好像被什么东西给紧紧抱住了。有时又觉得被什么东西重压着，喘不过气来……第二天早晨起来，我觉得有点头痛。”

“这种感应以什么频率出现？”

“我没有确切计算过。常常是在我休息时或感到孤独的时候，更多的是在夜深人静的时候。出现一小时到数小时，有时连续一周天天出现。这十多年来断断续续地没有中断过。”

心理诊断结果表明，精神症状自评量表（90项症状清单）中，强迫症状的项目呈阳性反应；明尼苏达多相人格问卷中，“精神病态”和“精神分裂”两个分量表的得分处于正常范围，而“妄想”这一分量表的得分相当高，具有多疑和关系妄想的倾向。

欧女士来自中国南方的H省，个性好强，但十分温柔。她在当地以县高考第一名的成绩进入一所全国重点理工大学。在大学里她认识了风度翩翩的研究生荣，经过几次交往后，她一往情深地爱上了荣，被荣迷得如痴如醉。荣一心想通过自己的努力出国深造，他考过托福和GRE（美国研究生入学考试），成绩出色。荣也被欧女士的那种文静、痴情的气质吸引，两人的关系越来越亲密，欧女士终于为荣奉献出女人的一切。

荣通过努力，如愿以偿地拿到了去加拿大攻读博士学位的入学通知书，而欧女士也在国内被推荐保送念了硕士。荣在出国前向欧女士信誓旦旦地保证，一旦他在国外站住脚，就会来接她，并让欧女士切记“一定要等着他”。痴情的欧女士牢牢记住这番话，在攻读硕士学位期间有不少男士钟情于她，都被她一一婉拒。

荣出国后初期还不断鸿雁传书，欧女士对他朝思暮想。之后音信就渐渐少了，在欧女士硕士毕业前夕，荣断了所有书信往来。

欧女士神思恍惚，度日如年。每年到了圣诞节和春节，欧女士就按旧地址给荣寄去贺卡，表达自己强烈的思念之情，并对他的不守信用表示担忧。此外，凡是有欧女士的同学或朋友去加拿大，她总是托他们捎去礼物，并要求帮助打听荣是否有了新地址，但都没有结果。最后她终于搞到了荣的电话，打过去后接电话的人却是一个不熟悉的男子。

不久，欧女士又打听到荣的父母也要移居到加拿大，她不远千里赶到其父母的府上，一对老人看着这个风尘仆仆、满脸痴情的姑娘，不由得心软了，表示一定要询问儿子，给她一个交代，但之后并没有下文。绝望的欧女士，开始想到自己可以与荣心灵感应，果然不久之后，她就收到了来自荣的感应，尽管一开始这种感应是没有规律的，断断续续的，出现得很稀少，而且信息也不完整，但它对寂寞孤独的欧女士来说是一种心灵慰藉。

5年后，欧女士有机会申请去加拿大攻读博士学位，可是却遭到加拿大驻华使馆的拒签，可能是怀疑欧女士“有移民倾向”。于是欧女士索性办理去加拿大的移民签证，但依旧是拒签。从那时起，欧女士的心灵感应才变得频繁而有规律起来。

这种心灵感应起先出现的时间总是在晚上11点到12点钟之间，这也是欧女士一天中最寂寞、最孤独的时光。开始时，欧女士先是打喷嚏或者身体的某个部位像癫痫发作似的剧烈抽搐，接着是头部左侧或右侧感到疼痛，之后荣的声音开始在脑海中出现，他会要求欧女士等着他，允诺他归来时会与她谈婚论嫁，他是爱她的，等等。有时这种感应强烈的时候，荣会要求欧女士把衣服全部脱光，尽管起先有反抗，但最终欧女士还是顺从了这种“要求”。她感到全身僵硬，像被什么东西紧紧捆绑住似的，然后才慢慢苏醒过来。很明显，欧女士的爱受到强迫观念的控制，这种强迫观念是在对爱的渴求和绝望、在强烈的情感漩涡中产生的。

这种情况一直持续到欧女士36岁时，她已等待了十多年，仍然没有荣的音信。她快要成为一个老姑娘了，婚嫁的前景堪忧，她才开始考虑与心上人割断关系。但在心灵感应中，荣坚决反对她这么做，说她是他的人。欧女士不为所动，下了“最后通牒”——要么立即回来娶她，要么就让她跟其他男士走。

欧女士之后与大学时代的校友——一位至今还钟情于她的研究生相恋。他现在一家生物科研机构任主管。在他们接触的三个月中，欧女士产生心灵感应的次数的确在逐步减少，半年之后，两人登记结婚，开始组建家庭。

问题发生在新婚之夜。洞房一刻值千金，但这一刻的欧女士被一种不祥的预感紧紧地攫住，她的心灵感应又来了——她僵硬地躺在床上，像一具木偶，没有任何肢体反应。突然间，她脸色惊恐，从床上跳起，又重重地落下，阵发性地抽搐着，使睡在一旁的丈夫惊慌恐惧，不知所措，新婚之夜就这样被搅和了。此后类似的情况常有发生，给他俩的婚姻生活蒙上了一层阴影。欧女士自述目前她的婚姻已走到离婚的边缘，丈夫对她这种令人心惊肉跳、鬼魂附体似的心灵感应越来越感到烦躁不安、难以忍受。欧女士已处于精神崩溃的边缘。从她的内心来讲，她既害怕这种心灵感应，又在潜意识中有所企盼，这就使她的身心卷入情感纠葛之中。

"在心理咨询中，你会不会出现这种心灵感应？"我突然想到这个问题，便试探性地问。

"不是没有可能，"她神色犹豫，"昨晚，在心灵感应中，我们大吵了一场。"

"为什么呢？"

"他反对我接受心理咨询，他说他会设法干扰我、阻止我。"

"你能不能在咨询中给我显示一下你的心灵感应？"我决心要实际观察这种奇特的病理现象。欧女士同意了，并约定在下一次的心理咨询中为我展示她的心灵感应。

在下一次的心理咨询中，欧女士更加忧郁了，她与丈夫的离婚协议正在洽谈中。她的老板要派她到南方某沿海城市的下属公司去长驻，搞技术开发。欧女士不愿意去，她害怕这会打乱她目前的生活节奏，也会干扰她心灵感应的频率。老板和公司人事部门的主管不高兴了，威胁要辞退她。

心理咨询进行了30分钟以后，欧女士躺到了做精神分析的长椅上，说她开始感到可以接受到来自他的心灵感应了。她静静地躺着，姿势既机械又僵硬，咨询室的气氛有些凝重。突然间，她的胸脯开始激烈地起伏，紧接着身体间歇性地抽搐起来，并带有夸张的跳起来的动作。她睁开眼，用有些惊恐的语气说："他来了！"

我突然觉得自己很不舒服，浑身不寒而栗，一种自做心理医生以来从没有感受过的恐惧感不断袭来。她剧烈地抽搐着，发出“哎哟哎哟”的叫声，但再也没有只言片语。这种状况持续了约十分钟，之后她才渐渐安静下来，用手指整理着身上凌乱的衣服。她从长椅上坐起身来，双手不断地揉着额头，喊头痛。

等她情绪稳定后，我问她：“他给了你什么样的感应？”

“他还是责备我来找心理医生。”她深深地叹了口气，“他说他讨厌心理医生，也害怕心理医生。他说他以后会惩罚我的。”

这次临床观察非常有价值，欧女士的心灵感应实质上是一种异常的强迫思考的表现，更准确地说，是一种“强迫性的关系妄想”，并伴有阵发性的歇斯底里症状，具有明显的精神病态倾向，必须尽快进行心理治疗。

我建议她定期接受精神分析疗法和催眠疗法，并辅之以药物治疗。但欧女士已经在这种心灵感应中沉溺太久，一时无法摆脱。她那颗受过爱情创伤的心灵对世人的怀疑太重，因此无法全盘接受心理医生的治疗建议。

一个月以后，欧女士再次来接受心理咨询，她已经与丈夫办妥了离婚手续，也辞去了外资企业的工作，准备去内地H省的W大学报考某设计专业的博士研究生，她说已与那所大学的指导教授见过面，教授对她的印象不错。而且她要报考的专业与加拿大的某理工学院签有学术交流、学者互访的协议，欧女士认为这可能是她人生中最重要的一次机会。因此，这也是她最后一次来接受心理咨询了。

我建议她慎重思考，最好坚持一段时期的心理咨询，但她去意已决，不可挽回了。

结束最后一次咨询，望着她走出心理咨询室的背影，我不禁感慨万千。“问世间情为何物，直教人生死相许。”欧女士的强迫思考是不可思议的、离奇的，甚至是极端病态和疯狂的。但她的爱、她的执着、她的17年等待所蕴含的痴情，叫人感动，让人伤感。她的爱既疯狂又伟大，病态中带着真挚，妄想中包含着执着，坚守着一种完全没有可能、已经消逝的爱。我也许能说服她留下来治好她的强迫观念，但我却无法挽救她失去的爱，也治不好这段破碎的情缘，那我坚持要她做心理咨询还有什么意义呢？

她是带着希望走的。我扭过头去，突然为她感到无限的哀伤。

二 辨证施治：强迫症心理门诊简明应答

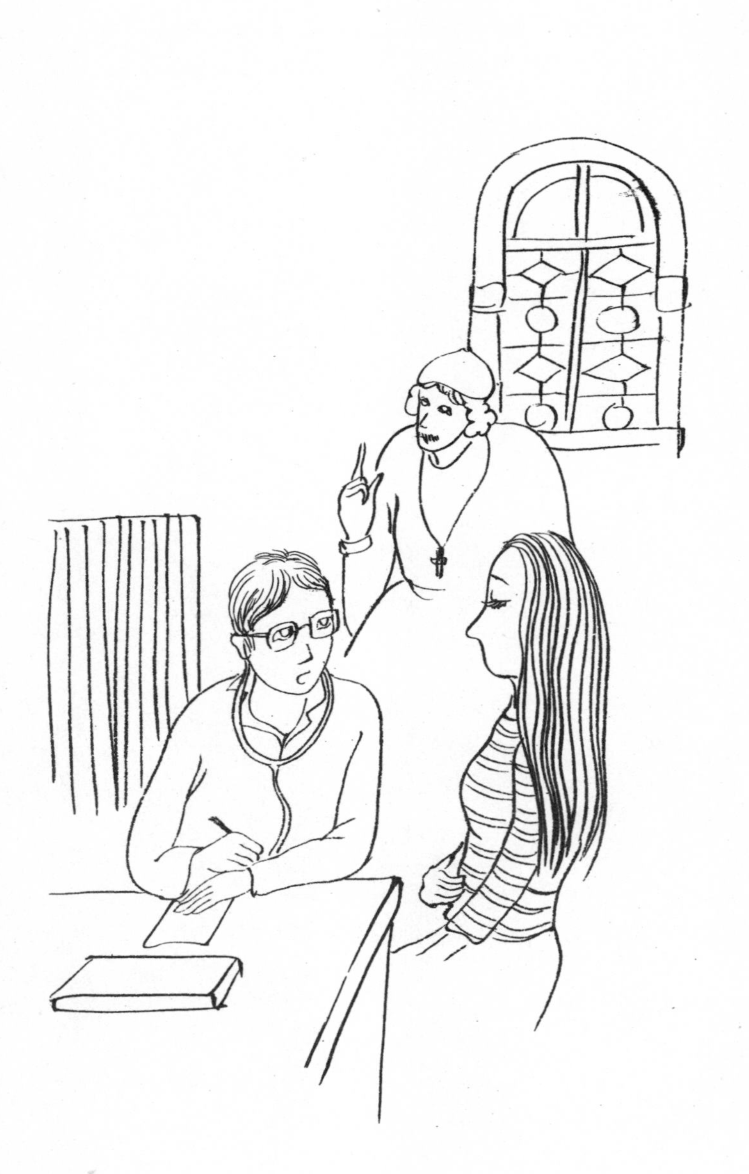

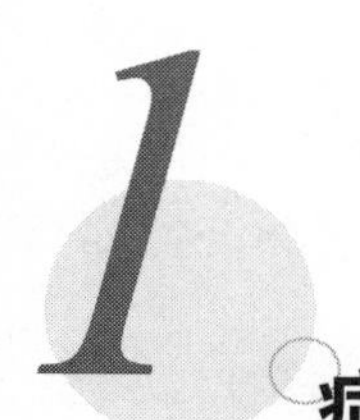

症状的评估与诊断

(1) 对强迫症的界定

在一般心理门诊中，可将美国精神医学学会出版的《精神障碍诊断与统计手册》作为参考性诊断工具。对于各种心理障碍和精神疾患，该手册都制定了相应的诊断标准及判别的方法。

强迫症的基本特征是，反复产生的强迫思考与重度强迫行为。强迫思考是持续不断的思考、冲动、印象等在头脑中反复上演，造成不快的体验，或引发强烈的焦虑和痛苦。强迫行为是为了防止或减轻内心的焦虑或痛苦而实施的具有反复性、冲动性的行为。

两者的区别与联系为：

① 强迫思考是精神领域的内在活动，强迫行为是人的外在行为表现。

② 强迫思考与强迫行为既可以相互关联，也可以各自独立存在，两者的相关度高达91%。

③ 强迫症患者明确知道强迫思考是无意义、无价值的。

(2) 发症率与性别

强迫症的发病率约为2.5%。美国的医学统计显示，每40个人中就有1个强迫症患者，因此美国有500万左右的患者。近年来，由于社会变革加剧和生活压力增大，我国强迫症的发病率也呈上升趋势，根据不同地区的资料，目前强迫症患者的人数占心理门诊病患人数的8.4%—16.2%。

其中，女性患者稍多于男性患者，发病的高峰年龄期是从青春期到青年期，男性发病年龄平均为13—15岁，女性约为20—25岁。症状有缓慢进行的，也有突发的、急性的。在心理门诊中，持续时间最长的案例达7年，对患者的身心影响极大，对其职业发展、婚姻、人际关系和社会生活造成损害。

(3) 与其他心理疾患的关系

与强迫症并发的心理疾患有抑郁症、焦虑症、恐惧症、癔症等，其中，一般性恐惧症约占30%，社交恐惧症约占20%，惊恐障碍约占20%；有30%的患者符合抑郁症诊断标准，约40%的患者有睡眠障碍。

女性中有10%的患者曾患厌食症，有33%的患者曾患贪食症。研究发现，约20%—30%的患者曾有过抽搐症状，许多症状之间有很高的关联性。

(4) 与其他心理疾患的区别

由于强迫症常与其他心理疾患并存，相似的症状较多，所以心理门诊中要特别注意区别诊断。

抑郁症与强迫症的区别是诊断时的重点，因为抑郁症患者也会产生反复出现的、侵入性的观念。其关键在于思考的内容与患者的抵抗性等。抑郁症患者情绪悲观、心境恶劣，其反复思考的内容是自我悲剧和人世间的悲惨之事；强迫症患者则不会如此悲观，在行为上比抑郁症患者有活动能力。

强迫症与焦虑症的区别诊断较为困难。其关键点是，强迫症患者的思考具有非现实性、魔术性，他们也不能合理自我觉知，但焦虑症患者的思考主要是现实生活思考，而且认为其焦虑和思考的内容具有合理性。另外，强迫症患者都伴有强迫行为，而焦虑症患者很少出现反复、冲动的行为。

癔症与强迫症的区别诊断也以有无强迫行为作为重要的区分点。如果因为对健康状况担心而不断洗手则属于强迫症，如果并不出现仪式行为，且自觉这种对健康状况的担心是有依据的，则为癔症。

强迫症与抽搐症区别诊断的关键点是，强迫症患者的强迫行为是由强迫思考支配的，而抽搐症患者的行为是一种“纯粹”生理性的重复行为，无强迫思考伴随。

最后，强迫症的强迫思考与精神分裂症的妄想都很奇特，诊断时也要严格区分。区分的关键在于，精神分裂症患者没有自知力，人格已经崩溃，认知系统已经解体，而强迫症患者有自知力，且人格没有遭到破坏。

(5) 评估与诊断工具

在心理门诊中使用的强迫症患者的常见评估与诊断工具可见本书附录中的“强迫症自我诊断量表”或“德国汉堡大学强迫症筛查表”，根据量表的得分来判断强迫症症状的有无或轻重。

当然，也可由心理门诊的治疗师根据临床的观察或收集的资料来进行评估。评估的重点是恐惧的对象、回避行动、强迫行为的频率（次数）、持续时间（耗时长短）等，然后与患者的自我评估进行对照。

患者回家后可使用“强迫行为的自我观察记录表”（见附录）来监控自己症状的变化状况。

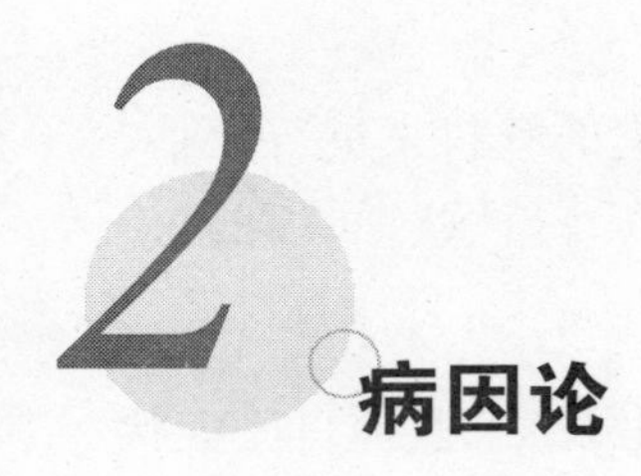

病因论

(1) 条件反应理论

行为主义理论认为，行为是特定刺激与人的肌肉活动和内分泌等末梢神经的反应在后天形成的对应关系。

因此，行为主义心理学家认为，强迫症的产生源于恐惧对象的刺激与回避行为的反应及维持之间形成的双向关系。即某种不愉快、有危险的事物引起某种恐惧的反应，这种反应被储存到大脑中，形成一种习得性的联结，同时为了回避这种恐惧对象，又形成某种行为。

从临床实验来看，当强迫症患者出现强迫思考时，脑电图和皮肤电反应的变化异常强烈。因而，强迫行为是减轻强迫思考带来的恐惧和不快感的一种仪式性行为反应。

(2) 认知理论

认知理论认为，强迫症的病因是患者的认知出现了错误，他们对健康、疾病、死亡、性或宗教等问题有着过度担心、焦虑、不安和悲观的念头，即因“危险的错误信念”产生了痛苦感，为了减轻这种痛苦，患者采取了强迫性的仪式行为。

认知心理学家认为，强迫症患者的认知有以下五个主要特征：

① 某种行为出现在思考中，就等同于已经实现了。
② 如果无法回避周围和环境中的危险，就等同于危险已变为现实。
③ 周围的环境已调整，但对于危险的回避仍不能停止。
④ 因强迫思考导致的强迫行为一旦失败，就意味着危险已发生。
⑤ 自己的每一次思考都能被控制。

因此，认知心理学家认为，强迫症患者的认知错误源于其在经验的构成与整合方面存在障碍，这与其说是一种记忆错误的障碍，莫如说是对危险的认知方式存在障碍。即对究竟是因安全没有保障而产生危险感，还是没有危险感才会有安全这两者之间的信息处理产生了障碍，因而做出了错误的预测，为了逃避危险而产生了强迫行为。

(3) 神经生物学理论

强迫症的生物学原因众说纷纭，存在多种解释。一些研究者使用脑成像技术发现，强迫症患者的额叶皮层和基底神经节非常活跃，以致许多神经冲动到达丘脑，产生强迫思考或强迫行为。强迫症患者的神经回路的形成有可能涉及含于血液中的神经递质复合胺的损耗。此外，也有研究发现，强迫症的发病可能存在一定遗传倾向。

生活压力比较大的时候，更易患强迫症，如分娩、职业或者婚姻状况发生变化的时候。

神经生物学家认为，强迫症是一种脑部的疾病，实质上是神经系统出现问题，导致大脑工作状态不正常。所以，强迫症主要是一种生理问题，它与脑内信息传输过程中的错误化学物质紧密相关。强迫症的症状——反复出现的侵入性想法和行为——可能是因脑部生化物质失衡所致。

美国加州大学的精神病学教授杰弗里·施瓦兹(Jeffrey Schwartz)称这样的问题为“脑锁”，仿佛大脑的一些主要结构被锁住了。这之后，大脑就开始不断发送错误的信息，可是接收者却不容易确认这些信息是错误的。尾状核是大脑的信息处理中心之一，主要由尾状核和壳核构成，它与汽车的换挡装置极其相似。尾状核工作起来，就像一个为脑前部(负责思维功能)工作的自动传输装置，壳核则是一个为脑部掌管身体运动那部分结构工作的自动传输装置。尾状核与壳核一起工作，使得我们的身体得以高效地协调思维与运动之间的关系，从而应对日常的各种事务。

然而，对一个强迫症患者来说，尾状核因为不能做到正确的换挡，脑前部的信息也就在这里被卡住了。换言之，脑部的自动传输装置发生了故障，不能顺利换挡到下一个念头上。

当大脑被卡住的时候，它会告诉你：“你必须再洗一次手。”于是你只好照做，尽管根本就不存在洗手的必要理由。或者大脑可能会说：“你最好再检查一下那把锁。”如此你不断地检查了又检查，却仍然不能摆脱那种苦苦折磨着你的感觉：门可能没有锁好！这种没有原因的强烈冲动也可能会让你反复数数，或是把一段话读了又读。

3 治疗方法

(1) 行为疗法

在心理治疗的初期阶段，主要运用系统脱敏的方法，其有效率约为30%。此外，可运用心理咨询中的一些技术，如思考中断法、厌恶疗法等。

另一种行为疗法是抑制患者的强迫思考和强迫行为，主要方法有暴露法和反应切断法。有研究者用此类方法对15位强迫症患者进行实验性治疗，其中10位患者的治疗获得成功，另外5位患者的症状也有不同程度的改善。

反应切断法要求患者在一定的时间（45—120分钟）内要面对自己因强迫思考产生的痛苦感或焦虑感，同时禁止实施任何强迫行为来缓解这种痛苦和焦虑。暴露法还要求逐步增强刺激强度，直到患者能够产生抵抗力（免疫力）来忍受这种刺激。

临床研究表明，在治疗过程中，暴露法和反应切断法组合使用，比只使用其中一种治疗方法更加有效。

(2) 认知疗法

认知疗法是在20世纪70—90年代，由美国心理学家阿朗·贝克（Aaron Beck）创立的。在治疗的最初阶段，是让个体在他们的思维模式和情感反应之间建立联系，在治疗师的协助下，让个体发现自己思维中的逻辑错误，并学会挑战这种错误观念。

认知疗法与暴露疗法相结合，对治疗强迫症更有效，这一点在临床案例中已得到证实。一般治疗6次以后，患者的症状就会得到有效控制。

(3) 药物疗法

到目前为止，那些被研究过的对强迫症治疗有持续性帮助的药物，都能与大脑中一种叫作5-羟色胺的化学物质发生相互作用。脑神经递质是帮助信号从一个神经细胞传递到另外一个神经细胞的化学物质，5-羟色胺是许多脑神经递质中的一种。当一个神经递质被神经细胞释放出来之后，它失活的主要途径是被一个“泵”摄取并送回神经细胞。这样，那些再摄取了神经递质并使其失活的复杂分子就被称为“重摄取泵”。医生们最广泛使用的一组处方药叫作选择性5-羟色胺再摄取抑制剂，作用是选择性地阻止或抑制“重摄取泵”对5-羟色胺的再摄取。

在国外有三种已被美国食品药品管理局批准用于治疗强迫症的选择性5-羟色胺再摄取抑制剂，它们分别是氟西汀(Prozac)、帕罗西汀(Paxil)和氟伏沙明(Luvox)。到20世纪90年代末期，唯一的另外一种已经获得美国食品药品管理局批准的用于强迫症的药物是氯丙米嗪(Anafranil)。它也是一种再摄取抑制剂，是早期就开始用于精神治疗的药物，具备非选择性特性，显著作用于神经递质而非5-羟色胺。还有一种针对强迫症的选择性5-羟色胺再摄取抑制剂是舍曲林(Zoloft)。要想在使用这些药物时获得最大疗效，最重要的是要记住：它们需要服用几个月后才能显出全部的疗效。

(4) 行为疗法与药物疗法并用

心理学的行为疗法与医学的药物疗法组合使用，治疗强迫症时疗效最好，这已经得到众多专家的认可。美国的强迫症治疗专家艾萨克·马克斯(Isaac Marks)，对40名患者在4周之中的治疗进行临床调查，发现效果显著。他还对49名患者进行了6年的追踪，预后的效果良好。

这两种疗法的组合使用一般需要6个月才能见效，平均治愈需要18个月，以心理疗法为主、药物疗法为辅效果将更为显著。

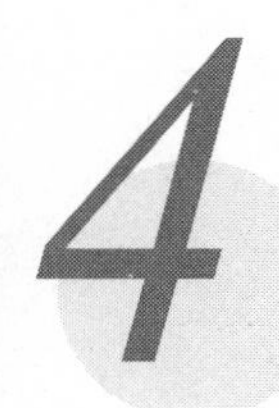

心理门诊中需注意的问题

(1) 治疗计划的制定

强迫症的治疗是有计划、分阶段的，并且治疗过程中会出现反复。没有计划的治疗会导致患者的不信任感或不配合，最终使治疗效果化为乌有。

治疗师与患者在制定计划时常常会花费大量的时间，主要应考虑以下三个问题：

① 治疗计划制定前的个人信息汇总，如强迫思考和强迫行为发生时的状况以及生活史。

② 向患者介绍治疗方法。

③ 患者理解并自愿接受治疗计划，防止半途中断治疗。

(2) 治疗者应了解的强迫症状相关信息

强迫症患者的症状表现虽然有很多共同点，但具体到个人却是千奇百怪的，有的是对细菌感染、交通事故、特定人物或场所感到焦虑，有的是对抽象的事物，如超能力、宗教观念等感到焦虑或不安。了解导致患者内心痛苦的具体内容是治疗的切入口。治疗者主要把握以下几个信息：

① 强迫症状发生的环境因素，包括对象、场所、状况等。

② 患者的心理活动状况，包括如何思考、有什么样的印象、做何判断或推理。

③ 患者对危害或灾难的预测，最坏是什么样的结果。

④ 患者确信的程度、情绪的强烈度以及了解不合理认知的程度。

⑤ 患者作出何种回避行动，有何种强迫行为反复发生。

(3) 问诊要点

① 病史（产生的原因、时间、发展变化的状况以及有无其他并发症状）。

② 目前的生活状况、社会功能和人际交往等。

③ 希望选择什么样的治疗方法，患者是怎么思考的。

④ 对治疗计划有何考虑，有无集中治疗的意愿。

⑤ 对部分患者进行家庭访问或临床观察。

(4) 心理门诊中常出现的问题

① 患者存在个体差异，导致治疗过程出现波折，治疗效果也因人而异，一部分患者中断治疗，使治疗前功尽弃。

② 强迫思考得到控制，但强迫行为成为仪式行为或习惯性动作，仍然存在着。

③ 情绪问题，如悲观、气愤、恐惧等情绪变化剧烈，影响治疗进程。

④ 周围人的不理解、议论对患者造成伤害。

⑤ 家庭成员的配合、理解、支持与否直接影响治疗效果。

⑥ 心理咨询师、治疗师自身的倦怠、畏惧、厌恶或信心丧失等对患者造成影响。

⑦ 治疗结束后的社会生活适应和自我评估问题。

以上问题是强迫症治疗成功与否的关键，也是目前临床心理学的重要研究课题。

附：心理门诊中常见强迫症状一览表

强迫思考

怕脏和怕被污染

- 对患上可怕疾病毫无根据地担心。
- 过分关注脏东西、细菌（包括对细菌传播给他人和对环境的污染物如家用清洁剂等的担忧）。
- 对身体排泄物和分泌物的厌恶。
- 对自己的身体耿耿于怀。
- 对黏性物质及其残留物的异常关注。

对秩序与对称性的强迫性要求

- 对物体某种特殊排列的压抑性需求。
- 对个人外在仪表和所处环境的整洁度的苛求。

有关性的强迫思考

- 把关于性的想法看成是不适当且难以接受的。

无意义的怀疑

- 无根据的疑虑，担心可能忘记履行一些日常职责，如支付分期付款或签支票。
- 有关宗教的强迫思考（顾虑重重）。
- 受困于亵渎神明或圣物的担心。
- 过分执着于道德判断和是非界限。

有攻击内容的强迫思考

- 担心自己可能造成了惨剧，如致使火灾发生。
- 脑海中不断闪现暴力画面。
- 担心自己会将暴力的念头付诸行动，如用刀刺或用枪射杀别人。
- 对是否已对他人造成伤害的非理性担忧。例如，在驾车的路上是不是撞到了人。

迷信导致的恐惧感

- 相信某些数字或颜色“吉利”或“不吉利”。

强迫行为

不停地清洁和清洗的强迫行为

- 过度的仪式化的洗手、洗澡、刷牙等。
- 坚持认为很多家居物件，如碗碟已被污染了，无论怎么洗，也很难做到“真正干净”。

一定要按照某种特殊习惯来完成事情的强迫行为

- 在所处环境里，过于强调对称性和总体秩序。例如，储藏室里的罐装食品须按照字母顺序排列，每天在衣橱的固定位置悬挂衣服，或是只在某些天里才穿上某些衣服，一直坚持做某些事情直到自己感觉“完全正确”。

贮藏与收集的强迫行为

- 仔细检查家里的垃圾桶，以防有“珍贵”的物件被扔出去。
- 积攒废物。

有关检查的强迫行为

- 重复检查门是否已锁好，或电器是否已关好。
- 重复检查与确定并没有伤害别人。例如，在街区里开车兜圈子以确定路上没有人被碾到了。
- 不停地检查是否有错误，如结算支票时。
- 与强迫思考有关的强迫性检查。例如不断地自我检查，寻找患上绝症的征兆。

其他强迫行为

- 做大多数日常事务时动作异常迟缓，缺乏行动力。
- 强迫性反复眨眼或瞪眼。
- 为了放心，问了又问。
- 基于迷信观念的行为。例如在固定时间上床休息以驱逐不祥，或是在人行道上走路时避免踩在裂缝上。
- 若某种冲动行为未能得以实施，就感到很恐惧。
- 极强的必须向人诉说、询问或坦白事情的需要。
- 重复碰触、轻敲或摩擦某些东西的需要。
- 强迫性数数，如数窗户上的玻璃或高速公路边的布告板。
- 重复性的精神活动，如静静背诵祷告词以驱赶坏念头。
- 过度列清单。

四

一切尽在大脑：强迫思考

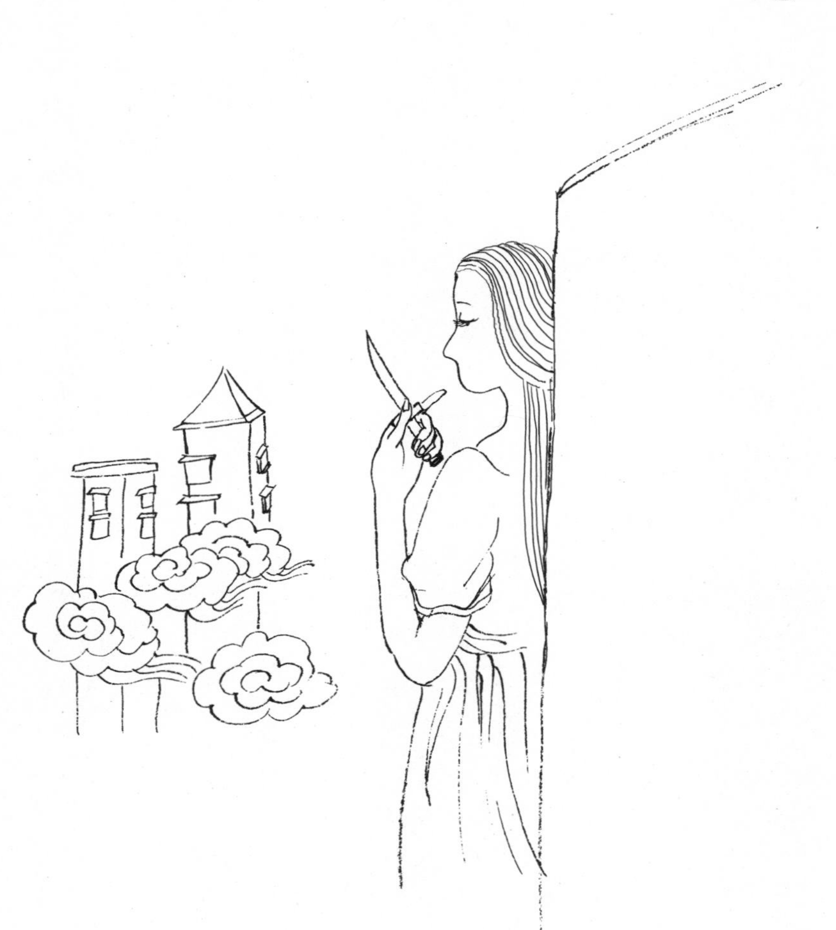

1 什么是强迫思考

正常人有的时候会有某种不愉快的念头一直在头脑中出现，按捺不下，持续一天或者更长的时间，并产生某种不安或恐惧感；或者在某种特殊场合对特定事物有异样的感觉，但这些体验和感觉还不能称为强迫思考。只有在一段时间内这种感觉不断地反复出现，且程度加深，内心矛盾加剧，自我难以调控，消耗了大量精力，这时才有必要考虑强迫思考产生的可能，即个人的心理异常的发生。它是个体的人格与环境接触时一种下意识的异常活动，也是一种奇特的病理现象。

因此，当某种不愉快的念头不断在脑海里出现，且难以抑制，为此消耗了大量的精力，产生内心的苦恼以及异常感知时，对这种不适应的心理现象，我们称之为强迫思考或强迫观念。强迫思考与强迫症就像天才与疯子一样仅一纸之隔，强迫思考是自我内部的异常思考，尽管许多人的行为表现还算正常，但若其内部思考异常的程度越来越深，就会形成强迫症。

强迫思考或强迫观念的一个重要特征是对自我判断不自信，性格中有焦虑倾向，总是在怀疑自己的判断，无法摆脱不安和内在的不可抑制的确认愿望。

正常人也会有确认行为，但这种行为宛如“神经雷达”，可被称为对外界的“安全检查”，且这种“雷达”的使用能放能收。而强迫思考者的确认行为和观念能放不能收，排除了可疑点后其奇怪的确认行为仍然会继续。在人际关系中，强迫确认会对个人造成很大的困扰，而且会越想越不安，逐渐形成严重的强迫症。

强迫思考与宗教迷信观念有相似之处，但两者截然不同。强迫思考与迷信观念最本质的区别在于，有迷信观念者认为自己的宗教信念有意义，是自己主动信奉的且有一定的文化背景的支持；而强迫思考者明知自己的想法是毫无意义的，或者明白它是不合理的、愚蠢的，但自己无法控制。例如，一些没有任何理由的念头会忽然在头脑中反复出现，没有意义的数字在头脑中重复。这些念头越来越强烈，直至占据了他们的整个内心世界而无法清除，严重的情况下会导致强迫思考者情绪抑郁和人格变异。强迫思考的特征如下：

第一，从心理学的角度来看，强迫思考具有记忆的固着性，个人因某种不愉快的感受、体验或者由于某种精神创伤，常在头脑中出现强迫思考，如鬼魂附体一样挥之不去。

第二，由不安与恐惧引发的具有支配性和持续性的观念，而且这些观念是不现实的。例如，总是想象乘着一叶小舟到江中去，然后会发生翻船等。这种不安和恐惧是导致不合理的强迫思考的因素。

第三，冲动性的念头。强迫思考受环境刺激的影响，也是当事人潜意识中的冲动的体现。在正常情况下，个人的潜意识是受抑制的，而强迫思考之所以存在，是因为这种本能的冲动没能被控制住，突破了意识的掌控，因而会产生强迫思考或歇斯底里症。歇斯底里症常伴有生理方面的病变，严重时会短暂失去知觉或出现头晕、站立不稳、失声等现象。

第四，每个当事人的强迫思考的频率、强度并不是均等的，即个体的症状表现并不一致。它的发生频率受个体生理状况的影响，如大脑血液循环不良、缺氧等。更确切地说，强迫思考是大脑神经系统异常或大脑神经兴奋异质化导致的一种“大脑抽搐”现象，同时也是个体与环境接触时产生的一种比较奇特的心理现象。

第五，强迫思考的发生与个体的人格类型、气质有特定的关联。大多数强迫思考者的共同人格特征是智商高、感情丰富，很多人具有卓越的才能。这种性格特征或才能使他们极力掩藏症状、讨厌治疗，直至病情发展到非常严重的地步，出现让人痛心的结果。

强迫思考发生频率较高的个体一般具有以下性格特征：性格较神经质；其家族中有忧郁症患者；童年期有孤独、内向、固执、空想、非现实感、劣等感等性格特征。

强迫思考者在心理门诊中有病理意识的表现，如有痛苦、苦恼、感到精力消耗、感到自我行为失控等主诉症状。有些人尽管有这些异常表现，但他们也可能是优秀的社会活动者，热爱工作、热爱学习，具有优秀的事业表现和高尚的人格。另外，这些人越是优秀，其因强迫思考而产生的内心痛苦也会越强烈。

美国的一些临床心理学家认为，强迫思考是一种普遍现象，它就像伤风感冒一样，是很多人都会有的现象，然而因伤风感冒死去的人很少，因它而患心肌炎的人也较少。所以，应当把强迫思考与强迫症区分开来，它们之间还有一定的距离。他们主张在心理卫生知识普及以及心理门诊诊断中，都应注意对强迫思考的预防，并把它作为心理卫生的重要知识进行宣传。

美国心理学家还指出，强迫思考是一种大脑"消化不良"的表现。就像头疼、肚子疼、消化不良等身体的常见疾病一样，这种疾病不用到医院治疗，可以一边休息一边服药，甚至不服药就可以战胜疾病。有强迫思考的人一旦战胜了病症，会比没有的人在心理上更具有免疫力。真正的精神健康是在同这些"伤风感冒"的斗争中产生免疫力后形成的。

为了调查强迫思考是不是一种普遍的心理问题，作者所在的大学心理辅导中心对青年大学生的心理健康状况进行了一次抽样调查。

对象为大学一年级新生，文科和理科学院各两个系，随机抽取254名学生。

研究程序：教师讲授心理健康知识以及有关强迫思考的知识，然后休息15分钟，开始问卷调查。

表 4–1　强迫思考问卷调查

问卷调查内容
下面是调查你有无强迫思考的几个小问题，请在每题后回答"是"或"否"。 1. 你是否有强迫思考的体验：过去有（　　）现在有（　　）一直都有（　　）。 2. 过去曾经有过，现在一两年没有（　　）。 3. 过去没有，最近一段时间有（　　）。 4. 过去和现在只是偶尔会出现（　　）。若偶尔出现： A. 有周期性（　　）； B. 没有周期性，只在特定情景下出现（　　）； C. 遇到习惯性的观念时出现（　　）。 5. 过去没有，只在最近一两个月（周）内突然出现（　　）。

结果：在254名学生中，有强迫思考体验者为213人，其中最近出现的为67人，约占1/4，这当中多数人的强迫思考是在特定情景下出现的。在有强迫思考体验的213人中，因某种生活习惯导致的强迫思考较常见。其中最常见的是由于某种特殊场景的刺激而产生的强迫思考，这些场景包括看恐怖电影、考试等能使人情绪紧张的生活与学习场景。

当然，这些大学生是否已经正确理解强迫思考的含义，对此研究者尚存疑虑，但他们直率地说出了内心的感受和体验。处于青春期的大学生，其自我意识非常敏感，一旦自我的内在动机被否定或限制，就会产生苦恼。这时个体若采用了僵硬的自我防御机制，产生心理障碍的可能性就较大。

以上调查结果至少说明，强迫思考是一个普遍现象，是我们对青少年进行心理保健的一个重要内容。一些有强迫思考的成年人和学生仍然可以正常地工作、学习，进行社会交往，故不能轻易地给他们贴上心理障碍的标签，心理学工作者应帮助他们尽快消除这种头脑“消化不良”的异常状况。

2 强迫思考的分类

强迫思考是个体与环境接触时产生的一种无法调控的异常意识，或者说是意识的自我失控。从临床心理学的角度来讲，它是一种奇妙的心理现象。对强迫思考进行分类是比较困难的，因为一种现象之中往往包含着其他现象，或者说种种病理现象之中存在共性的东西。强迫思考是一个非常广义的概念。著名精神医学家、心理学家埃米尔·克雷佩林（Emil Kraepelin）曾研究药物、酒精以及疲劳对心理机能的影响，创立了著名的“克雷佩林精神测量法”。根据他的构想和研究，代表性的强迫思考主要有以下几种类型：

① 狭义的强迫思考。头脑中一定的思考和观念机械地、重复地出现，当自我意识对它进行调控时会受到潜意识的抵抗，使调控无法进行，由此产生无力感与苦恼。

② 因不安、恐惧而引发的强迫思考，主要由以下三个方面的因素造成：

- 因个人遭遇不幸、患某种疾病而引发。
- 由于命运的不确定性而产生的唯心性强迫思考。
- 在社会生活和人际关系中，由于宗教信仰、职业或家庭关系而产生的罪责感。

③ 冲动性强迫思考。主要出现于青少年中，往往具有攻击性和暴力性等特征。

由不安和恐惧引起的强迫思考在心理门诊进行诊断时应特别注意以下几点：

第一，一定要了解他们的生活遭遇，是不是有疾病、恐惧、不幸的事件发生，或者因灾难、事故等造成精神创伤。有的人也可能因不确定的原因引发心理危机。第二，要调查他们是不是有因责任感、义务感而引发的不安全感，或因婚姻、家庭引发的罪恶感，导致强迫思考的产生。第三，要了解他们是否因人际关系问题而导致自信、自尊受挫，并因挫折感、劣等感等引发强迫恐惧。

有研究者对强迫思考进行了更细致的划分：

① 独立的强迫思考。

• 狭义的强迫思考，又称定型的强迫思考（即强迫神经症）。

• 强迫性的感觉或倾向，是极普遍的、类似“伤风感冒”的心理异常现象。

• 强迫性的幻想，这是比较严重的精神异常现象。

② 由自由联想引起的强迫思考。

• 强迫性的疑虑症。

• 钻牛角尖——频繁地刁难、质疑，常常要对已被接受的真理表示怀疑。

• 责任心过剩型强迫思考，表现为吹毛求疵、过分苛求，因此又被称为非难症。

• 穷思竭虑型强迫思考：对某一问题反复思考，即使是已经解决了的问题，也机械地不停思考。

• 强迫性的视线观察。

• 强迫性记忆：往往记住的是一些令当事人感到痛苦、不安的东西。

也有研究者从个人心理活动机制的角度把强迫思考分为以下四种：

① 漠然的表现机制。对于强迫思考的产生，当事人是漠然不知的。

② 有情绪、有意识的表现机制。当事人对自我的不幸、恐惧、不安能够直接感知，有时也称为“不安神经症”。

③ 感知朦胧的表现机制。当事人自己感知到了某种情绪的异常，由于受环境的刺激，压抑后这种感知变得朦朦胧胧。它与个体的性格与行为倾向有关。

④ 具体思维和认知性的表现机制。当事人的思考、观念有一定的合理性，但缺乏现实性。例如，为防止细菌感染不断地洗手，洗手是对的，但认为细菌洗不掉，会钻入皮肤，因而无休止、反复地清洗下去就缺乏现实性了。

总结以上各国心理学家的分类，又可以将强迫思考概括为以下三种类型：

第一，智能型强迫思考。常见于高学历、高智商的人，主要是因精神或智力活动过度或混乱所引起的失常现象。

第二，情感型强迫思考。常见于青年男女，主要在恋爱、交际或某种强烈的感情生活体验中产生。

第三，性格型强迫思考。主要因当事人的性格过分注重次序、完美度或支配性，精神生活缺乏弹性，或思考缺乏开放性和效率性等所致。

笔者根据长年的心理咨询和门诊的经验以及案例的临床病理表现状况，将强迫思考归纳为以下七种形态：

① 攻击和被攻击的强迫思考；

② 性妄想或关系妄想而形成的强迫思考；

③ 自我认知无法协调从而形成的强迫思考；

④ 因完美主义倾向而形成的强迫思考；

⑤ 观念“附体”现象；

⑥ 因各种具体或抽象的恐惧感而形成的强迫思考；

⑦ 特殊的异常感知。

后面的章节将结合案例分别进行分析和探讨。

3 攻击与被攻击

强迫思考比较常见的临床症状，是对自我产生的、不可抑制的攻击性念头感到苦恼，甚至为之疯狂。这种攻击性观念轻则表现为因一些污秽或卑鄙语言会脱口而出而感到恐惧；重则表现为因抱有暴力、妄想的念头（如杀人、抢劫等冲动性犯罪观念等）而感到不安。但更多的强迫思考者表现出的是受攻击的恐惧念头，例如时常为他人会不会加害自己而感到不安，或者为不能预测的灾难、事故而感到恐惧。

案例（1） 杀 意

S，青年女性，受过高等教育。丈夫是某研究所的技术骨干，结婚两年后S如愿以偿地生下一个漂亮的女儿。S的夫妻关系和谐，工作稳定，但她内心中经常会有一种抑制不住的冲动，想象自己会去杀人，而且手段非常残酷，可同时她又害怕血淋淋的场面，因此内心十分痛苦。

S在心理门诊中自述，长久以来当她一拿起水果刀或其他尖锐工具时，就会有刺向家人的冲动，而这种想法只对有血缘关系的亲属才会有，对陌生人或朋友却没有，这一怪念头像魔影一样驱之不去。

以后S的内心又被一种莫名的恐惧笼罩着，她居住在一幢很高的公寓楼上。每当她站在阳台或楼顶晾晒衣物时，都有一种往下跳的冲动，并不断想象身体下坠时飘飘欲仙的感觉。以前住平房，登高的机会较少，现在却每天面临此情境，心里十分不安。尽管每次她都尽快离开，但是她真怕哪天自己会突然控制不住跳下去。更可怕的是，S抱着3个月大的女儿出现在阳台或栏杆边时，会忽然产生把她扔下去的念头，虽然每次都不由自主地只是把女儿抱得更紧，赶紧离开，但事后她总是大汗淋漓、心跳不已，她为自己的想法感到痛苦和害怕。

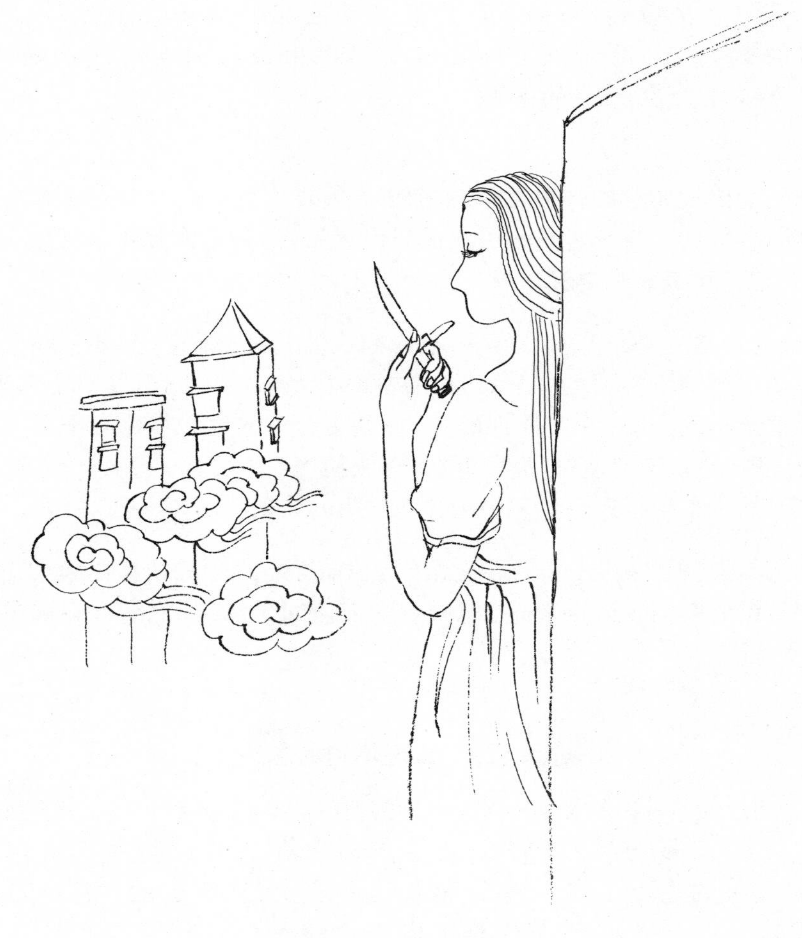

图4-1 杀 意

S回忆她第一次产生跳楼的想法大约是在6年前，一天她与几个朋友到新落成的电视塔玩，站在高高的旋转大厅里往下看，脑中忽然闪现出国外警匪枪战电影中的镜头。影片中男主角闭着眼睛一步步走到楼顶的边缘，恍惚中，S想，如果自己从这高高的楼顶跳下去会有什么样的感觉，体验身体在空中飘然落下的感觉是什么滋味。从此，只要身处高楼或站在栏杆边时，这种念头就不由自主地闪现。

S生长在一个不太幸福的家庭中，父母长期感情不和，父亲经常将满腹怨气发泄在孩子身上。S从小目睹了脾气暴躁的父亲殴打哥哥的情景，这在她幼小的心灵上留下了很深的烙印。虽然她憎恨父亲打哥哥的行为，潜意识里却又不断涌现出亲人间互相残杀的念头，这对S的心理产生深刻的影响。

这是一个比较典型的强迫思考的案例，S的攻击性首先对准有血缘关系的亲属，然后转向自己，产生一种自我毁灭的恐惧念头，这种杀人和自杀的念头在当事人S的强迫思考中表现得淋漓尽致。

S的强迫思考有如下特征：第一，具有固执性。对S来说，只要一站到阳台或楼顶上就想跳楼的不愉快的感受常常在头脑中萦绕。第二，引发不安和恐惧。S的观念常常是不现实的，无实质性的东西，是不合理的意识在内心中形成的不安与冲突的体现。第三，具有冲动性。这种念头使当事人苦恼，它来自环境（阳台或楼顶）的刺激，也是当事人潜意识中的冲动念头的体现。

S的强迫思考当然与其童年的经历或人格有关。强烈的情绪体验往往是此症状发生的直接原因，许多强迫思考者具有受创伤的人格，他们的潜意识中存在着一种受害的感觉。

案例(2) 大逆不道的念头

Z，男，某农村中学高一学生。经学校心理辅导教师介绍独自一人来专业心理咨询机构咨询，主诉头脑中有一种控制不住地想杀死母亲和弟弟的念头，但又清楚地知道这是大逆不道的，因而内心常常受煎熬。以下是心理医生与Z咨询中的对话片段。

Z:“我近年来老是有一种可怕的念头，想杀死自己的母亲和弟弟。我不愿意这样想，但控制不住。我真是苦恼极了！心情紧张极了！其实我真的很爱我的妈妈和弟弟，但不知为什么会出现这种可怕的念头！我对我的这种会杀死他们的念头实在忍受不了啦！”

心理医生:“请你回忆一下，你小时候与母亲和弟弟是否有什么不愉快的事发生？”

Z(沉默回忆了一阵子):“我在家中是老大，弟弟比我小8岁。小时候，我必须照顾弟弟，凡事都得让着他，还常常为弟弟背黑锅。我们闹矛盾时，妈妈总是偏向弟弟，说我以大欺小。在没有弟弟时，父母对我非常好，后来，我感到弟弟夺去了父母对我的慈爱，所以我那时确实很恨我弟弟，偶尔还有他出车祸或生病死了的幻想，但那时我也知道这种想法是有罪的。可是我现在已经懂事了，真的不恨他们了，怎么还会产生这样的念头呢？”

心理医生:“那么，在你‘懂事’后，你觉得你母亲还做过什么‘偏向’你弟弟的事吗？”

Z:“两年前，有天吃饭时，弟弟在逗鸡玩，家里养的鸡飞到桌子上把菜打翻了。妈妈骂鸡，我当时感到她像是在骂我。”

本案例中的Z所产生的“大逆不道”的杀意，主要根源在于Z认为弟弟夺去了父母对自己的爱，从而产生对弟弟的敌视心理，然后又将这种敌意无形之中转移到母亲身上。这种念头持续、反复地出现，虽然随着Z年龄增长，它被压抑到潜意识里，但母亲骂鸡的情景对他产生了刺激，使这种幼年时的不愉快感受再次出现，难以消除。另外，Z知道想杀死母亲和弟弟的这种可怕的念头是不合理的、有罪的，想控制自己不要有这种念头，但又无法调控，反而导致强迫思考出现，所以感到苦恼、不安，难以忍受。

从精神分析的角度来看，Z童年时代爱的需求受挫，导致欲求不满。根据Z的自述，小时候父母对他非常好，但自从有了弟弟以后，必须事事让着弟弟，还常常为他背黑锅，妈妈又经常偏向弟弟。Z渴望父母之爱的需求得不到满足，因而认为是弟弟夺去了父母的爱，由此产生不满足感和劣等感。

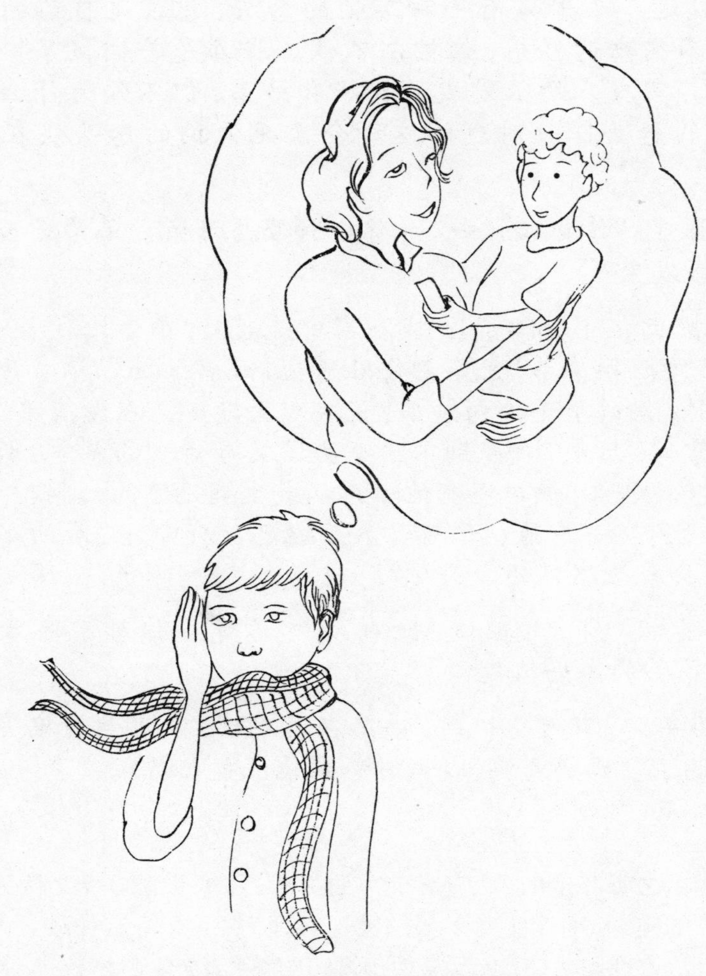

图4-2 大逆不道的念头

也正是由于Z童年的这种不愉快体验引发其受挫感，才使其产生了让弟弟出车祸或生病死了的幻想，但他又受到良心的斥责，产生不可消除的罪责感和焦虑。随着年龄的增长，这些带着仇恨和犯罪感的幻想都被压抑到潜意识中，但这些幻想并没有真正消除，它们存在于潜意识中，并且拥有强大的力量，具有潜在冲动性。它们与意识经常形成冲突，构成了复杂情结。当Z想依靠意志消除它们时，会感到无能为力，从而内心产生矛盾冲突，甚至苦恼、不安，这种状况还有不断恶化的趋势。

案例（3）“鼠男”：可怕的老鼠

一位年轻的大学生向精神分析学派创始人弗洛伊德作自我介绍，他从童年起患强迫症，近4年来症状特别严重。主要症状是害怕自己喜爱的两个人（他的父亲和他爱慕的一位女士）会发生不幸。此外，他自觉有“强迫冲动”（例如用剃刀割喉的冲动），并进一步产生一些“禁忌”，冲动有时与某些无关紧要的事情关联。他说多年来因为与这些观念作斗争而浪费了大量时间，使他在生活中大大失利。他做过各种治疗都未见效果。

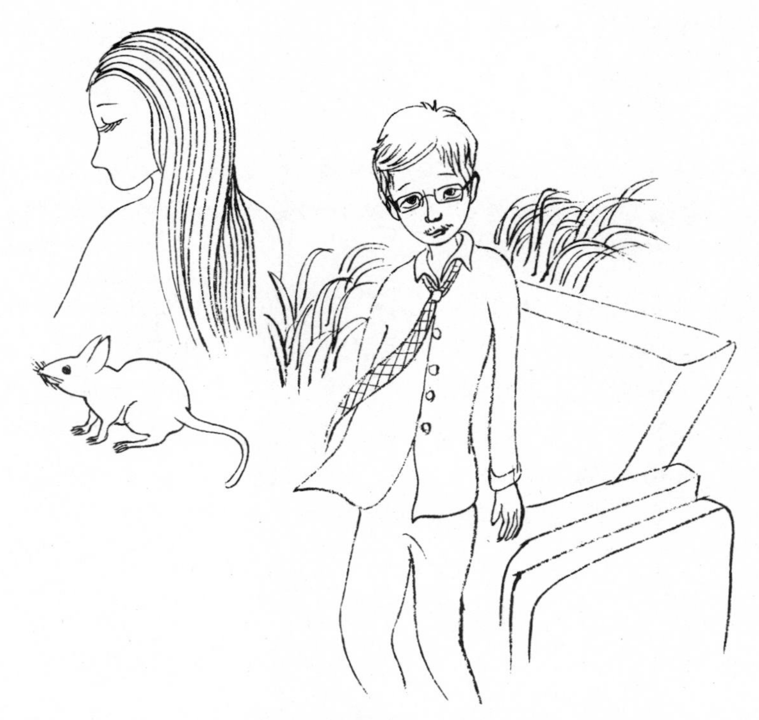

图4－3 “鼠男”：可怕的老鼠

他首次到弗洛伊德处就诊，是由于参加军事演习时发生的一件事情。一位军官对他讲了折磨俘虏的方法：将俘虏捆起来，在他的屁股上扣上一盒小老鼠，老鼠便往肛门里钻。他又说：“当时心中闪过一个念头，认为这件事正发生在我非常喜爱的人（指他爱慕的女士和已去世9年的父亲）身上。”当军官讲完这种可怕的惩罚，而他脑中出现这种强迫思考时，他用一种特别的方式来对抗它。他自言自语地说"但是"，同时作出否定的姿势，然后说"你在想些什么"。

当晚，该军官递给他一个邮包并说："A先生已经替你付了邮费，你必须将钱还给他。"这时他脑中出现了一个"被制裁"的想法，即如果他不还钱事情就会发生(幻想老鼠会爬到父亲和那位女士身上)。于是他马上按照自己熟识的方式行动(以确保幻想不会实现)，脑中产生誓言一样的命令："你一定要将3.8克朗还给A先生。"他几乎对自己说出这句话。

为了遵守誓言，他到处寻找A先生。他发现，事实上不是A先生替他付邮费的。虽然他已弄清楚没有欠A先生的钱，但他仍然想方设法去执行誓言。

当事人在6岁或7岁时初次出现强迫思考，之后强迫思考时有时无，到父亲死后便开始持续存在。弗洛伊德认为，他的疾病的诱发因素如下：

在他的父亲死后，母亲要他与一位富有的表妹结婚，这样一来，和商号的生意联系会给他的职业生涯一个辉煌的开端。这一计划使他的内心产生冲突：是忠于他所爱慕的、贫穷的那位女士呢，还是步父亲的后尘和富有的表妹结婚？他用患病的方法来解决冲突，说得准确些——他用患病来逃避现实生活中要解决的任务。患病的主要后果是他学习能力严重下降，并推迟多年才完成学业。

弗洛伊德列举了患者对"所爱慕的女士"的一些强迫思考、强迫行为：

他们俩在雨中坐在一起时他出现了强迫思考，他说不出为什么要在每次闪电与雷鸣之间计数到40或50。在与该"女士"分别的那天，他用脚将路中间的一块石头踢到路边，因为想到她的马车几个小时后经过那里时会碰到这块石头。但几分钟以后他觉得这个想法是荒谬的，就跑回去将石头放回原来的位置。"女士"离开以后，他因必须理解别人讲话内容的强迫思考而深感困扰。他强迫性地去考虑别人对他说的每个音节的准确意义，不这样做就好像丢失了无价之宝。

因此他不断地问别人："你刚才说了什么？"对方重复一遍后，他总觉得与第一次所说的不一样因而不满意，这使同伴非常讨厌他。

弗洛伊德的分析集中于患者与父亲及那位"女士"的矛盾，它起源于早熟、强烈的性欲及早年对父亲的反感——两者都已被严重地压抑。弗洛伊德引导患者通过老鼠的象征作一系列联想，包括肛门性欲（anal eroticism），患者4岁时因为打架而被父亲体罚，父亲早年的赌博问题（德语中赌徒是"玩鼠"），对肛门分娩婴儿的想法及患者童年蠕虫感染的真实体验，等等。进行精神分析一年以后，患者再没有出现强迫症状，用弗洛伊德的话说，是"老鼠妄想消失了"。

这是精神分析流派的一个经典案例，患者明显具有受害、被攻击的强迫思考，这些攻击是象征性地通过老鼠来体现的，这使患者的被害观念、不安和恐惧的念头显得离奇、荒谬。

此案例的另一个特征是，患者长年累月地被强迫思考折磨。强迫思考是反复出现的持久的受害念头（如某些可怕的事将发生在心爱的人身上）、冲动（如割喉）及意象（如老鼠钻进父亲的肛门里）。患者认为它是不期而来的、不适当的（自我失谐），并使用复杂的方式来缓解它（他自言自语地说"但是"，同时作出否定的姿势，然后说"你在想些什么"）。患者认为这些强迫思考是自己头脑中的产物。

此外，他的强迫行为是反复出现、有目的的行为，它按照一定的规则并且为预防某些可怕事件而出现（用脚将路中间的一块石头踢到路边，因为想到"女士"的马车几个小时后经过这里时会碰到该石头）。像对待强迫思考一样，他认识到这种行为是不合理的，因为它与打算预防的事件并无现实联系，并且出现这种强迫行为只是为了缓解紧张，并不能从中感到愉快，其形式的变化或固定完全被强迫思考操纵。

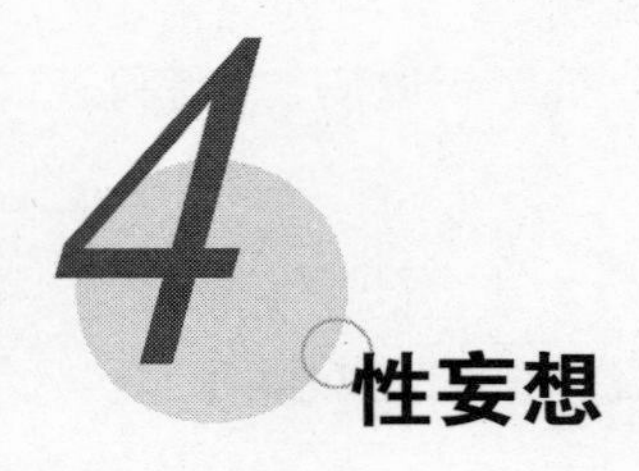

性妄想

强迫思考的另一种常见症状，是不断地想象被压抑或禁忌性的性行为（如近亲相奸或与幼儿发生性行为等），他们的心中充满罪责和不安；有的当事人甚至还会有变态性行为强迫妄想（如兽奸、衣物恋等）。由于思考的内容多为淫秽、亵渎神圣的东西，因而常被当作精神疾病中的妄想症。事实上，这种现象仍属于强迫思考，只要当事人清楚地知道他的自我思考和行为活动出了问题，而且知道这些淫秽的念头是不合理的，只是自己无法控制并深感痛苦，这种状况下，它仍然属于强迫思考的范畴。

案例(4) 大“袋鼠”男人

小萍是一位温顺乖巧的高中女学生，近半年来为了脑中出现的许多奇怪的念头而痛苦不已，她甚至因此认为同学们都知道她有可怕的念头而看不起她，以致有轻生的念头。原来她脑中会不断地出现淫秽、肮脏以及想伤害他人和自己的怪异念头：看到小男生就想与他做爱；看到家里的成年人就想骂脏话；看到有小孩子走在她前面，就想把那个孩子推倒；走到高处就想往下跳；看到刀子就想刺伤自己，等等。还会常常问同学们一些很难有标准答案的问题：“当男人好还是当女人好？”“人为什么会有性别之分？”“当原始人比较好，还是当现代人比较好？”

这些念头都是莫名其妙地突然浮现在她脑中的，着实吓她一跳，而且它们完全不由她控制，因此她痛苦不堪。这些念头让她感觉非常丢脸，渐渐地上课无法专心，吃不下也睡不着。对她而言，出门也是非常痛苦的事，因为她开始感觉到别人对她投来不屑的眼光，也感觉到别人都非常清楚她脑子里这些肮脏恐怖的念头。不仅走在路上如此，到校上课时，她同样会看到同学们交头接耳地批评她，结果也常不敢到校上课。小萍的思考能力也下降了，动作变得非常迟缓，只能躲在家里，窝在床上，痛苦万分，甚至一度想自杀。

当心理医生试图了解小萍的症状起因时，她这样自述：“我喜欢班上一位很帅的男同学，但是我一点都不敢接近他，因为我从其他男同学的眼神和窃窃私语中发现，他们都认为我喜欢有大‘袋鼠’（男性生殖器）的男人。因为他们说我喜欢的那位男同学的‘袋鼠’很大，害得我不好意思再跟那位男同学说话。甚至只要有男生从我身旁经过，我就会把头低下来，因为我会不由自主地注意男生的‘袋鼠’。如果我看着男生，我就又会被认为喜欢大‘袋鼠’男人，别人会一直笑我，甚至看不起我。不过说真的，我还真有点喜欢有大‘袋鼠’的男人。”

“为什么呢？”心理医生询问道。

“小时候我的父亲爱喝酒，发酒疯的时候最喜欢打我和妈妈，在最危急的时候，邻居叔叔就会出来保护我，甚至带我到他家，等到爸爸烂醉睡着后，才把我送回家。他长得真帅，是爸爸的好朋友，比爸爸年轻一些，身材高挑，斯文中带点帅劲，是个读书人的样子。平时爸爸不喝酒的时候，他会来劝诫爸爸少喝酒，并鼓励爸爸要振作。有时候爸爸不在时，叔叔也会到我们家来安慰妈妈，甚至会带着他新买的收音机放着柔情的音乐来安抚她，有时我也会看到他们进入房间，做什么我就不知道了。

“有一次我在沙发上睡着了，叔叔抱我到我睡的床上，那一刻我是醒着的，我喜欢他抱我的感觉，到现在我都还能回想起他身上的味道，我想我一辈子都不会忘记。还有一次，我无意中看到叔叔洗澡，我透过朦胧的水汽看到他有大‘袋鼠’。当时我脸上发热，心怦怦直

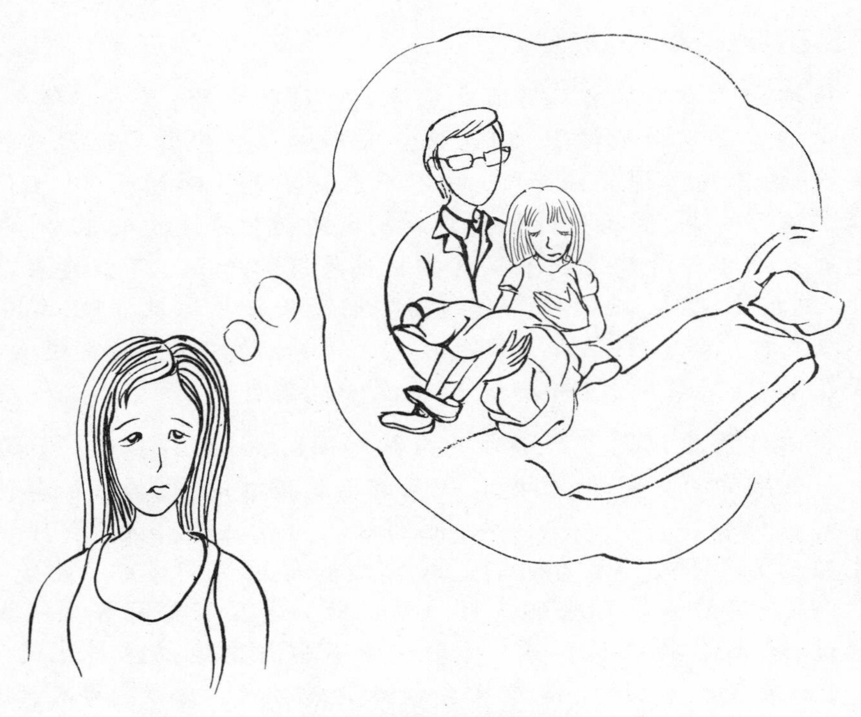

图4-4 大“袋鼠”男人

跳，虽然惊讶，但是我知道，我心里是高兴的，甚至希望……叔叔从来都没有欺负过我，那年我才5岁，后来我的父母离婚了，我就搬到外婆家和母亲住在一起。虽然我很想念叔叔，但是之后我就没再见过他了。”

本案例中小萍的强迫思考发生的心理机制可以做以下分析：小萍的父亲酗酒成性，动辄暴力相向，而母亲性情柔弱，无力在身体或精神方面保护幼小的小萍，幸好邻居叔叔的出现让她多次免受父亲的虐待，这一童年经历给她留下不可磨灭的阴影。虽然叔叔和她母亲可能有暧昧关系，但年幼的她并没有受到特别影响。倒是她对叔叔的感谢之情，逐渐转化成爱情的雏形，也由于年幼，这段感情只能转化成强烈的“爱的原型”，埋藏在心中。小萍逐渐长大之后，这种“爱的原型”竟转换成对有大“袋鼠”的男人的喜好。她也因从脑中跳出如此唐突的念头而无所适从，并在强迫思考的作用下演变成感觉男同学察觉了她内心的秘密，令她羞愧不已。又因为她非常在乎男同学的眼光，甚至误以为他们都知道了她内心的渴望，使她必须躲开男同学对其目光的监视，从而深感困扰。喜欢有大“袋鼠”的男人，这种明显具有心理动力学意义的念头，表明她的强迫思考已经有了象征性的投射对象。

案例(5) 做　爱

小涛，男，21岁，某高校四年级学生。最近一段时期，他头脑中老是出现做爱的念头且无法控制，因而主动来心理门诊就诊。

儿时小涛父母很疼爱他，但对他要求严格。小涛童年时期胆小温顺，很少与同龄人交往，久而久之形成了孤僻性格。他常有不安全感，反复考虑自己的想法或要做的事情，反复核查结果，唯恐疏忽或出现差错；无论做什么事都追求完美无缺、按部就班、有条不紊，因而有时反会影响效率；完成一件事情之后常缺乏愉快和满足的体验，反而容易感到悔恨和内疚。

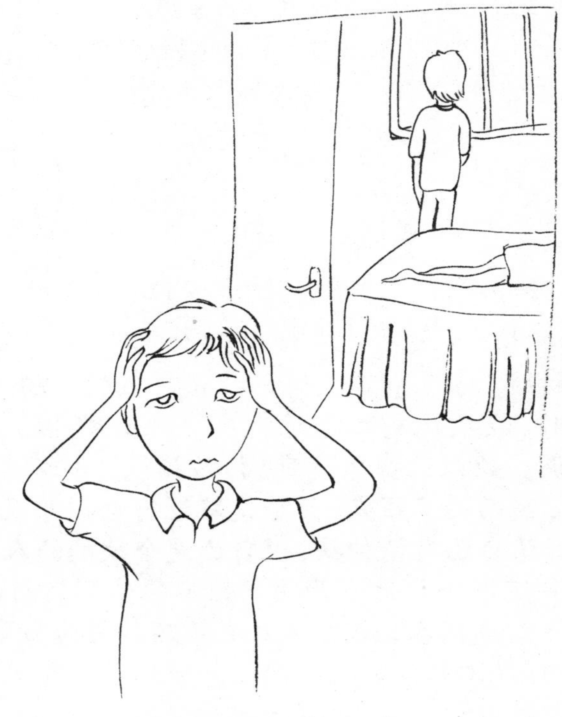

图4-5 做　爱

询问症状的起因，小涛自述：小时一直与父母同床睡觉，5—6岁时，曾多次目睹父母做爱的过程。8—10岁时，他对性已有模糊感觉，以后出现对性的好奇和敏感，并寻求性刺激，以致过早手淫。他一度手淫过度，严重影响学习和健康。小涛对此深感不安，非常害怕，于是不敢再手淫。两年前，由于学习上遇到挫折，出现了强迫思考，此后一有空闲，脑中就被迫反复出现做爱的念头。他一方面不断出现做爱的念头，另一方面又觉得这种念头不合理，没有意义，试图压抑它，但是并未成功。即使偶尔成功，也是暂时成功，并有一定的“副作用”，即反而会增强强迫思考的力度。这使他的内心产生极大的矛盾和痛苦，严重影响了他的大学生活。

现在一般认为，强迫症的发病与患者幼年时父母管教过严、要求过高有关，使他们形成了事无巨细都求全求精，既严于律己又苛求他人，做事缺乏自信、犹豫不决、优柔寡断的强迫性格，但这一点目前尚无科学研究来证实。本案例中的当事人，小时的家庭生活对其影响很深，且其性格较孤僻内向，常用的心理防御机制是压抑，使其在潜意识中将现实中的欲求不满转化为对性的想象，从而诱发强迫思考。实质上是以对性的强迫思考来对抗压抑和挫折的一种病态心理。下面再来看一个国外的案例。

案例(6) 痛　苦

某少妇，26岁，心理门诊中自述有关于男性生殖器官的念头在头脑中萦绕，难以摆脱，因而内心深感痛苦。

当事人身材矮小、营养不良、面带病容、表情痛苦。双手不时有神经质的小动作，表明她内心烦躁不安。她头脑十分清醒，但回答问话时声音单调。她以往身体健康、活泼愉快。10年前患慢性踝关节炎，治疗1年，因而关节强直，至今走路还有些困难及会轻微疼痛。在交谈时病人否认自己患精神病，说自己是个缺德的人，如果人们知道她做了这么多坏事会要她滚开的。她不配受到良好的照顾，也不能忍受别人将她看成病人，她实际上是装病。因为当事人对问题避而不答，无法了解详细的情况。我们只知道她曾找神父忏悔，并认为自己即使到了天涯海角，也没有葬身之地；她必须离去，到除家庭以外的任何地方，因为她在家里曾说谎、骗人；这里的人对她太好了，她不能再住在这里。

就我们所知，这种抑郁状态是近一两年逐渐发展起来的。亲戚们惊奇地发现，她的心境突然有很大的改变。她曾对宗教表示过怀疑，因此被送到牧师处以及朝圣的地方，但每次都使她病情加重，更加烦躁不安，睡眠和食欲越来越差，精力显著减退。她因为“罪大恶极”而心情沉重，无法忏悔，“这样便使自己堕落到魔鬼手中”。她没

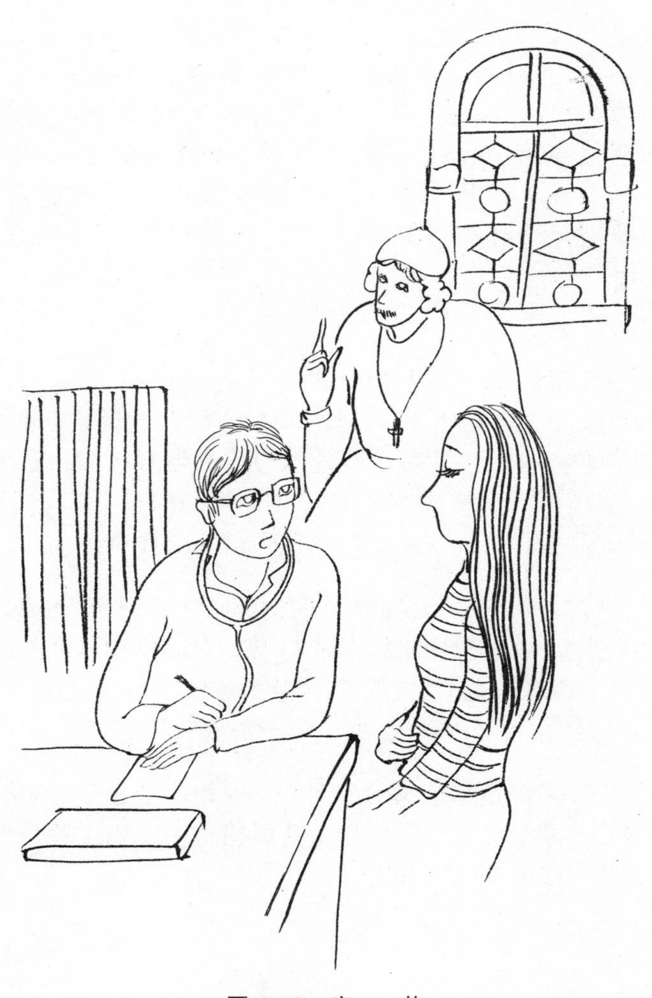

图4-6 痛　苦

有愿望和志向，对一切事情漠不关心。她对以往的生活情景和罪恶行为记得非常清楚，她对自己的记忆力感到惊奇。不由自主地反复想些肮脏的事情使她万分痛苦，她为了避免想这些事情而拼命工作，虽然做各种事情对她来说都非常吃力。

后来当事人终于说出了最初很不愿意说的使其痛苦的事情：与男性生殖器官有关的想法在她心头萦绕，困扰着她，无法摆脱。因此，她说自己必定是真的希望有这种想法，必定想从这种想法中得到乐趣，否则这种想法是不会出现的。要转移当事人的注意，使其不再痛苦地自我折磨非常困难，她总是回到原来的状态。她不能集中精力阅读或考虑其他事情，因为与性有关的观念以联想的方式进入思考过程。当事人思考缓慢，即使写一封简单的信也要克服困难。她一般能听从医生的吩咐，但有不少怪癖，如沐浴可致身体疼痛，食肉感到胃中不适，为了病情不致加重，在生活中不得不遵守一定规则。除了左侧足背强直、肿胀并疼痛，以及存在多年的便秘症状外，未见其他躯体异常。

从本案例来看，最困扰当事人的问题是违背这位少妇的意志、强制性地进入她意识中的性联想，即对男性生殖器官的联想。尽管她说自己必定真的“希望”有这种想法，但显然她有摆脱这种折磨她的想法的强烈愿望，只是未能如愿。这些想法具有强迫思考的一切特征，可称为“不能抑制的意念”，它们反复出现并持续存在。她认识到这是自己头脑的产物，但不能有效地抑制它们。

除了强迫思考以外，当事人还有严重的抑郁倾向。例如，她有罪恶感、睡眠障碍、食欲和精力减退（“睡眠和食欲越来越差，精力显著减退”）、失去兴趣（“她没有愿望和志向，对一切事情漠不关心”）、注意力难以集中，还可能有精神运动性激越（“烦躁不安”）。

当事人的强迫思考已达精神病的程度——她相信自己已“堕落到魔鬼手中”，性妄想是与心境协调的，它涉及罪恶和应受惩罚这一思想主题。因此，这一少妇具有强迫思考和抑郁症的病理特征。

5 自我苦恼

强迫思考者经常生活在不安、担心和苦恼之中，他们的苦恼来自其内心世界，而且往往是莫名其妙、没有任何理由地出现。有的当事人的苦恼没有明确的对象，或者会从一件事物转移到另一件事物上，在心理门诊中，常会被误诊为焦虑症或抑郁症，然而这两者是必须区别诊断的。

案例（7） 想去厕所

G，男，18岁，某职业技术专科学校学生。在心理门诊中自诉自己特别苦恼，问题在于他老是想去厕所，但绝大多数情况下进了厕所后并没有排泄的念头和欲望，只是一个人呆呆地出神。

G出生在经济拮据的工人家庭。他这样描述自己："我从小就很懂事，知道父母很辛苦，对自己要求极为严格，不许自己浪费任何时间，成绩一直是班级前几名。上初一后还任班干部，深得老师喜欢。初一后半学期，父亲节省开支给我买了块手表，作为对我的奖励。初二的上半学期，我开始不断害怕会将手表丢失，结果在一次早操中我果真将手表弄丢了。我深知父母挣钱不易，极度内疚，常常到寝室和马路边努力寻找，希望能够找到丢失的手表，但始终没有找到，也不

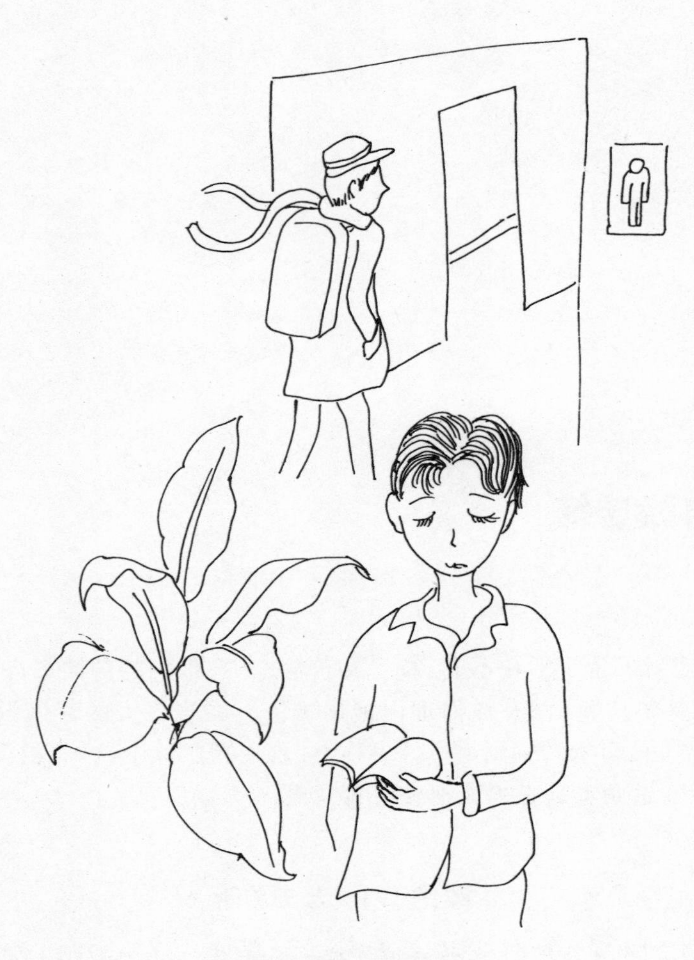

图 4-7　想去厕所

敢告诉父母，成绩也开始下降了。

"后来我家添置了沙发，平时我喜欢坐在沙发上看书。一次母亲说别坐坏了，以后不准我坐在沙发上看书。从此我再也不敢坐在沙发上，后来发展到看见椅子也害怕。我勉强读完初中，其后一段时间休息在家，成天为看病四处奔波，父母为此花了不少钱，我更觉得不好受。我最苦恼的还是怕小便失禁，老是想去厕所，但又自觉不该去。越想控制去厕所的念头，这念头就越强烈。尤其是吃饭之后，我会非常想去厕所，但拼命克制不让自己去，结果吃了饭就吐。目前想去厕所的念头已持续三年，什么事也做不了，真是苦不堪言。

“近段时间以来，我老是想着自己是否渴了或者饿了，椅子该不该坐，泡在盆里的衣服是现在洗还是过一会儿洗，见到电灯就要反复检查电灯开关，出门要反复查看门是否锁好，换好衣服后要反复扣腰间的皮带，提着兜要反复检查提兜里的东西是否还在，等等。与他人交往时，我总害怕其他人笑话我，认为其他人都在看我。后来在医生的指导下，我服用了一段时间的氯丙米嗪等药物，饭后不再呕吐，能克制使自己害怕的想法和行动了，但停服不久症状就恢复了。”

这一案例中当事人强迫思考的根源首先可以追溯到其自幼养成的性格，即当事人对责任过于敏感。当事人总认为自己家庭经济状况不佳，应听话懂事，怕自己可能因过失而受到周围人特别是父母的非难或责备，产生了一种恐惧心理。当事人对这些问题的处理是固执的、压抑的，因此养成了其讲求秩序、规则，做事过分拘谨的性格。其次是由于其青春期的特殊心理，当事人的内在自我动荡不安、过于敏感。虽然当事人在智力等方面已开始趋于成熟，但其情绪、性格并未成熟，表现为太讲究责任，过分压抑自己的情绪，一旦情绪外露，恐惧感就占据上风。可以看出，当事人的这种强迫思考并非在短时间内形成，与其较内向的性格和严格的家庭教育有关。

当事人想去厕所的强迫思考，实质上是一种希望从压力和苦恼中解脱出来的手段，但逃避反而使其陷入更深的矛盾和不适应之中，导致强迫症状更加严重，使其更加苦恼。

案例(8) 忧虑的姑娘

S，女，21岁，因在精神科门诊进行心理治疗一年无效果而入院。

入院时，她说害怕食物、害怕家里人发生某些事情，以致不能入睡，并且感到抑郁、紧张、焦虑及激动。

在心理治疗中她能愉快配合，能提供相当完整的病史；否认有妄想或幻觉(但害怕将来可能出现幻觉)；情感不稳定和肤浅。

有时她说自己感到非常绝望，认为自杀是唯一的出路。但是通常看到她并没有这种感觉，她也似乎能从疾病治疗过程中的独特感受中获得愉快。偶尔真正的抑郁会侵袭她，这时她表现出真正的焦虑和不安，容易流泪并使人感知到她的绝望。她认为自己有不能恢复的器质性损害或情绪体验方面的缺陷，似乎这些最能够引发她显著的抑郁心境，但通常为时短暂。

她自称是在15岁那年的一个晚上发病的，当时无意中听到父母在性交。她感到兴奋，她说："我觉得自己出了某些毛病，像在上升的电梯里，可能永远不能走出去了。我想自己可能不能体验性欲。不久，'妈的'一词突然出现在脑中，并继续反复出现，一分钟也不能摆脱它。两个月后，它仍在脑中反复出现，后来我对自己说：'为什么你要想这样一个词？如果有人问你出了什么毛病，你不能对别人说。'就这样我将它改为'忧虑'……我不知道自己究竟怎样做才能挨到毕业。从15岁起，'忧虑'继续在脑中萦回，弄得我不能吞咽，不能进食。因为我忧虑，食物便不合口味。'妈的'一词使我恶心。我失眠，躺在那里激动不安，反复想着那个词。"

从那时起，她便有许多类似的引发恐惧的强迫思考——害怕有一天会太关心食物的清洁，以致只能去吃按照犹太教规准备的清洁食物；害怕自己将信仰基督教而使信仰犹太正教的家人不安；担心自己可能把姐妹们烦得精神失常。她亦有某些强迫行为，如每晚必须关灯6次，上床必须将鞋子平行摆放，但这些都不费事或费时。

她曾迷恋过许多男孩，但未发生过性关系。在生物反馈催眠分析下，她说不知道自己是男还是女，她害怕不能过正常生活或没有快乐。她似乎没有亲密的同性朋友，并且与大家庭有强烈的矛盾。

她读完中学和一年商业课程之后做了店员，一年前有一天下班回家时表情茫然，拒绝和家人谈话，说"他们不理解"。之后她被送到精神科门诊治疗。她在家里待了一年，除了极力去"理解"自己的疾病外，很少做事。

在病房中，她被认为是心不在焉及无精打采的，她整日卧床，不主动做事。她"相信魔法思想，对现实评价不稳定，有时有人格解体"的现象。

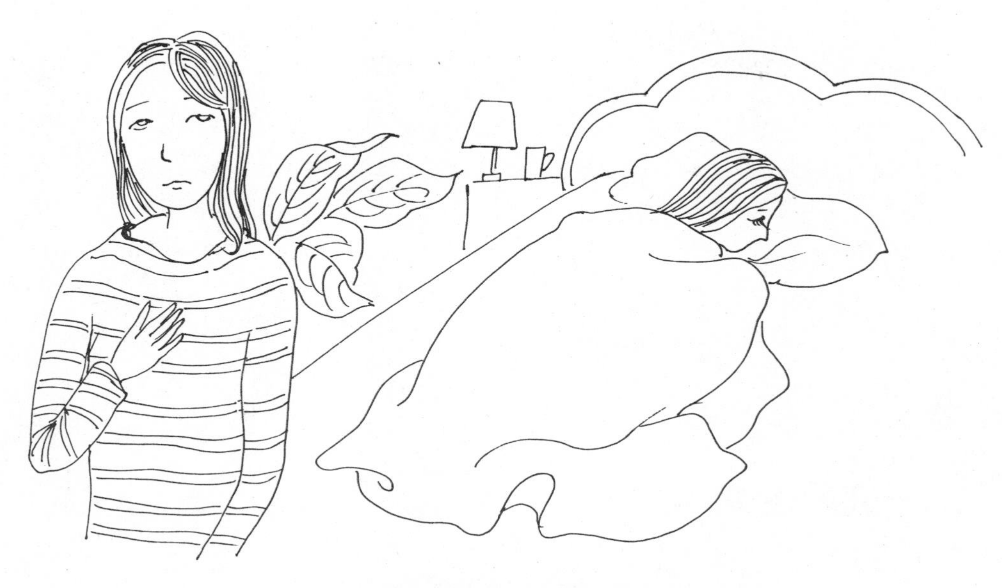

图 4-8　忧虑的姑娘

这是美国《精神障碍诊断与统计手册(第四版)》所选编的案例。当事人有种种症状：对未来可能发生的事件有病态的恐惧；情感不稳定及“肤浅”；出现强迫思考(想“妈的”和“忧虑”两个词)及强迫行为(关灯及摆放鞋子)；身份认知问题(说她可能是男性或担心成为基督徒)；人际关系困难(没有亲密的同性朋友)；魔法思想；人格解体及显著的功能损害(在家待了一年想自己的病)。无疑，长期存在多种严重的症状是其被诊断为精神病的主要因素，但是她没有妄想、幻觉、情感淡漠、言语紊乱等症状，可以认为她没有患精神分裂症。

从当事人存在明显的强迫思考和强迫行为，以及使她苦恼并干扰其社会功能的严重症状，应诊断当事人患了强迫症。她可能没有认识到自己对病症的恐惧是不适宜的，这种恐惧是强迫思考的起因。它导致当事人不断处于忧虑中，也严重影响了其精神状态，这种忧虑实质上是强迫症的伴随特征。

6 完美主义

大多数强迫思考者的共同性格特征是完美主义倾向，做任何事情都要追求完美无缺，不出现丝毫的差错；或者具有教条主义倾向，强求他人的思考和自己的思考与某种“神圣的教条、规则”保持一致，否则他们心里会感到很不痛快，对所做的一切事情都很不放心。有完美主义倾向的强迫思考者过于偏执，尽管他们有时知道世界上的事物不可能十全十美，完美只是相对的，但他们无法克制内心不断产生的自责，他们常会有不安全感，穷思竭虑，反复考虑计划是否得当，反复核对检查，唯恐出现疏漏和差错。也有些强迫思考者如同宗教狂信者，对自己要求严格，过分沉溺于职责、义务和道德规范，他们压抑自己的兴趣爱好，拘泥细节，将自己的生活也刻板地“程序化”，但事后他们又常缺乏愉快和满足的体验，相反，他们容易产生悔恨和内疚之情。这是一种非常奇特的病态心理。

下面请看一则来自美国的有关强迫思考的案例。

案例 (9)　神的惩罚

患者名叫丹尼尔，男青年，是一名虔诚的犹太教徒。这一案例中的治疗者是心理医生查尔斯博士。治疗始于1986年，当时丹尼尔就读于某中学高一年级，自称与所信奉的宗教中的神缔结了契约，其所有选择、行动、思考均受神的指示，生活任神安排。但同时他处处受约束，强迫症状表现明显，并且有强烈的痛苦感。

丹尼尔幼年时在周围人眼中是个聪明、慎重、温和的孩子，在学校学习成绩中上。丹尼尔的家庭笃信犹太教，但家人对宗教仪式并不热心。丹尼尔则非常严谨，恪守教义。

丹尼尔读初中时就在儿科医院被诊断为强迫症，治疗了6个月但无效果。丹尼尔自认其症状的产生是神对其过错的惩罚。

丹尼尔在初二时有一段时间对细菌很讨厌，觉得路人咳嗽都会将疾病传染给自己。初二结束时症状消失，但高一时又反复出现，并日趋严重。他接受过专门的心理咨询和行为疗法，有一定疗效，但症状在治疗结束后又重新出现。

丹尼尔高二时强迫症状恶化，只得停止学业。此前一个月，其祖父患癌症去世，这使丹尼尔对细菌的恐怖愈甚：一天洗手30次，检查碗碟、食物的洁净度，拿钱币须戴手套，在家具上盖上报纸以遮挡灰尘，等等。之后症状更为严重：行为似机器人；不再爱看电影、电视；用浴巾裹身去擦洗家中的车子；性格变得内向，不爱与人搭话；成绩下降；文章条理不清，写了又擦，擦了又写。父母及朋友都认为他变怪了。

以后丹尼尔经校方推荐进了一所专科学校，症状缓和。但几个月后，奇异的行为又增加了：头、手、脚有奇异地机械运动，进出房门时依旧进退多次。他服药无效且副作用明显，终于由心理医生查尔斯接手此案例，采用行为疗法予以治疗。

第一次咨询时，查尔斯博士这样记录："丹尼尔给人印象很好，有礼貌，用语规范，尊重心理医生，智商不低，但讲话时手、脸部的运动方式很奇怪。我表示，他若愿意诉说自己的问题，我会认真倾听；我若知其强迫症产生的病因，便会尽力向其说明，并询问其意见。丹尼尔表示同意，说他脑中每天问自己上百次问题：'我有没有做过什么坏事，引起神的愤怒？'为躲避神的惩罚，最好的方法是自己先惩罚自己，可减轻对神会有更严厉的处罚的担心。"

第二次咨询时，查尔斯博士要求丹尼尔观察并记录自己的症状，得到的主要症状如下：脑中有神的教义限制其想做的事；反复进出房门。由此产生的痛苦感最多。他个人设置的禁忌行为可分为几类：吃、喝的方面；不能买、用、看、说、想要的东西；不能出现某些行为和举止的场所。丹尼尔在生活中给自己制定规则并自定顺序，认为犹太教徒都应有类似行为。他的观察记录字写得极小，有反复擦写的痕迹。

查尔斯博士推测丹尼尔产生强迫思考的病因是：来自宗教的完美倾向和自我设置的罪恶观进入头脑，形成了错误的观念。因此，对他的心理治疗应采用新的行为学习理论，用条件反应等方式促使其形成新的宗教观，但必须本人积极配合治疗。

第三次咨询时，查尔斯博士主要调查丹尼尔最初产生症状的情况，他给丹尼尔就读的中小学的老师写信，听取学校对他的学习、生活状况的反映，并努力与丹尼尔建立良好的治疗关系，向他介绍认知学习理论，如学习机制、错误学习、强化以及消除强迫思考的方法等。

第四次咨询时，查尔斯博士对丹尼尔产生强迫思考的原因、形成过程和发展等进行了分析：① 丹尼尔在孩童时代就有强迫性的观念，即担心马桶的水溢出来怎么办；② 进入初中后，担心家庭成员的争吵会带来不和，开始反复祷告家庭平安；③ 祖父患癌症，在丹尼尔读初三时去世，葬礼在闷热的教堂中进行，他情绪不好想出去，但脑中似乎有人对他讲这是对神的不敬，会受惩罚；④ 一次半夜看电视时手淫，电视内容忽变为犹太教节目，他感到极度恐惧，认为这是不可饶恕的，之后一想到手淫便怕被神惩罚；⑤ 每次开车经过教会的教堂，看到十字架便似乎会出现一个声音在说"神，吃屎去吧"这种亵渎神明的令人恐惧的话；⑥ 看书时，觉得"T"是十字架，于是自定规则，开始禁欲，压抑自己的所有爱好；⑦ 有一天夜里，丹尼尔看了一部故事片，主角因同性恋而患艾滋病死去。丹尼尔看后觉得主人公患病是神对他的惩罚，于是又开始反复洗手，结果是内心千百次向神发誓自己会遵守教义。

丹尼尔的强迫思考的主要特征是对宗教中神的处罚深感恐惧，而这种对处罚的不安和恐惧是他心里自己设置的，他给自己想出一系列规则、誓约来约束自己，造成了自己的不安和恐惧。

查尔斯博士采用的治疗方法是逐渐消除他的恐惧感。经查尔斯博士治疗后，丹尼尔对处罚的恐惧感已消除许多。在进一步的心理治疗中，查尔斯博士找来3位犹太教长老（拉比），让他们充当审判官，并以宗教的经典作为审判依据，让丹尼尔观看神的处罚，判断审判的妥当性，其具体步骤为：首先，让丹尼尔向审判官讲述他的那些规则，然后由3位长老根据宗教教义，宣布他的规则是没有效力的，打破了丹尼尔自定的规则。结束"审判"后，虽然观念受到了冲击，丹尼尔本人却显得轻松了，微笑出现在他的脸上，查尔斯博士认为这是治疗的转折点。

接下来，心理治疗进入"决战"阶段，治疗由1周3次调整到1周1次。此后的行为疗法共进行了12次，主要目的是要将丹尼尔自我设定的规则打破。考虑到他自定的规则非常牢固，因此查尔斯博士和长老充分合作，长老给丹尼尔信心以打破他的规则。最后，他的受神惩罚的强迫思考再次减弱，有时候丹尼尔还能与自己制定的规则交锋。与此同时，查尔斯博士给他布置作业：查尔斯博士把打破他自己规则的方法写在4张卡片上，让他放在钱包里，一旦有恐惧和害怕出现，就拿出来看。卡片的具体内容如下：

第一张："神是让人喜悦的，如果你每天没有喜悦之情，那神也就不存在了。"

第二张："不要去考虑善和恶的本质，人不能完全支配自己的思考，但可以通过思考，使我们的紧张得以解除。"

第三张："自己制定出的规则、约束，如果不依据或符合宗教经典教义，是无效的。"

第四张："自己发明的宗教规则必须慎重对待，它是不符合宗教教义的。"

除了上面的方法外，同时进行另一种心理治疗：

第一，完成"印象性作业"，即让丹尼尔把他认为不可以做的事情罗列出来，如走路的方式、写字的方式、买东西的方式等。

第二，让丹尼尔对这些事情的不安程度排顺序。

第三，由查尔斯博士帮他打破这些顺序。

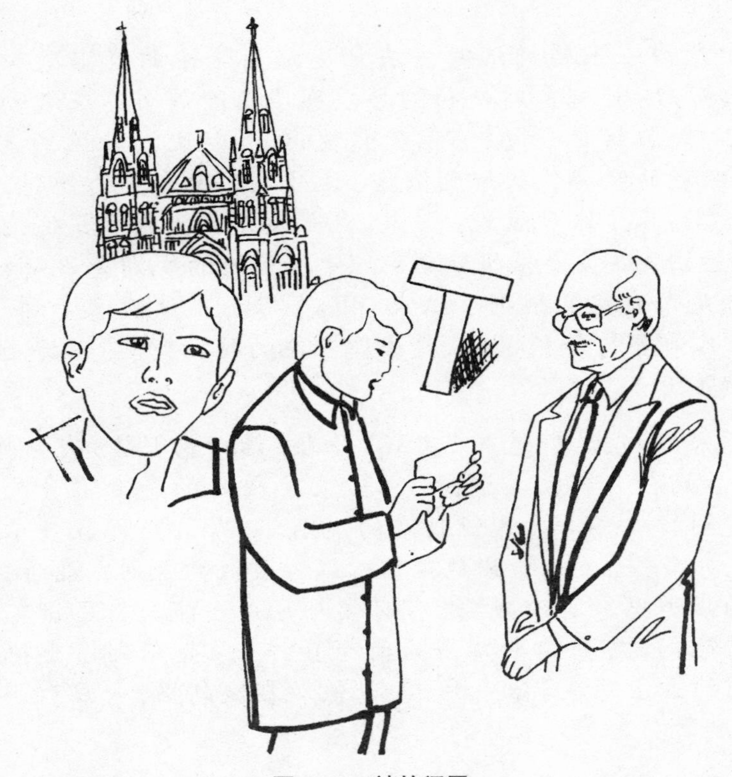

图4-9 神的惩罚

打破顺序的具体步骤如下：星期六是丹尼尔设置规则最厉害的一天。这天，查尔斯博士带他去学校，故意走他认为不能走的路，去不能去的场所，走不能走的门，总之，将他的禁区、限制全部打破，然后问丹尼尔有没有受到神的惩罚。由于并没有惩罚，丹尼尔原来的强迫思考很快减弱了，但查尔斯博士认为丹尼尔的问题还没有全部解决，在他的潜意识中还存在着问题，如果要充分解决这些问题，就需要改变他的认知方式，即那种追求完美、将自我束缚在规则中的思考方式。

据查尔斯博士报告，这个案例之后的治疗取得了切实效果，丹尼尔不再对行为疗法敬而远之，他现在已能从他的规则中走出来。虽然没有对丹尼尔进行长程的治疗效果追踪，但他的情况已明显好转。丹尼尔自己认为，为他提供治疗的查尔斯博士是很优秀的。而查尔斯博士的看法是：一个治疗效果好的心理疗法，首先应该关注人与人之间援助关系和信赖关系的建立，其次才是技术运用的问题。

案例(10) 工作狂

K，45岁的中年男子，是事业有成的律师，由于妻子坚持要他进行心理治疗而来就诊。妻子感到结婚后受够了气，她不能再忍受他的冷酷无情、严格要求、欺侮行为、对性生活不感兴趣、工作时间长和经常出差。K并没有对夫妻关系感到苦恼，他同意来诊治只不过是满足妻子的要求。

心理医生很快发现K正在被工作中的问题困扰。他是一家有信誉的法律事务所的成员，工作十分卖力。在该所历史上，他是不折不扣的最年轻的参与者，以能够在同一时期处理多宗案例而闻名。最近他发现自己越来越难以保持这种工作强度。他十分自负，从不拒绝新案件，做事过分要求完美无缺，对助手们的工作质量感到不满意。他不满意助手们的写作风格和句子结构，经常需要修改他们写的摘要，因此工作进度往往落后于日程表。同事们都抱怨他注重细节，不将任务委托给别人从而影响了工作效率。15年来，他每年都换2—3个秘书，因为他觉得这些秘书或多或少有一些不完美的地方。没有谁能长期忍受为他工作，因为他总是对别人的任何错误吹毛求疵。当工作堆积起来时，他无法决定首先处理哪一件。他为自己和工作人员做出工作安排，但往往不能如期完成，导致每日工作时间长达15小时。对于工作他开始觉得难以做出决定，因为它已远远超出他能直接处理的范畴。

K谈到自己的孩子时，好像把他们当作机械的玩偶，但K尚有基本情感。他说妻子是“合适的伴侣”，但难以理解她为什么对婚姻生活不满意。K谨小慎微，言语缓慢、冗长、冷漠、无幽默感。他有顽强的毅力去实现自己各种完美、理想的想法。

K的父母是工作极为努力和要求上进的人。K在成长过程中感到自己不够努力，他要做很多事，但觉得时间太少了。他是个优秀学生、“蛀书虫”，少年时期在社交活动中是不机敏及不受人欢迎的。他是一个竞争者和有很强成就动机的人。在休假时，他难以放松，他为每个家庭成员精心安排活动日程，如果他们拒绝执行他的计划，他就会不耐烦及发怒。他爱好体育活动，但几乎没有时间参加；如果竞技状态不好，他也会拒绝参加。在网球场上，他既是一个勇猛的竞争者，又是一个可怜的失败者。

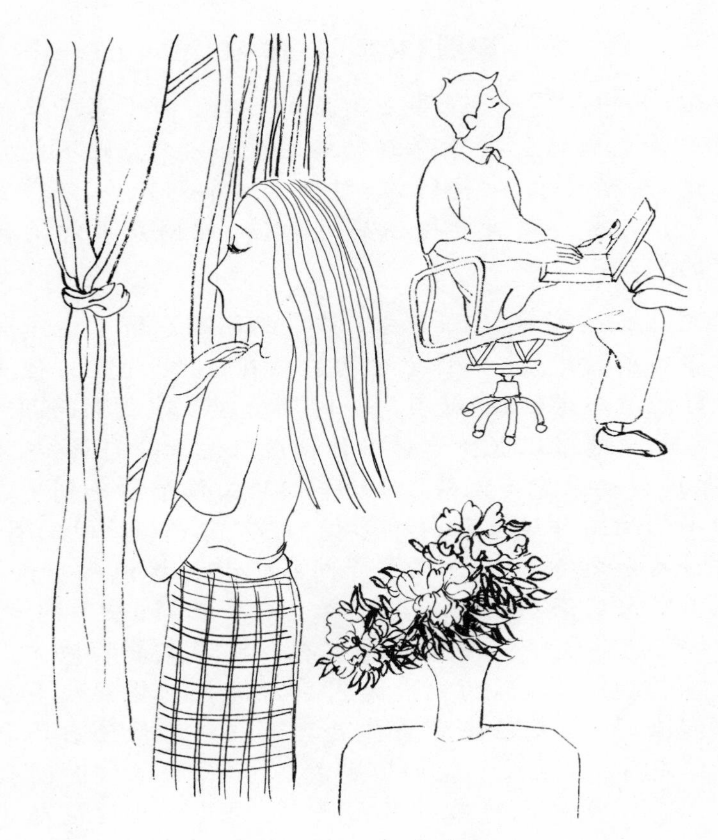

图4-10　工作狂

这个案例中的K，依据美国的《精神障碍诊断与统计手册（第四版）》被诊断为强迫型人格障碍。虽然K来就诊是为了解决夫妻关系问题，但他显然还有其他许多问题。他冷酷、严格、过分求全和专注于细节；他犹豫不决，而且坚持要别人按他的规矩办事；因为献身于工作而使人际关系受损。他的这些性格特征来源于他的完美主义倾向，他的求全和完美癖给他人及他自己造成困惑和痛苦。

据报告，K几年来断断续续在心理治疗专家处诊治。一般当工作或家庭面临危机时他便会来接受治疗，在危机消失后便中断心理治疗。他在学习娱乐方面有很大进步，如开始玩橡皮球，买了一栋休假用的房子，经常在那里度过周末。经过长期治疗，他和孩子的关系有了改善。他的生活变得比较轻松和愉快，并且因在工作上十分成功而赚了很多钱。

7 观念“附体”

强迫思考导致的一个特别奇怪的现象，就是没有任何理由，突然无意义的念头在头脑中反复出现，犹如被鬼魂或不可思议的神秘东西“附体”一样，挥之不去，忘却不了，给当事人造成极大的苦恼。这种反反复复、驱除不了的观念“附体”现象，是强迫思考的特征性症状。这种观念“附体”有时指向于一些数字，有时指向于一首乐曲，有时指向于一个淫秽的或冲动性的固定词汇，或者是无意义的恐惧观念，例如“我会不会杀人”等。它们对当事人具有“幸运不幸运、预测吉凶祸福”等特殊含义。

案例（11） 危险的数字

E，20岁，某高校三年级学生，因强迫思考而来进行心理咨询。

自述：对数字“4”非常讨厌，正因为如此，在购买诸如书籍等物品时，其价格不能含有“4”。和别人出去时，如有4个人在一起就会有一种危险感，这种危险感在几分钟、几小时内，甚至一天中都挥之不去。而且每天的感受是不同的，有时很不愉快，有时则彻夜难眠。因为“4”的谐音是“死”，在其生活中，“4”具有危险含义。乘巴士去学校，若自己是第4个下车就感到很讨厌，常想把它忘记；去买东西，若物品件数为4个，便反复想是多买一个还是少买一个。这种现象

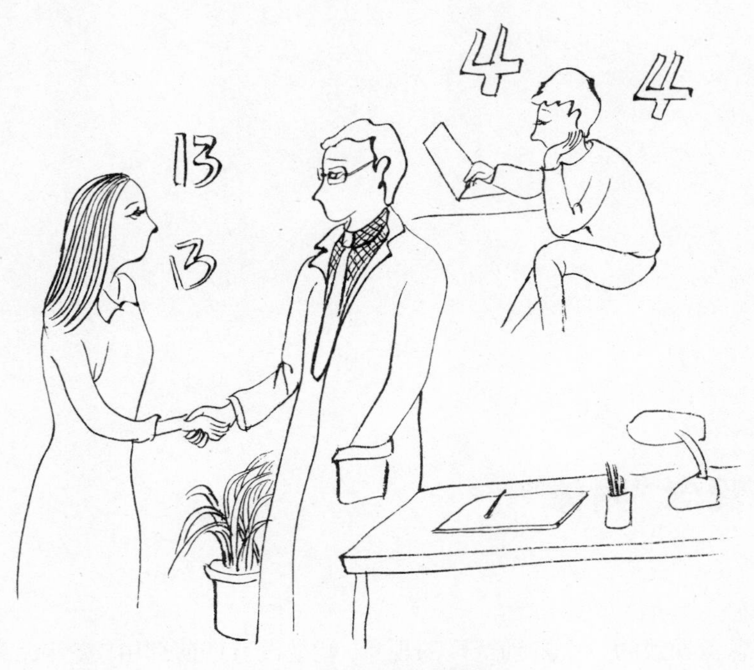

图4-11 危险的数字

的发生有时是不分季节的。

读高中时对“13”这个数字很敏感。在此期间，他的内心受到很多冲击。如每月13号都不想上学；读英文若遇到由13个字母组成的单词，内心会感到恐惧与不安；每次到教室，都要经过老师的办公室，若办公室的号码中有“13”这个数字，必定绕着走；在上台阶时，第13个台阶一定要跳过去；在经过号码为13的房门时，要在此门前徘徊好长时间才敢走过去。

E还自述在16岁上高中时，上述症状最为严重。那时，他与一个年龄比他大的妇女交往密切。此妇女有强烈的宗教信仰，她对“4”和“13”很忌讳。在与她接触时，她把这种观念“输送”给他。在想象中他觉得自己与她有性关系，在不断的强迫思考中，又对自己的行为感到后悔。因为她迷信“13”，在两人的接触中，他认为她把“13”变成了性诱惑的象征，具有危险的含义。他责备自己的交往行为，故产生了引发不安和恐惧的强迫思考。

案例(12) “4”的“附体”

G,高中三年级学生,主诉对数字“4”有一种特别的迷信和执着。

例如：每天洗脸4次；在学校里上楼每次要上两级台阶(因为2+2=4),如果剩下的台阶数不包含“4”,这时必须走满4步才踏上去；在校园里散步或走在回家路上,电线杆间走过的步数要相同,且步数可用4除尽,如果步数不能被4除尽,心里就会有不安或者恐惧感；桌上放的东西,总要形成2或4的倍数；收集的卡片数量等必须满足4×4＝16或4×4×4×4＝256,这样才能安心,否则会觉得无法忍受；学习中有计算错误或写错的东西,要订正4遍或16遍；说“对不起”也要唠叨4遍,否则就有不愉快感。G自己也知道这种行为是愚蠢的、不合理的,但越忍耐痛苦越深。

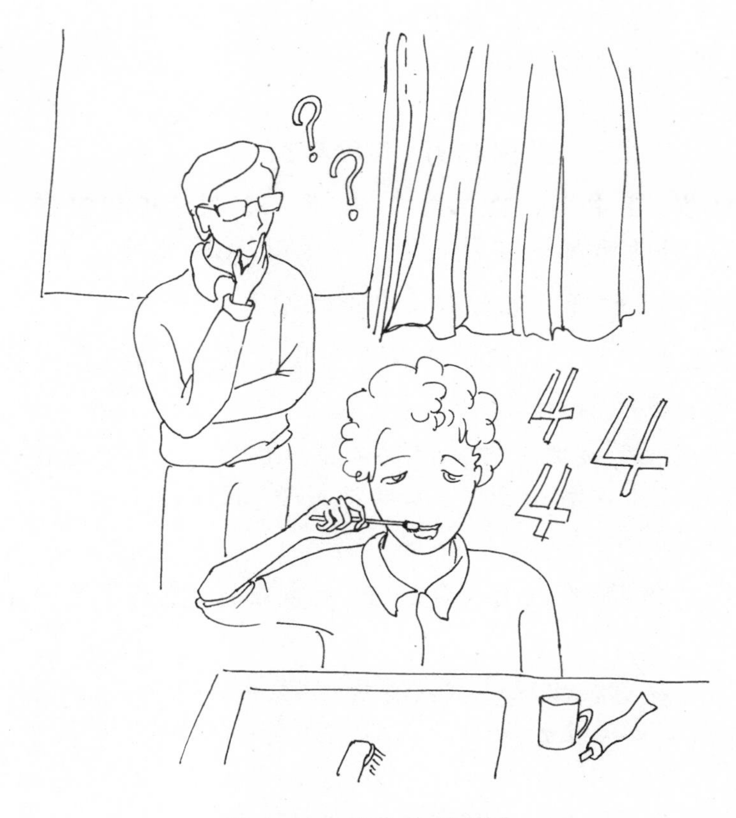

图4-12 “4”的“附体”

读初三和高一时，G很喜欢将东西分成4份；家里父母和奶奶都信佛教，奶奶对他说念"南无阿弥陀佛"可以消灾，他总念4遍；妈妈叫他烧饭时，他量米量4次，加水加4次，酱油、盐等要放4次，炒菜时左右两侧各翻4次，否则他认为做出来的饭菜就不好吃；刷牙时漱口也要漱4次。

来做心理咨询的原因是最近G强迫思考的症状越来越严重：走学校楼梯时，第一级台阶与最后一级台阶是一次走一级的，其他台阶都是每次走两级台阶；在家里或学校中，从门内走到门外要走两步，如果没有走成，要重来一次或一天不出门。G心里也觉得这样做既费时又愚蠢，但阻止不了自己；苦恼的是，放学时G的同学都走得很快，跟着他们每次走一级楼梯G心里很不舒服，所以总要找"还有一样东西忘在了教室里"这样的借口，回去再重新走一遍，否则回家后就感到会发生不幸的事。另外，G喜欢数数字，自诉可以通过这样的仪式来忘记不愉快的事。

案例(13)　驱除不了的乐曲

T，16岁，高中生。脸色白净，架着一副深度近视眼镜。他的苦恼是脑中始终能听见一首固定的流行歌曲，无法驱除。

T："我脑中的那首流行歌曲老是在演奏，不能停止。"

心理医生："谁的头脑中都藏有喜欢的歌曲，而且都能在心里哼唱，这有什么异常吗？"

T更加苦恼，欲哭无泪地说："不是这回事，我来看心理门诊是因为我已无法驱除这首乐曲了，真的很严重、很苦恼，我已经无法正常学习、生活了。"

心理医生："你有没有反复洗手、反复确认，执着于某一个数字的现象？"

T："有，以前就出现过。我喜欢偶数，手一天要洗多回。这种事还算不了什么，我最苦恼的是在脑中不停响起的那首歌曲，我无法使它停下。"

心理医生："是首什么样的歌曲？"

T:“一部描写战争的电影的插曲，节奏很明快，也很抒情，有几句歌声很高昂，有很强的穿透力。”

T曾在一年多前接受过心理咨询，但主诉的问题只是不适应学校生活和人际关系方面的烦恼，对其强迫行为和反复出现的歌曲只字不提。为什么会这样呢？原来，他认为谁的头脑中都会发生这样的事，强迫行为也并非什么异常行为，因此已忍受了相当长一段时间。

“歌曲老是在脑中盘桓，挥之不去，是让人多么苦恼的事啊！”T叹气说，“有人会开玩笑说，脑中始终有歌曲回响是一件很快乐的事。我不这样认为，连续几小时、几天、几周和几个月之内老是这种状态，切不断，赶不走，如同幽灵附体，消耗了我大量的精力，浪费了无数时间，精神疲倦到了极点，这种痛苦又有谁能了解？”

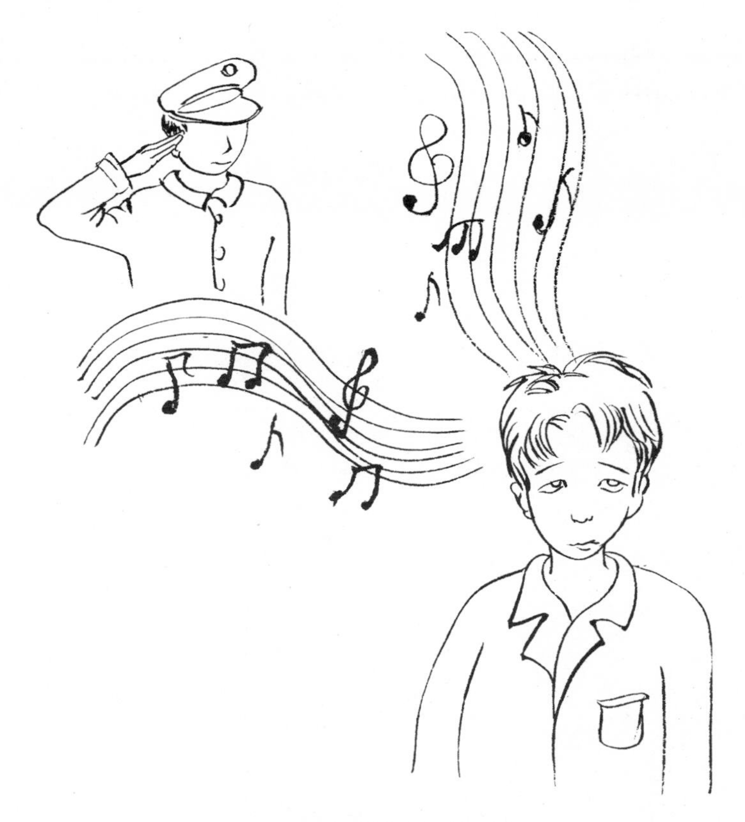

图4-13　驱除不了的乐曲

T具有强迫思考，并且与音乐有关，这是非常罕见的案例。在临床上，一般患癫痫症的人会有记忆的短暂丧失，而脑中会有音乐幻觉出现。在大脑的侧额叶有脑外伤或脑组织病变的状况下，也可能会产生音乐幻觉，但持续时间相当短暂。但是经医院神经科检查，脑CT和脑地形图均未显示T的脑组织有创伤或病理现象，此外经精神科医生诊断，T也没有“幻听”“幻觉”等精神病理现象，因而乐曲在T的脑中反复出现就成为一种非常奇特的症状。

这实质上是一种有关音乐的强迫思考在作祟。T以前有反复洗手、反复确认的强迫行为，而音乐的反复出现只不过是性质相同的强迫现象。这一症状使T内心产生极大的烦恼，乐曲变得枯燥、毫无意义，并且以执拗的方式影响着T。T每天不得不花费大量的精力去应对，在痛苦的旋涡之中挣扎。

许多强迫思考和强迫行为通过视觉印象（image）表现出来，但视觉以外的强迫印象有时也会发生。这个案例中T的强迫思考以内心的乐曲的形式表现出来，是非常奇特的。因此，我们的诊断是，T的症状不是一种精神病性的“幻觉”，而是一种强迫性的音乐印象形成的特异性心理障碍。

8 具体与抽象的恐惧

生活中有各种各样令人恐惧的事件和场所，例如草丛中隐藏着咬人的毒蛇，道路上刹车失灵时如脱缰野马狂奔乱闯的汽车，都会使人产生恐惧感。人们一般都希望尽快从这些场景中逃脱出来。此外，地震、火灾、交通事故、抢劫、凶杀等，这些自然界与社会中的重大事件，对于不同的人形成的恐惧感也不同。但以上这些恐惧行为表现并不能称为“恐惧症”或“强迫症”，因为这是人们正常的情绪反应。当人们的生命受到威胁和面临危险时，个体的处境可能变得不利时，躲避是个体做出的正常推测或反应。

对一些事物的恐惧要发展成强迫症状，必须有强迫思考参与其中。例如，某人在林中散步遇见一条咬人的蛇，当然会受到冲击，产生恐惧感。如果这条道上并没有蛇，也没有任何威胁和危险，当事人却莫名其妙地产生一种恐惧感，不敢从这条道上通过。尽管当事人心里知道这种念头是愚蠢的，想要与之对抗，却总是失败，最终不得不绕道而行，这时可以说当事人的心理异常已经形成，他可能患了“恐惧症”。只有当这种恐惧观念在头脑中挥之不去，反复出现，无法压抑，即使没有特定的对象和场所等刺激源，也没有特定的经历，仍能在头脑中执拗地再生，具有无法控制性、机械重复性时，我们才称之为“强迫思考”或“强迫症状”。也就是它必须具有三个特征：记忆具有顽固性；出现具有反复性；不合理感觉象征化或印象化。

强迫性的恐惧思考有具体和抽象之分。例如人群恐惧、场所恐惧、疾病恐惧、细菌恐惧、交通恐惧(乘飞机、乘船等)、动物恐惧等有明确恐惧对象的可称之为"具体的恐惧";黑暗恐惧、不洁恐惧、死亡恐惧、吉凶恐惧等对抽象或象征性的事物的恐惧,可称之为"抽象的恐惧"。

案例(14) 对尖锐物体的恐惧

E,某高校三年级学生,专业是心理学。主诉对尖锐物体有强迫性的恐惧感。E的自我叙述如下:

"强迫思考是从什么时候开始的,我已经记不清楚了,大约从小学就开始了吧。最初的强迫思考对象是我最害怕的东西——手指甲,我总是在想手指甲会不会戳到我的眼睛,于是我尽量把我的手指藏起来。在教室里,我把手指夹在膝盖间,但强迫思考仍无法消除。于是我把手放在背后,但想象中的指甲还威胁着我的眼睛,我就想把它完全隐藏起来,但是越思考越感到恐惧。

"在床上,我会想到脚趾甲,想到脚是否会抬起,脚趾甲会不会戳进我的眼睛。虽然这是一种愚蠢的想象,但是我的想象无法消除,而且越来越强烈。以后对所有尖锐物体都感到恐惧,后来恐惧的对象逐渐转移,开始对铅笔尖、刀剑、纸飞机等小而尖的东西也感到恐惧。在家里,看到缝衣用的针、钉子等也感到害怕。有时为了防止见到尖锐物体,出门时经常带帽檐很低的帽子。乘公共汽车时,车上的金属杆、金属环都成为恐惧的对象。在体育课上最怕踢足球,因为人们是用脚尖踢球。老师办公室里的图钉、大头钉等,也都让人害怕。

"这样的状态有时一天中持续一两个小时,有时会烦恼一整天。幼年时我被儿童玩具刀剑戳伤过,当时感到非常疼痛。到十六七岁时,我的症状有所减轻,有时一个月都没有发作。但突然之间,我看到天花板上的电灯,想到电灯碎了碎片会不会戳进眼睛,症状就再次出现了。

"之后症状进一步发展,我开始害怕马路上的路灯、学校的窗玻璃、松树的针叶等。在教室里我害怕桌子的尖角,于是尽量绕着桌子角走路。因为我总是留意那些让我害怕的东西,我的学习也开始受影响。高中学习立体几何时我很痛苦,不合理的念头总在脑中出现,想着什么东西会戳入眼睛里,使我无法专心学习。"

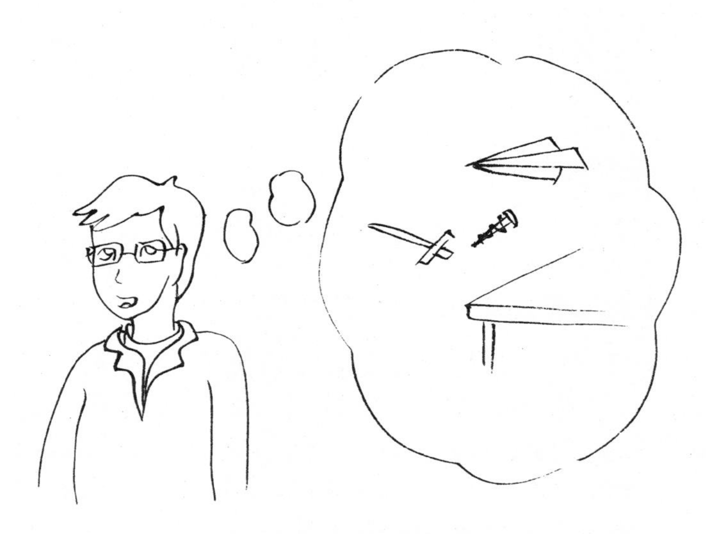

图 4-14　对尖锐物体的恐惧

在这一案例中，E长期生活在对尖锐物体的恐惧中。尽管他是一个非常聪明的人，学习相当优秀，在日常生活、社交等方面也都表现优秀，但他无法摆脱这种强迫恐惧。他的强迫恐惧症状具有典型性，这主要表现在以下几点：

第一，在这个案例中，E内心充满矛盾，长期以来为强迫思考而感到苦恼，恐惧念头在脑中挥之不去，越想回避越不可能，而回避的同时痛苦也在加深，就算回避成功之后又会注意其他导致恐惧的对象。这是认知结构和感觉机制变异的结果。

第二，此案例的核心问题是E对尖锐物体有恐惧感，而且自知这恐惧感是不合理的、愚蠢的，但做不到调控自己的意识，越抵抗心里越痛苦，这说明在其神经系统中有逆向机制在起作用。

第三，当事人恐惧的对象是具体的事物，最初是指甲，然后向其他事物发展，使这种恐惧逐步明确化。恐惧的对象从具体事物转向抽象事物，且始终固定在尖状、角状的特征上，在认知中形成一种象征性的恐惧注意机制。

第四，这些强迫思考消耗了E大量的精力，其不合理思考固执、刻板地在大脑中反复出现，使问题慢性化、长期化。

第五，当事人对强迫思考产生的原因不清楚，自述在小学时眼睛有斜视症状，对此感到自卑，有时成为同学讥笑的对象。由此，我们推断当事人产生强迫思考的原因之一是内心的劣等感，此后才逐步形成恐惧观念。

案例(15) 可怕的蛇

X，青年妇女，32岁。在农村长大，后进入城市打工，已婚，育有一女，夫妻关系和婆媳关系均良好。

6岁时开始怕蛇，偶尔见到就会反复洗手、洗头、洗衣服。离开农村后到城里工作，知道城里无蛇，稍感放心。婚后，丈夫的一位朋友看过蛇展后来她家谈及此事，又引起她的惊恐。

待其离去后，她将丈夫的朋友坐过的椅子、走过的地面反复用水冲洗，以后再不敢见此朋友。凡是听到“蛇”字，看到“蛇”字，均烦躁不安，多次洗衣洗手，也不敢再写“蛇”字。一段时间后，有一同事听说她怕蛇，告诉她蛇并不可怕，她的家乡夏天时有人将蛇放在身上取凉。以后X不敢接触该同事，那位同事为她代领工资，她要将钞票洗十几次后烤干使用。之后她的恐惧范围扩大，类似蛇皮的纸、布，甚至连鱼也不敢接触。除不得已上班外，其余任何时间都不外出。医生诊断她患了强迫恐惧症，服用了3个月的氯丙米嗪，无效，只得求助心理治疗。

在心理咨询中，医生与其讨论其对蛇的感知的荒谬及用洗涤来消除强迫恐惧观念的无效性，并布置书面作业。第二次，X交上作业，但凡“蛇”字均空着不敢写。医生指出其恐惧感是幼年留下的，并不要求她立即控制，而是要求她逐步改变认知，用新的认知态度重新评价自己的恐惧和洗涤行为，并再写一份书面作业。以后咨询时，S的情况已经稳定，因为她已能观看包含蛇在内的动物游戏，虽心里有点怕，但很快就能平静下来。

这一案例中X的恐惧由原先的具体对象(蛇)转变为后来概念化的恐惧，即听到、见到有关蛇的事物或字词就会产生恐惧感。因此，该案例实质上是一种抽象化的强迫恐惧思考。

案例(16) 死 亡

患儿E，女，8岁，小学二年级学生，生活在三代同堂的大家庭中，父母为高级知识分子，家庭经济状况和教育氛围良好。

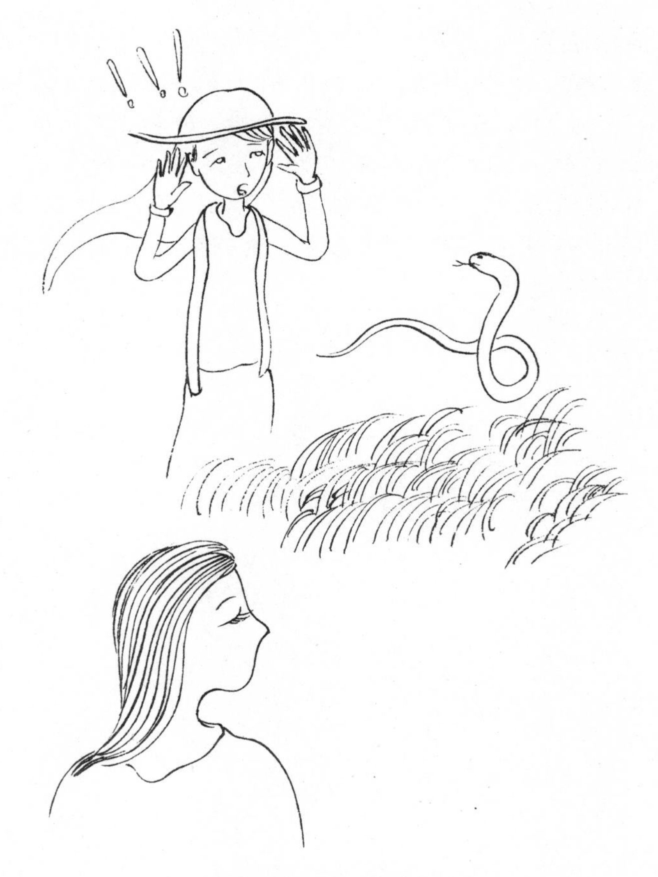

图 4-15 可怕的蛇

问题主诉：患儿E近3个月来反复思考自己的亲人有一天会死去。E半年前在电视上看到人死时的场面，感到很恐怖，随之想到自己的爸爸、妈妈、奶奶、爷爷将来有一天也会如此死去，顿时更为害怕、恐慌，进而痛哭不止。自此后，E脑中经常反复出现这一念头，并反复思考人为什么要死，时常还伴有烦躁、哭泣现象。她在学校上课时也常常如此，致使学习成绩明显下降。后E的病情逐渐加重，两个月后因情绪不安、哭闹、发脾气而辍学。就诊前一周，E几乎整日哭闹，不能安静，父母只得带她到医院看病。E无遗传病史，足月顺产，母乳喂养，自幼性格倔强、任性，入学后学习成绩一般，无重大疾病史，父母关系和睦。

E的体格检查及神经系统检查均正常，就诊时精神状态尚可，衣饰整洁，言语清晰，对答切题，无小儿精神病症状。在医院谈及其强迫症状时，自述脑子里老是想着爸爸、妈妈、奶奶、爷爷有一天会死去及他们为什么要死。自己也不愿意想，就是控制不住。一想就感到害怕、心烦，所以就哭闹。未见其他思维障碍，自知力完整，但情绪焦虑。医学辅助检查结果：脑电图正常，颅脑CT扫描未见异常。医院诊断结果：儿童强迫症。

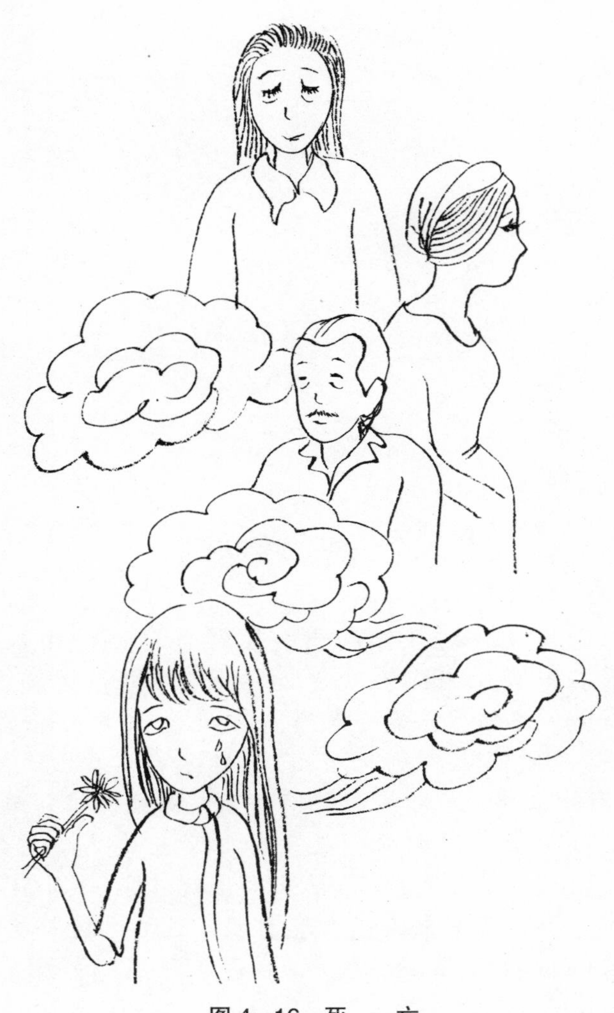

图4-16 死 亡

据该医院的心理医生报告，症状明显的强迫症在儿童中比较少见，在各种心理疾患的儿童和青少年就诊者中只占0.2%—1.2%。但这并不等于说儿童、青少年强迫症发病率低，而是有许多症状轻微的患者尚未被发现。这一案例中患儿的病史尽管只有3个月，但症状较严重，其症状是对死亡的强迫恐惧观念，自我无法克制，干扰了患儿正常的学习、生活，使其出现明显的焦虑情绪。

但她的自知力完整，无其他精神病表现。在治疗时，鉴于年幼，用药要慎重，心理治疗采用游戏疗法和松弛疗法等较为有效。

9 异常感知

在强迫思考者中，有一部分人有时会对周围环境及事物产生强迫异常感知。例如对道路栏杆、电线杆、树木等有异常感知，想象树枝会戳入眼中，路灯打破了碎片会戳入眼中等；又如有人幻想自己乘一叶小舟出海，后来一定会翻船，自己跌入大海；还有人认为玩具枪不能买，因为自己一定会用这把枪向街上行人扫射。

值得注意的是，非现实的、不合理的强迫异常感知若处理不当，往往会导致症状转移，出现人格障碍与人格分裂，有时会出现自我意识障碍，有人将其归入精神神经症中，临床心理诊断上也将其称为"离人症"，即当事人突然觉得产生的感觉不是自己的，游离于身体之外，心情抑郁，意识朦胧，有头痛、身心不适等症状。有时一些异常感觉无法自我控制，个别患者也会出现晚上症状发作得更厉害的现象。

案例（17） 晚　霞

D，男，大学生，计算机专业。从高中时候起有洗手、确认和反复计数等强迫行为，没有进行过心理咨询和治疗。强迫行为时重时轻，有时也会消失。最近又出现反复洗手现象，且自我感觉头脑有沉重感，于是来做心理咨询，自述如下：

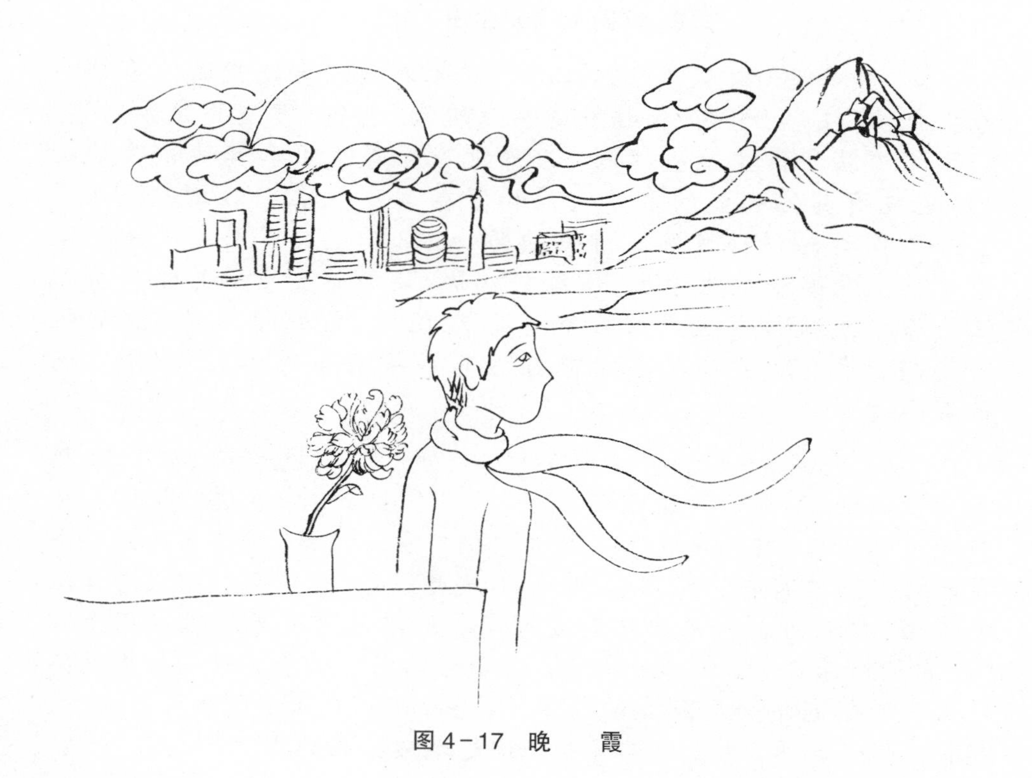

图4-17 晚 霞

“三月的一天黄昏，我站在同学家的阳台上。像通常一样，斜阳缓缓沉下去，晚霞在天边烧得通红。但对我来说，我产生了不可思议的感觉，我眼中注意的是斜阳和晚霞，可心里一片空白。我眼睛看着云彩的颜色和千奇百怪的形状，内心却有声音叫我不要注意这些。于是，我的内心开始与眼睛抗争。奇怪的是，虽然我只能朦胧感知它们，但晚霞像定型了一样钻入脑中。我很害怕，想将它们驱除，可不管我用什么方法，都驱除不了。因此，我感到从未有过的不安。”

本案例报告的是因强迫思考而引起的精神感知的失常或异常，在其他一些神经症中也可见到这类病理现象，并且常以神经质和神经衰弱作为临床表现特征，有时也称作精神“痉挛”现象。如果没有精神病症状，只是因强迫思考而导致某种暂时性的心理活动异常，就可将其定义为强迫异常感知。

案例(18) 与寄生虫“作战”

W，中年男子，从事环保工作的技术人员。自述皮肤上有许多寄生虫，有瘙痒、灼热、刺痛及寄生虫蠕动、爬行、啃咬的异常感觉。经医院皮肤科医生检查诊断，W并没有生寄生虫和其他皮肤病症状，也没有其他明显的身体疾病和营养不良现象。尽管皮肤科医生给了W合适的药膏和抗过敏的药物，但W的症状日趋严重。他认为医生没办法帮他除虫，情绪极端忧郁，对寄生虫的恐惧念头无法消除。皮肤科医生只好让W来心理门诊，诊断结果是“强迫性的妄想症”。W在心理咨询中自述其半年来与寄生虫“作战”的异常感受：

“每到傍晚，我就得开始准备好‘作战’工具，包括针、刀、线、糖水、药水，还有小木棍、透明塑料瓶，因为寄生虫常常在这时候才会从我身体内出来，爬到皮肤上产卵。它们有点儿怕光，所以我必须在昏黄的灯光下才有办法抓到它们，要不然天一亮，它们会爬回我身体深处作怪，那我可就一点办法都没有了。所以我白天只能躺在床上呻吟，它们好像都不用睡觉，我只能忍受它们在我肚子里钻来钻去的感觉。有时候它们会爬到我的喉咙里，弄得喉咙很痒，我会用力咳嗽，想把它们咳出来，这罐子里有一些就是我咳出来的虫。

“因此我只好白天睡觉，到傍晚时就精神奕奕地实行我的‘作战’计划。首先，我会喝下三大杯冰水，尽量把它们赶到皮肤上，当我开始感到皮肤起疙瘩的时候，就表示它们的‘先锋’部队已经到达。由于‘敌军’数量庞大，我只能分区‘作战’，‘各个击破’。通常我会采取围堵策略，选定一块区域，涂上糖水，把该区域两端用绳子绑紧，防止它们逃脱，然后我就会看到皮肤泛红，我会用针或刀尖去挑皮肤起疙瘩的地方，挑出一条‘沟渠’，我拿着小木棍在绑住的其他区域用力敲打，等到整个区域皮肤颜色有点发紫的时候，就用力搓揉，果然抓到许多小虫，我把它们都关在罐子里。不久我挑出的‘沟渠’会流出红黑色的东西，这里面含有很多小虫。医生，你得好好看清楚，这里面的虫还在动来动去。最后我会在皮肤上抹上药水除虫，然后再把绳子打开。你看，我全身上下都留有‘作战’的痕迹。”

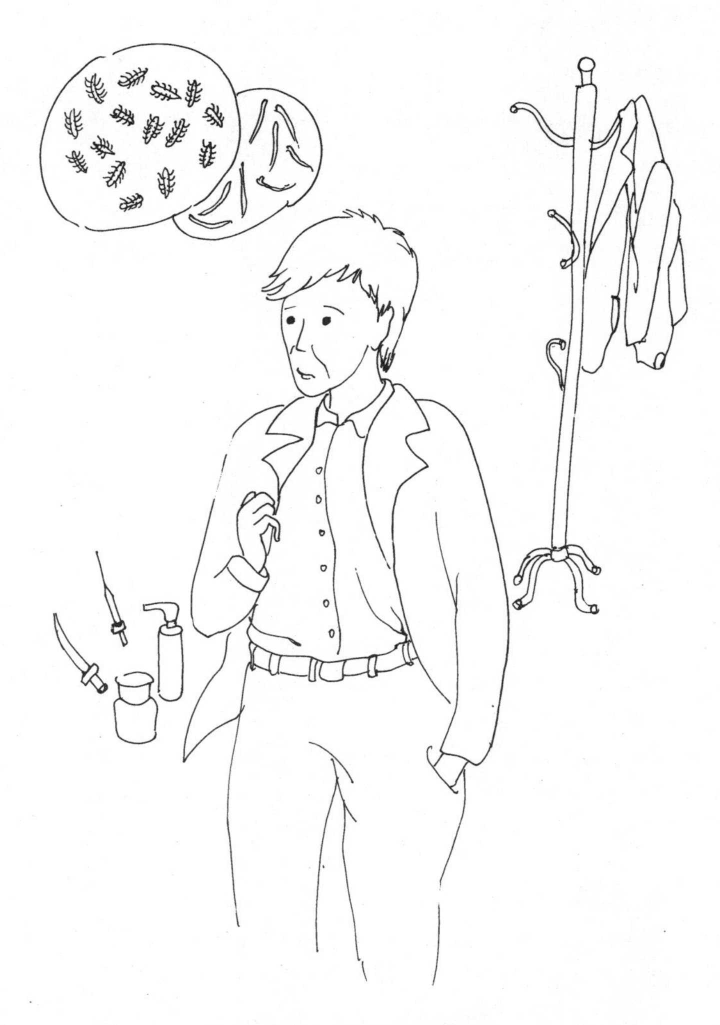

图4-18 与寄生虫“作战”

这一案例中的当事人对寄生虫的异常感知和妄想是其强迫思考症状极具戏剧性的表现。患者对被寄生虫感染有不可动摇的强迫信念，为了努力杀死寄生在皮肤上的寄生虫，患者在自己的全身留下了各式各样的痕迹。患者还常会抱怨有皮肤瘙痒、灼热、刺痛或寄生虫在皮肤上爬行、蠕动及啃咬等异常感觉。

此外，大多数患者会采取各种强迫行为来抵抗这种异常感知，诸如对皮肤进行搔抓、剔刺、灼烧、冲洗、摩擦或消毒，以及涂抹各种颜色的药剂，因此会在全身造成不同的伤痕，甚至溃疡。可以很清楚地看出，那不是寄生虫导致的伤痕，而是自我伤害留下的痕迹。

对于本案例，如果仅给予皮肤治疗，而忽视症状背后的心理机制，则可能导致症状的进一步恶化，甚至会引发其他精神疾病，如严重的抑郁症或精神病性障碍。这一案例中的心理医生较早察觉到这是强迫性的异常感知和妄想，在进行心理治疗的同时，让患者服用适当剂量的精神类药物，经过半年多的综合治疗，取得了很好的治疗效果。

五 没有尽头的陷阱：强迫行为

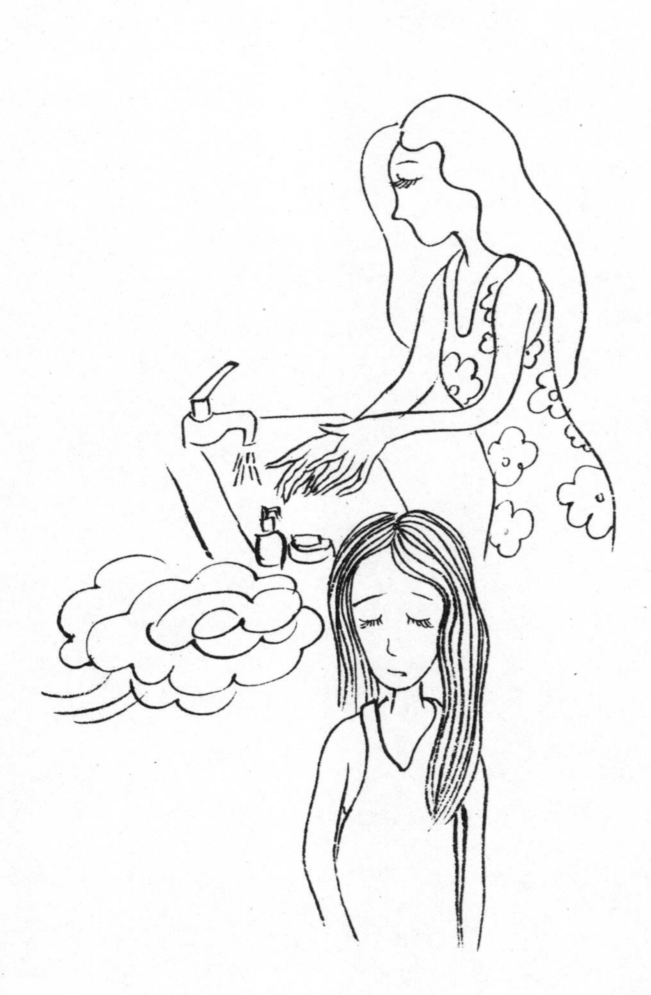

1 什么是强迫行为

在许多强迫思考的案例中，患者实质上也出现了一些强迫行为。例如，案例（3）"'鼠男'：可怕的老鼠"、案例（8）"忧虑的姑娘"、案例（9）"神的惩罚"、案例（15）"可怕的蛇"中的当事人除了强迫思考症状外，都有明显的强迫行为。只不过强迫思考是内心活动，而强迫行为是外在活动，两者尽管有差别，但其性质毫无差异。

强迫行为是以恐惧、不安的情绪或思考等作为其内在活动过程的。它的特征是：一定会表现到当事人的外部活动上。即通过当事人的日常生活行为或身体的动作、姿势表现出来。因此，它是一种性格化的行为。

强迫行为在心理学上的定义是：以不合理、不适当的形式对待某种场面或状况，而且自我的意识不能调控，固执地以一种特殊的方式表现在个人的社会活动中。

强迫行为常通过一种"奇妙的仪式"反复表现出来，有时会让人觉得类似迷信行为，但它绝对不同于迷信行为。许多人相信神灵，每个月有吉凶日，相信吉凶数字；见到自己信仰的神灵的寺庙会肃然起敬，以一定方式祷告、跪拜；在生活中信奉一定的仪式、饮食、行为习惯，这是宗教信仰在起作用。但强迫症患者的强迫行为已远远超出了宗教信仰和习俗的范畴，是一种完全与之不同的活动。

许多具有强迫行为的人并不一定有迷信观念，当某些生活方式和习惯需要变化的时候，也能在某种程度上改变，不愿意干的事情也可以不干。他们的“奇妙仪式”和行为是来自他们内心的不安念头，是一种不可压抑的病理性冲动，并不一定具有宗教文化背景，而是根源于个人的潜意识、性格以及生活经历中的某种受挫、创伤或不愉快的经验。信奉宗教仪式的人认为自己的行为很有意义，过后会产生某种安宁、愉悦感；而许多有强迫行为的人明明知道自己的行为是无意义的、愚蠢的，但就是克服不了，过后其心里的苦恼、忧郁都在加深。

1997年，笔者在日本做心理医生时曾经为一位华裔日本人提供过咨询。他在一家电器公司任职，在事业和经济上非常有成就，很有艺术才华和写作能力，他的书法和山水画曾入选在日本T市的艺术展览馆中展览。但他长期以来饱尝强迫行为之痛苦，在心理咨询中他描述了自己的7个典型的强迫行为：

① 每晚触摸电灯的开关，在关灯时要旋转抚摸开关6次。

② 每晚睡觉前，对家中放钱的密码箱，要正转3次、反转3次，而且要听到“咔嗒”声才觉得关好了。这样的一套动作要做9回。

③ 厨房里电灯的开关，要分别用5根手指各按1次，然后5个手指一起按1次，共6次，才算把灯关掉。

④ 卧室的门把手，向左旋转3圈，向右旋转3圈，中间要按1次，共计7次才能关门。

⑤ 早上起床，嘴中含水漱口7次，晚上又要3次，共10次。

⑥ 家人睡觉时，在妻子被子上抚摸4次，最后按1下，共5次；在孩子被子上抚摸2次算1回，共计3回6次。

⑦ 早上要有闹钟叫醒起床，而且只有一个闹钟就会感到不放心，要放4个闹钟，直至它们一起响起才觉得该起床了，最后还要拿出其中的一个闹钟，让它再响3次，才确定的确要起床了。

这便造成时间的浪费，完成这些动作一次约需10分钟。

当事人自己知道这样的行为很愚蠢，但如果没有闹钟就会睡不着，会整夜地醒着；不摸电灯开关，就会反复想“灯会不会着火”；不反复转动门把手，就会想“会不会有人闯入家中”。儿童时期当事人还非常关注奇数，如1，3，5……对此有刻板的思考与行为。

近年来的研究表明，强迫思考和强迫行为以及癫痫、舞蹈病和其他动作性障碍与人脑的特定神经系统异常有关。现代医学可以对大脑进行透视、摄影、扫描等仪器检查，发现强迫思考和强迫行为是大脑的前额叶和基底核神经系统异常所致。由于神经系统的异常操控，强迫行为者大多形成一种刻板、反复的“嗜癖”行为。

有一位年轻妇女的强迫行为是，每天早上6点钟起床，花费1小时清洗墙壁。她自己也知道这种行为很奇怪，但“不这么做不行”，无法控制自己的行为。来进行心理咨询时，她已经清洗墙壁3年，开始一两年中并不觉得这是一种异常行为，她与家里人能和睦相处，在单位里工作认真、勤恳，经常受到好评。她非常好地将自己洗墙壁的“怪癖”掩藏起来。在强迫行为开始泛化，使其深感狼狈和苦恼之前，她并没有想要接受治疗和心理咨询。是否寻求专业人士的帮助与患者感受到的苦恼的大小、其生活受影响的程度有关。

2 强迫行为的心理构造与特征

个体的强迫行为除了受脑生理机制的支配以外，还隐蔽地受个体的性格特征或心理构造的影响，它们往往通过潜意识发生作用。一般来说，强迫行为者的心理构造包含以下这些方面：

① 这些人往往受到过挫折，有过失败感，也可能有过被威胁的体验，于是将挫折感、劣等感压抑进潜意识中。常见的情况包括：儿童或青少年的学业不良、考试挫折；成年人的恋爱失败、性受挫，如某个男性被某个女性抛弃，但把愤怒发泄在全体女性身上。这意味着强迫行为以内心体验为先导。

② 当事人对上述感受的处理是：在潜意识中用“敌意”“防卫”的态度来压抑、隐藏它们，而不是将之“升华”或“转移”，可见当事人的心理防御机制很僵硬。

③ 当事人知道自己的某些强迫行为应被禁止或应受到社会谴责及法律制裁，但仍要去做，这是为了满足某种反抗心理与复仇心理。在自己的自卑、劣等感与挫折感出现后，要满足自己的某种需求，如青少年反抗权威的心理、男女青年的复仇心理等。

④ 某些强迫行为是被禁止的，当事人偏要去做，是为了满足自己病态的希望，即希望在被罚的同时其行为也被允许、接受，或希望通过这种方法获得周围人的注意与同情。

⑤ 更多的强迫行为虽然不对社会和他人构成威胁，但对当事人的精神世界、身心健康损害很大。因为许多强迫行为明显是愚蠢的、毫无意义的，但当事人因内心的不安、恐惧和病理性冲动，必须重复执行仪式行为，这实质上是攻击、损害了自身的精神健康。

强迫行为当事人的性格特征主要有以下三点：

① 大多数有强迫行为的人，其性格往往非常认真、拘谨，其中部分人是极端洁癖者；在性格量表测定中明显有顽固、固执的倾向，有个别人显示出极端吝啬倾向，大部分人较讲究次序、规则。这些性格特征并非对社会有害，但与一般人不同的是，当事人有时会给人行为奇特、滑稽的印象。例如，有人会反复清洗家中的煤气灶，要求煤气灶上不能有一丝灰尘，发展到后来连煤气灶都不敢使用，反过来束缚了自己。

② 有些有强迫行为的人对他人抱有理想的观点与态度，认为人应该关心他人、有良心、温情脉脉且对人有关爱的行为。这些观点对社会是有益的，但强迫症患者非常极端，他们要求他人与自己有同样的观点，不知道这世界是千变万化的，而不是一成不变的。他们有时会进而要求他人与自己有一样的行为、一样的感情、一样的思考，等等。如果达不到，就会产生不安、担心、忧郁或攻击、仇视。

③ 以上第一点和第二点性格特征在有些人身上交织在一起，形成一种矛盾的性格。比如，一方面要求清洁与次序，另一方面又忘记了周围人的利益与意愿，只按自己的意愿来行动（如自己家里可以一尘不染，却把垃圾倒在人家门口）。概括来说，他们在某些方面表现得非常理性，但在另外一些方面却表现得迷信、愚蠢，受不合理念头的支配。

在严重的情况下，强迫思考和强迫行为会导致当事人出现人格障碍，美国的《精神障碍诊断与统计手册（第四版）》将它归为“强迫型人格障碍”（obsessive-compulsive personality disorder，简称OCPD）。主要诊断标准有以下八条：

① 做任何事情都要求完美无缺、按部就班、有条不紊，因而有时反而会影响工作效率，甚至一个计划都完成不了。

② 不合理地坚持要求别人也必须严格地按照他的方式做事，否则就心里不痛快，对别人做事很不放心，或者很难一起合作做事。

③ 犹豫不决，常推迟或避免做出决定，或者对于一些无意义的、陈旧的、无价

值的东西不能做出取舍决定。

④ 常有不安全感，穷思竭虑，反复考虑计划是否得当，反复核对检查，唯恐有疏漏和差错。

⑤ 拘泥于微末细节，甚至生活小节也要“规则化”“顺序化”，不遵照一定的规则或者形式就会感到不安或要重做。

⑥ 牺牲个人娱乐或朋友关系，在活动和工作中表现反常，但完成一件工作之后又常常缺乏愉快和满足的体验，容易出现悔恨和内疚的情绪。

⑦ 对自己要求严格，过分沉溺于职责、义务和道德规范，无业余爱好，拘谨、吝啬，缺少朋友往来。

⑧ 思维方式僵硬、顽固，缺乏柔软性和融通性。

以上八条诊断标准中至少符合四条以上，方可诊断为强迫型人格障碍。

在临床心理诊断和治疗中，强迫行为的表现多种多样、不胜枚举。本书将选取具有典型意义和代表性的案例进行剖析。

3 确认癖

具有确认癖的患者，其强迫行为表现为对一些事情反复进行无意义的确认，例如电灯是否关上、水龙头是否拧好、煤气是否关好、房门是否上锁等。然后反复核对检查，可以多达10次、20次，甚至至50次。其本质特征是对自我判断力的不信任，内心不安、疑虑或过于敏感，于是出现不能控制的、冲动性的强制检查行为。

一般来说，正常人也有确认、检查、清点的心理要求，与强迫行为患者不同的是，一旦证实情况安全，正常人的不安、疑虑情绪就会消失。而具有确认癖的强迫症患者，即使证实了可疑之处是安全的，没有任何问题，其内心的不安、担心也无法消除，仍会反复进行无意义的检查、确认。

还存在一种人际关系方面的确认癖，患者的内心会更痛苦。假如朋友有一段时间不打来电话，他会不安地想“我做了什么错事”“他生气了”“我讲了什么不中听的话”。大多数场合，可能是朋友正巧很忙，自己的事务或问题忙不过来，没时间联系他。而确认癖患者内心的不安会越来越强烈，会将事态越想越严重，这就是确认癖的心理特征。

案例（19） 送错的报纸

A，男，18岁，J国人，自述最初出现强迫思考是在13岁时。初次进行心理咨询时发现他是个非常有礼貌、谨慎的青年。母亲生他时年龄已经很大，父亲从事销售工作，所以经常搬家。A对搬家很厌恶，"我讨厌搬家，听到要搬家我会情绪消极好几天"。母亲的工作是送报纸，有时会叫儿子帮忙，他送一二楼，母亲送更高的楼层，这样A就要记100多个门牌号。"我已经熟悉了一个地方，再搬家，就要重新再熟悉、确认门牌号，有时会送错。"电话咨询时，他说过的话会反复再说。他不要父母陪同咨询，希望自己与心理医生交谈。

A自述在帮助母亲送报纸时，如果有送错报纸的人家打来投诉电话，A总是无法将头脑中不安的念头消除，第二天一定要一家家去确认，而且确认后还要反复再确认，以致1.5小时的工作要用三四个小时才能完成，影响上学。如果不确认，A就会感到强烈的不安和苦恼。A认为自己患强迫症与送报纸的工作有关。经过咨询，A的症状有所减轻。之后A的父母来到咨询室，经了解得知，A的亲子关系较好，但是强迫症越来越严重后A的学习受了影响。即使他不去送报纸，也会每天都想一遍"会不会送错"，有时还要自己再去确认一遍。刚开始时A被当地一位精神科医生诊断为不安神经症，断断续续地服药一年，效果不大。症状有所缓解后，又经常对数目进行确认，并反复洗手。A自己也知道这样做很讨厌，但就是抑制不住。在咨询中心住院的一周中有时表现较好，但是一回到家中就出现反复。心理医生认为，单靠心理咨询起不到什么作用，但A的父母坚信医生的咨询是很有效果的。而经过一段时期的心理咨询，A的症状也的确有所缓解。

咨询持续了两年后，20岁的A已经成为大学生，他再次来到咨询室。他在先前给心理医生的一封信中写道，他对事情的确认发展到只看到还不够，还必须用手再次抚摸。晚上睡觉前要把一天的事情在头脑中都过一遍，并且要反复想这件事是不是应该做。这样的强迫行为一直蔓延到早上的刷牙、洗澡上。刷牙要反复刷，并检查是否刷干净了，洗澡也要检查是否有哪一部分没洗干净。因为经常在这些事上花费很长的时间，导致他早上上学迟到，晚上睡得很迟。最严重的是，他洗澡要洗1小时，换衣服要用1.5小时。在穿鞋时经常要反复脱下再穿上，检查是不是脚不干净，是不是还有哪个脚趾或脚趾甲忘了检查。他曾服用治疗过敏的药物，经过一段时间治疗后，症状稍微平稳了。

A在读大学期间有一段时间休学回家，回家后常反复出现“我会不会杀死我的父母”“那根针会不会刺到我的眼睛”等暴力、偏激的想法。有时A自己也会想“我是不是疯了”“我是不是患了精神病”。他很清楚自己的症状，最使他感到苦恼的是这些念头总是挥之不去。他是虔诚的教徒，他常会想“我是不是有什么冒犯神的举动”，常常努力要压下对神不敬的念头。经过一段时间的治疗，A又返回大学继续学习。

A读大学时曾有段时间在鞋业公司打工，做的是区分鞋子尺码的工作。他的反复确认行为又出现了。工作时间虽然总是很长，但

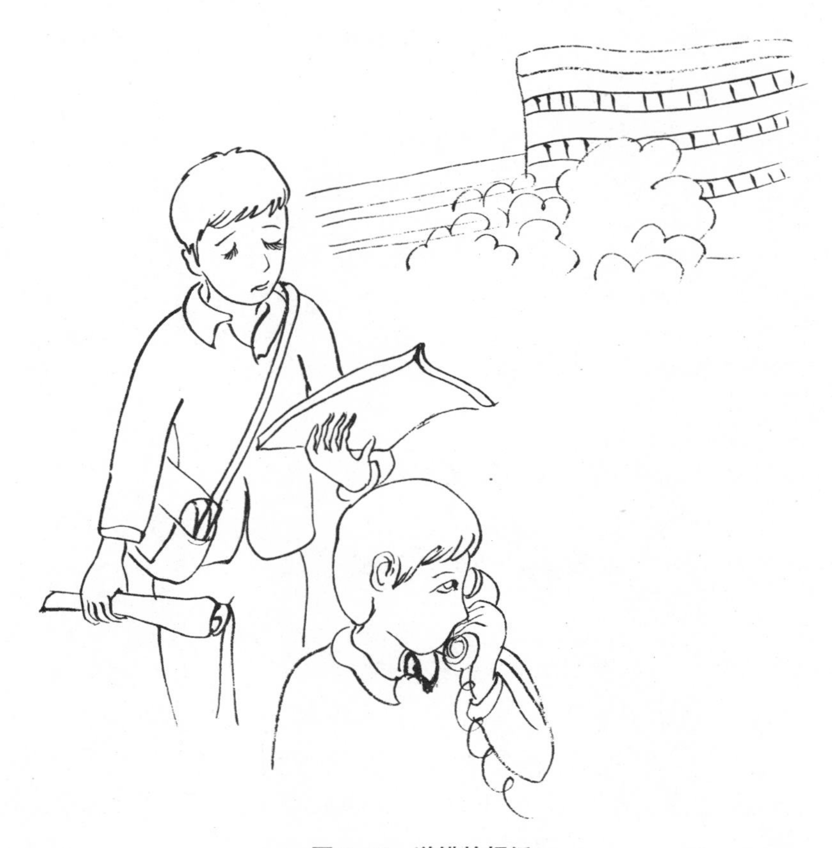

图5-1　送错的报纸

是从不出错，因此也得到了上司的赞赏。以后，A经过心理医生的劝导后不再做这份工作，但是其他症状又出现了，比如对数字6，13，60，66，130等相当忌讳，也绝对不说出口，在计算中如果遇到这些数字也一定用2与4、6与7、8与5等来代替。对于A的症状，心理医生采用了行为疗法，并让其服用抑制过敏的药物。药物完全不见效，若增大药量则症状稍有缓解，但嗜睡、前额疼痛等副作用也会加重。

这一案例中的当事人A始终满怀希望，对心理医生也充满感激之情，他的父母认为心理医生起了很大的作用。A现在仍断断续续地接受心理治疗。

案例(20) 少女的苦恼

某少女因严重的强迫行为来看心理门诊。以下是心理医生和少女在咨询中的对话。

心理医生(以下简称I)：告诉我，什么时候您最感到苦恼？

少女(以下简称P)：去年圣诞节前后。

I：您那时多大？

P：13岁。

I：现在是14岁，对吗？

P：对。

I：在情况最坏的时候，困扰您的是什么事情？

P：主要是我对一些事情不放心，心里不断想着要确认、检查。我明知自己做的是蠢事，也没有什么意义，但仍要去做。如果我不去做，便害怕会出什么事。

I：做的是什么蠢事？

P：早上穿衣服时，我害怕衣服和其他物品上有细菌，便站在那里将衣服和物品抖动了半个多小时。做任何事情之前我都要洗手，如洗脸前要洗手，穿衣前也要洗手。后来甚至更严重，洗手还不够，还要用酒精擦手。冬季天气寒冷，洗得手都冻裂出血了。我将手放在水中，血染得到处都是，看起来很可怕，人们都认为我有病或发生了什么事情。

I：您洗手洗得这么频繁，如果将洗手的时间累加起来，每天要花多少时间？

P：每天花6个小时左右。因为早晨6点钟得起床准备上学，所以没有更多选择，我能做的只是尽可能把衣服穿好。我甚至没有时间梳头，来不及吃早餐，所有这些事是那么复杂，我连做其他事情的时间都没有。

I：除了洗手和担心肮脏以外，还有其他症状吗？

P：有，凡是听到与细菌或疾病有关的话，我都认为是坏事。但我已做好准备，一旦听到这样的话，我便想其他一些事情，这样做那些话便会被勾销。

I：其他哪些事情？

P：一些犹如保护者的数字或话。

I：是什么？

P：开始是3和3的倍数，接着是如“肥皂与水”之类的话，后来变成123的倍数，真是太糟糕了。

I：您真的相信如果您不做这些事，坏事就会发生吗？您是真感到害怕还是仅有一种感觉？

P：我真的害怕会发生一些坏事。这听起来不可思议，我为了使人们理解我要做的事而多次向人解释，但他们都依旧说“这很愚蠢”。我也知道这种行为是愚蠢的。当我一人独处时，事情会比和大家在一起时更坏。当周围全是朋友时，我几乎会忘记这些事；而我一人独处时，便会东想西想各种事情——新计划、新仪式和新的想法——并开始越来越担心我关心的人会受到伤害。

I：谁是您最担心受到伤害的人？

P：家人。

I：具体是哪个人？

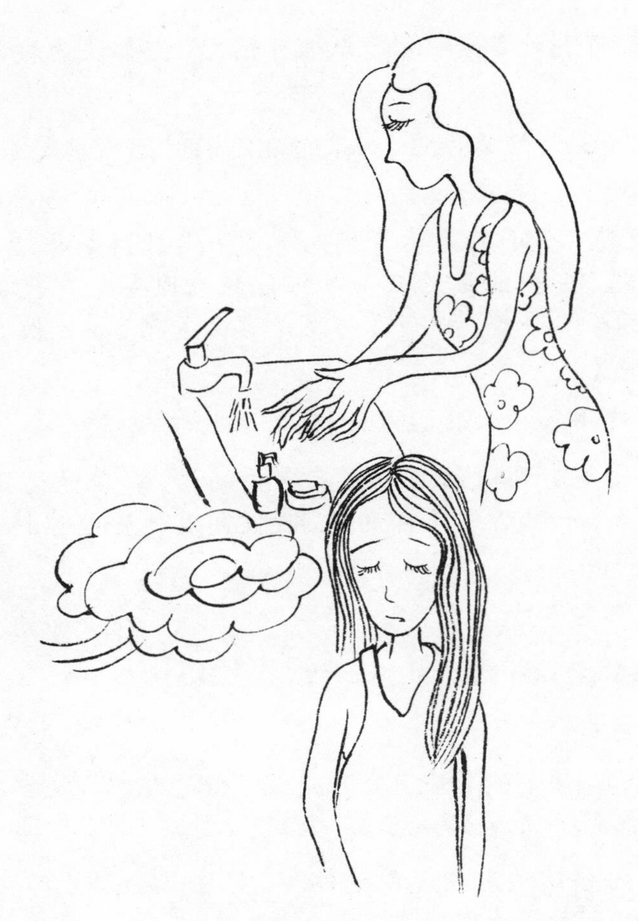

图5-2 少女的苦恼

P：我的祖母，她83岁了，我真担心。我知道她老了，不会活很长时间，我担心自己做的一些事会使她真的生病或遭遇不幸。

I：在13岁以前，您想过这样的事情吗？

P：让我想想……我母亲很爱整洁，这可能对我有影响。我也喜欢整洁，家人也从来不准我穿着带泥土的鞋在室内走动。

I：您因为喜欢整洁而频繁做某些事吗？它是否曾妨碍您做想做的事？

P：噢……做了许多次。例如我和朋友打算11点钟出发去某地，我想出发前洗一个澡，因此便要早晨6点起床，因为要反复确认是否洗干净，有时甚至用5个小时还未能洗完。

I：这是您13岁之后最感困难的事，13岁之前发生过类似事情吗？在您的记忆中这是第一次发生吗？

P：是第一次发生。

I：您曾感到您有其他关于外来力量、关于您能神奇地控制事物或被控制的特殊想法吗？

P：我非常害怕超自然事物。我不喜欢人家说我迷信，但我想我真的有些迷信。我小的时候，这些超自然事物没有困扰我，但现在我尽可能回避它们。例如，现在遇到数字“13”时，虽然不会困扰我，但我宁愿用数字“7”来代替。

I：那么您是迷信的，您从未听到有特殊的声音向您讲话或……

P：是的，我曾听到过，它像……如果我讲出来，人们会想象我看到一些小矮人在到处跳舞或做某些事情，但这是错的，因为它不像一种声音，只像是一种思想。

I：更像听到您自己的思想？

P：对。

I：您看到过别人看不见的事物吗？

P：没有。

I：我知道您在学校里与在医院病房中都表现得非常好。现在，强迫行为和以往的仪式对您还有影响吗？

P：每个人在一定程度上都有强迫行为。我明白我将来不会做什么太出格的事情了。对某些事情我仔细检查两三遍，是因为这是一个特殊事情；我阅读某些东西，如果真的不理解它，可能会再看一次，然后又看一次，达到3次，这些都不是什么特殊的事情，真是太好了。我外出时淋浴、穿衣服、洗脸、刷牙，所有对这些事情的确认用了不到半个小时，这对我来说真是好事，因为我以前可不能做到。

这是美国《精神障碍诊断与统计手册(第四版)》提供的案例。通过心理咨询中心理医生和患者清晰、生动的对话描述,将少女的强迫思考和强迫行为明确展示出来。这些已成为少女苦恼的重要根源,并且干扰了她的日常生活。

少女内心有许多让她不安的强迫观念,例如,她认为自己可能做了些会使祖母患病的事情;她认为衣服上有细菌。为了“中和”这些让她苦恼的观念,她发展出种种确认性的强迫行为。这些强迫行为是重复的、被迫的、必须严格按一定规则进行的行为。例如,她听到与细菌或疾病有关的话,就要说数字3或3的倍数或者类似“肥皂与水”的话去获得解脱(“勾销”它)。虽然这些行为是打算用来预防苦恼的思想或某些可怕的事件的,但它们与预防的事情在现实中并无联系,并且显然出现得过于频繁。冬天为了预防细菌感染而花几个小时去洗手,洗到双手冻裂出血。虽然好像是真实的危险所引发的情绪反应(“我真的害怕会发生一些坏事”),但理智上她总是知道自己的害怕是不合情理的,与现实的问题无关(她的朋友说“这很愚蠢”,她也知道其行为是愚蠢的)。在病情严重时,有少数患者可能不再认为强迫观念和强迫行为是过分的或不合情理的,这表明患者的自知力不足。但它与精神病中的幻听、幻觉有区别,因为少女十分清楚那是自己的一种思想,即强迫思考,而不是一种“声音”,并且为之而感到苦恼,说明她并没有完全丧失认知能力。

案例(21) 无休止的计算

D,男,36岁,未婚,大学毕业后从事工程技术工作。

D从初中二年级起就有强迫行为和强迫思考,常因思考某一问题而无法自拔,爱钻牛角尖。其病程长达20多年。D高中毕业时,由于存在强迫症状,导致高考失败。复考进入大学后,症状逐渐加重,对许多问题都会强迫自己进行研究、计算和思考。例如:A=B=C,A=6,B=C=6,那么A=B=C是否一定等于6?对此他反复在纸上验算推导。另外,分子式O_2表示氧气,那么氧气用O_2表示,等式是否成立?如此简单的问题,他都花费数月时间,不断推导验证,搞得自己精疲力竭,难以入眠。常常一个计算问题解决了,另一个新问题又出现了,不断地强迫思考。作为大学生,他明知这样做是不必要、不合理的,而且自知所计算的问题是无价值、无意义的,但是不这样想、这样做,他就无法解除内心的不安,因而无法摆脱这种无聊的“文字游戏”。明尼苏达多相人格测验的结果显示，其强迫倾向和抑郁倾向十分明显。

D从儿童时代起就性格内向，说话不多，喜欢一个人独自看书，在公开场合不爱发表意见；凡事力求十全十美，办事极端认真负责，刻板拘泥；犹豫不决，对自己的所作所为常常不放心，有不安全感。他锁门后要反复检查数次，生怕出差错，不安全；看电影时，票根也要反复检查十余次，以免坐错位置。

D的父母也具有强迫性格特征，因此自幼D的家庭教育就带有过分严格、刻板和优柔寡断的特点，使他一方面追求完美无缺，另一

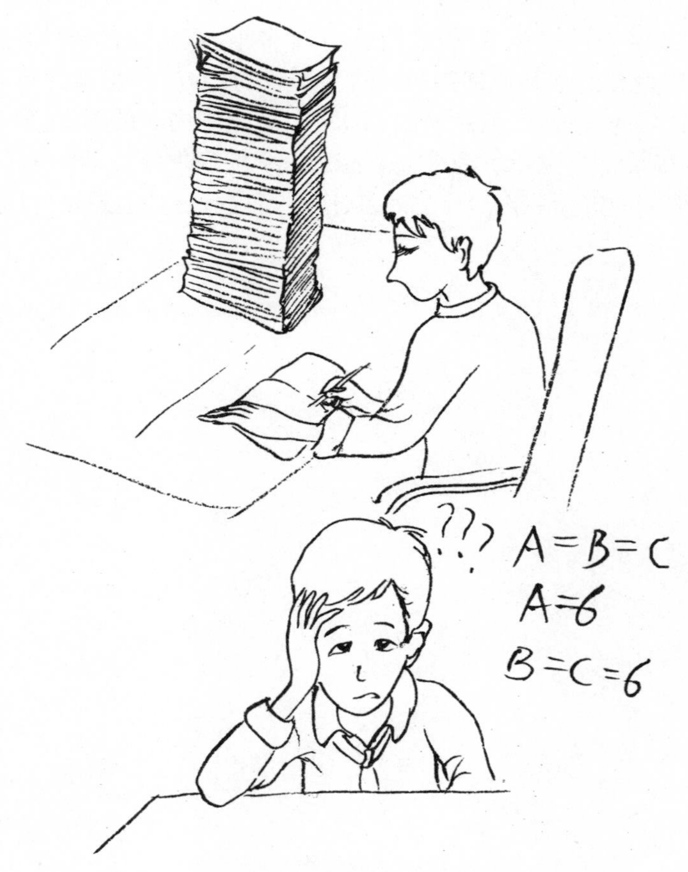

图5-3 无休止的计算

方面又胆小、敏感、不安。这是因为他虽追求尽善尽美，想对所有的问题作出解答，但又怀疑自己的能力，体验到了紧张与不安，这种感觉又促使他再去推导下一个问题以证实其能力，想以此来缓解这种不安的情绪。D明知这样做是无意义的，但潜意识里的“计算冲动”促使其苦思冥想、殚精竭虑，仿佛只有这样做才能释放其内心的紧张与不安。

在这个案例中，当事人D的“计算癖”实际上是一种强迫确认行为。其临床病理特征主要体现在“强迫性的穷思竭虑”（obsessional rumination）上，是强迫思考或行为中较严重的一种。患者经常不断地想一些无意义的问题和观念，常常一个问题解决了，又产生另一个或一大批新的问题，永无止境。D的这种有意识的自我强迫和自我反强迫同时存在，折磨他长达20多年，致使他长期身心疲劳、精神紧张，并且产生继发性的情绪忧郁问题。这一症状的特点是，患者计算、推导或确认的事物，是其自认为无价值、无意义的“问题”，但出于内心的不安、紧张和敏感，他只能以计算和确认这类强迫行为来释放潜意识中的病理性冲动。在心理治疗过程中，除了进行精神分析和药物治疗之外，还应适当进行脑神经系统的诊断和检查。

4 洁　癖

强迫行为最为常见的临床表现是洁癖。许多患者对细菌、不洁之物有恐惧感，他们不断地洗手、洗脚，清洗整个身体，甚至发展到清洗家中的墙壁、地板、煤气灶、家具以及室内的所有东西，否则他们的内心会感到极度的焦躁不安，难以忍受这种状况。

案例(22)　黏附物

G，14岁，男，中学二年级学生。问题主诉：害怕肉眼看不到的细菌或其他黏附物钻入皮肤中，有反复清洗的强迫行为。

G由母亲陪同前来做心理咨询，其主诉是反复洗手，一天中最多要洗手几十次。此外，一天洗3次澡，洗后穿衣服有固定仪式，这些行为每次要花两小时之久。症状已持续了两年，到某著名大学的附属医院去治疗过，吃药时症状暂时消失，但不久又恢复了。此外也进行了几个月的行为治疗，但不见效。G总是说，皮肤上的东西太脏，一定要把它洗下来。

G的家庭关系和睦，父亲是一名工程师，工作非常辛苦，母亲在医院工作。

G在中学里喜欢生物学、植物学、遗传化学，学习认真，成绩优秀，其中生物学成绩极其优秀。中学老师推荐他今后攻读名牌大学的生物学专业，建议其今后成为生物学家。G根据自己的感觉和认知相信身体是肮脏的，在这个世界上有许多肉眼看不到的黏附物，它们携带细菌，十分肮脏，会黏附在皮肤上。为清除这些黏附物，他每天用酒精擦洗家里的家具，还不让其他人进入家中。在医院做脑电图后G回家反复洗头。在治疗中，G说黏附物接触皮肤后会进入体内，融入血液，而水是没有危险的，故彻夜洗头。

G很和蔼，彬彬有礼，对人亲切，尤其受到妇人和老人的喜欢。但由于患强迫症，他缺少知心朋友。

药物治疗和心理治疗进入第二阶段后，他的强迫症状全部消失了。但回家后又复发，且服用药物时有抗药性，晚上一个人独处时他又开始不停洗手。在心理治疗中G保持乐观的态度，一直到其16岁时，症状才逐渐消失。

案例(23) 臭　脚

C，男，19岁，应届高中毕业生。高三下学期开始，C突然成天想洗脚，一天少则洗20余次，多则洗30余次，手脚洗得发红发痛也不停止。如果条件不允许，心里就老惦记着洗脚的事。他说只有洗脚时才能不焦虑。每次洗脚一定要用最贵的香皂，否则就怀疑没洗干净。C明明知道洗脚是一种毫无意义、毫无价值、浪费时间的做法，但就是无法控制自己的行为，感到痛苦不堪，随之出现失眠、多梦、焦虑和没有安全感等症状，在心理门诊中迫切要求尽快摆脱困境。

根据C的回忆，强迫行为发生的原因是受了一件事情的刺激。那是高二下学期的一天，天气十分闷热，C和几个同学在教室里讨论功课，当时C不知不觉地脱下球鞋透气，这时有位女同学尖叫起来：“真臭！”当C明白自己的脚是“臭源”时，已来不及将球鞋穿上，几双眼睛都盯着他的脚，C顿时感到无地自容。为了消除这种自卑感，他开始不断洗脚。

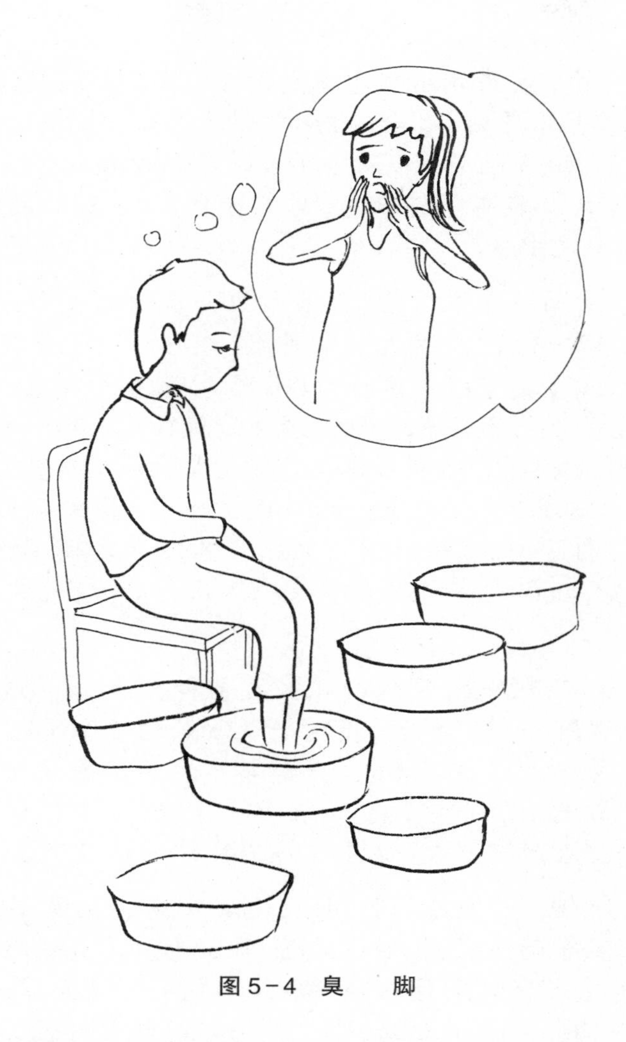

图5-4 臭　脚

此案例采用催眠暗示疗法进行治疗，取得较好的治疗效果。一年后随访考入大学的C，他的强迫行为已基本消失。

案例(24) 血　迹

J，少女，15岁，中学生。在心理门诊中自诉情绪焦躁，有抑郁、厌世感。其自述如下：

"我的父母都是从事科研工作的知识分子，他们在工作上向来一丝不苟，对我也要求很严。比如，作业要保持整洁，饭前一定要洗手。

这些我当然照办，虽然开始时我不太耐烦，但后来就习惯成自然了。这习惯有时也有坏影响，有一次，同学借我一本书看，几天后还回来时书皮都皱了，还弄脏了好几处，我当时就和她翻脸了，她到处说我‘小气’‘有洁癖’，我感觉特难受，写了好多日记，最后决定：‘走自己的路，让别人说去吧！’

“我14岁时第一次来月经，在我们班是最晚的一个，我早就知道这些生理卫生常识，但因迟迟不来月经，老怀疑自己是不是有毛病。那一天正在上课，我觉得身体乏力，肚子也隐隐作痛，怀疑自己生病了，就趴在桌子上。下课后我想向老师请假回家，谁知一站起来，身后一个女同学就大叫：“你裤子那儿怎么了？”我一下子明白过来，从前我一直担心这个，现在最害怕的事成了现实，我又羞又气，觉得大家全盯着我，嘲笑我，我一路哭着回家。其实那天我穿的是牛仔裤，血迹并不明显，应该没有引起太多人的注意，可是我感觉自己一生一世都不干净了。

“从此，我变得很怪，别人一碰我的手和衣服，我就本能地厌恶，马上要去洗，洗了一遍又一遍，有时一洗就是两三个小时。为了不碰到别人，我从来不乘公共汽车，总是骑单车上学。每月来月经的那几天，我简直不敢出门，有时装病，实在要去学校，即使大热天我也要穿两三条裤子，坐在教室里，我忧虑得一分钟都安静不下来。

“后来我越来越‘敏感’了，每天无数次地害怕做事出错。上学路上，我要停下车两三次，检查书是否带齐，作业本是否带了；晚上做功课时，老是觉得台灯位置不对，摆摆弄弄，一晚上啥也干不了。有时间就想清洗自己身边的东西，尽管我想克制自己，但总是忍不住。

“近两个月，我简直要崩溃了。在学校里，老觉得同学们在背后议论我，而且有意不让我听到，别人找我说话也老觉得他们笑里藏刀，老师也总是和我作对，明明知道我不会说话，还指定我参加学校的演讲比赛。

“两星期前在上学的路上，我正骑着单车，突然想把车一摔，随便它撞成什么样儿。这种念头折磨着我，我不是想自杀，就是有这种摔车的冲动。开始时不敢对家里人说，怕他们吓着。后来，我觉得受不了了，如果再不想点办法，我说不定哪一天就真的干傻事了。”

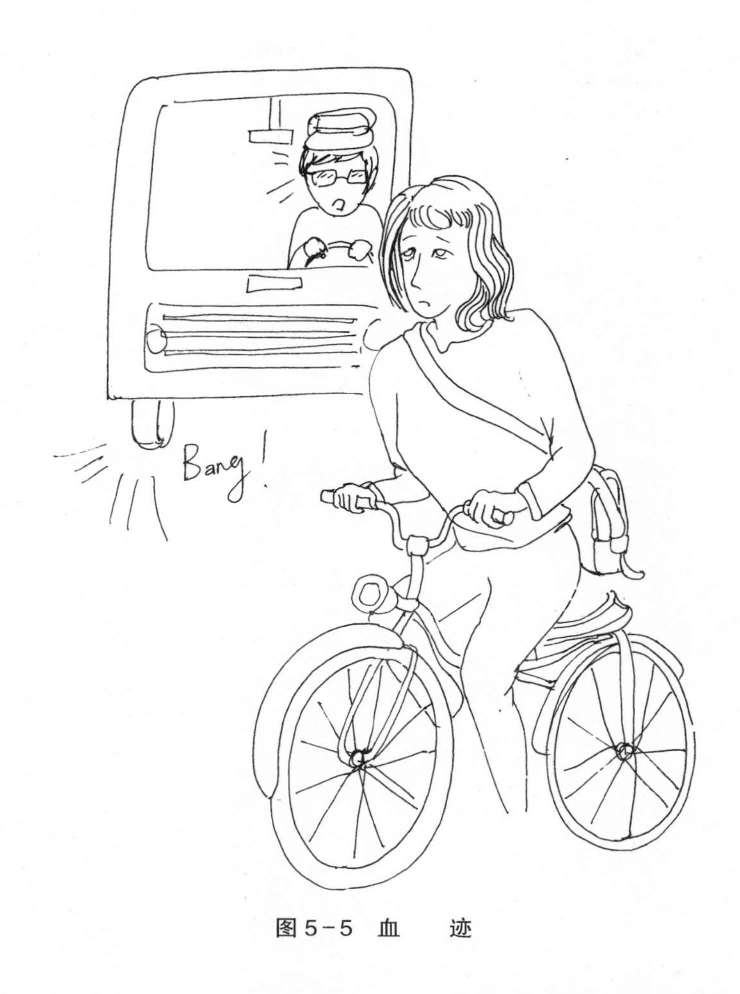

图5-5 血 迹

这一案例中的当事人除了有强迫行为外，还伴有严重的抑郁情绪。这种情况在强迫症的病程中或发作后常出现，在诊断和治疗中必须加以注意。

案例(25) 不洁的性行为

莫里斯，男性，19岁，A国人。在心理门诊中主诉：每天早晨花一小时用肥皂洗手，因强烈搓洗，往往擦伤手上皮肤，甚至渗出血来。同家人出去旅游，在车上感到呼吸困难，需自己开车方可缓解。

他回忆自己的强迫行为开始于13岁时，当时他清楚地记得父母带他搬入新家后，他的表现非常神经质：他用水管反复冲洗家里的

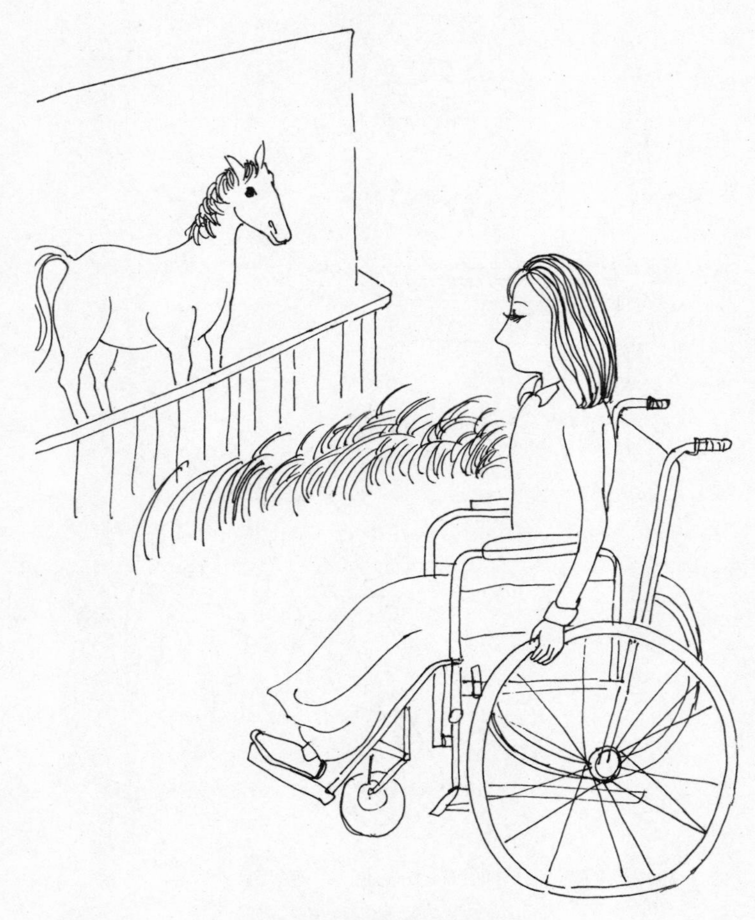

图5-6　不洁的性行为

椅子，然后反复洗自己的手。洗椅子时，头脑中经常浮现出母亲坐在轮椅上的形象。到初中时，每当发生上述强迫思考和强迫行为时，头脑中母亲坐在轮椅上的形象就转变为与父亲骑马外出，以及父亲在马厩里与一女子做爱的情景。心理医生问他是否有仇父或恋母倾向，回答说从未有过。后来经过询问得知，他关于父亲的印象根本无具体事实存在，只是对父母的性生活有强烈的关心和幻想而已。

此外，莫里斯对自己所写的字不满意：边写字边擦掉，反复写反复擦，直至无法记笔记，从而影响其学校里的学习成绩。莫里斯对班上的一名女同学很有好感，该女生也喜欢他，但该女生对其强迫思考一事毫无觉察，莫里斯对自己不敢告知女友此事而感到羞愧。与女友发生性爱关系后，上述强迫行为有所减少，但新的强迫思考又产生了：自己是否染上了性病？于是又不断反复洗手、洗澡及清洗生殖器。两年后，其清洗生殖器的症状才消失。这期间，医生让他服用药物（抑制过敏药物），结果完全无效。其父很着急，问医生父母的婚外性行为是否对子女的强迫思考有影响，并坦承自己有婚外性行为，但并不是在马厩中。

案例(26)　精液过敏

Q，青年女性，已婚，夫妻感情不和睦。在心理门诊中自诉情绪忧郁。

Q的强迫症状表现为全身任何部位被他人或物品碰触，即感到沾上了“脏东西”，必须立即洗涤，否则就会焦躁不安。每当试图克制、容忍这种感觉，就会出现胃部不适、情绪不宁、食欲下降等现象，只有通过不停地洗手、洗衣，心情才能恢复平静。

来心理门诊前三个月她症状加重，觉得“脏东西”无止境地传递，如从手上传递到外衣上，又从外衣上传递到内衣上，最后从内衣上传递到被褥、枕头上，因而她每天几乎要无穷无尽地洗衣物、被褥，直至深夜，影响她的睡眠。这种对于“脏东西”的恐惧使她不想去上班，只愿卧床以免与外界接触，自感痛苦万分，身体消瘦，精神疲惫。经多种药物治疗均无效。

Q前后共接受了7次心理咨询和治疗，症状有所改善。

在第一次心理咨询中，Q怀着焦虑、痛苦的心情滔滔不绝地谈了她的病症约1小时。主要倾诉“脏东西”如何来回传递，以致她无休止地洗衣物至深夜，影响了工作和与他人的相处。在其自述病症的过程中心理医生难以插话，因而只能耐心倾听，约她下次再来就诊。

第二次咨询时，Q的情绪比上次稳定了许多，认为终于找到了一个能耐心倾听她的叙述并能理解她的人。她要求心理医生谈谈对其病情的看法，此次医生主要告诉她她患了强迫症，可治愈，但要有一个过程。医生让她具体谈一谈“脏东西”究竟是什么，Q说是精液，因

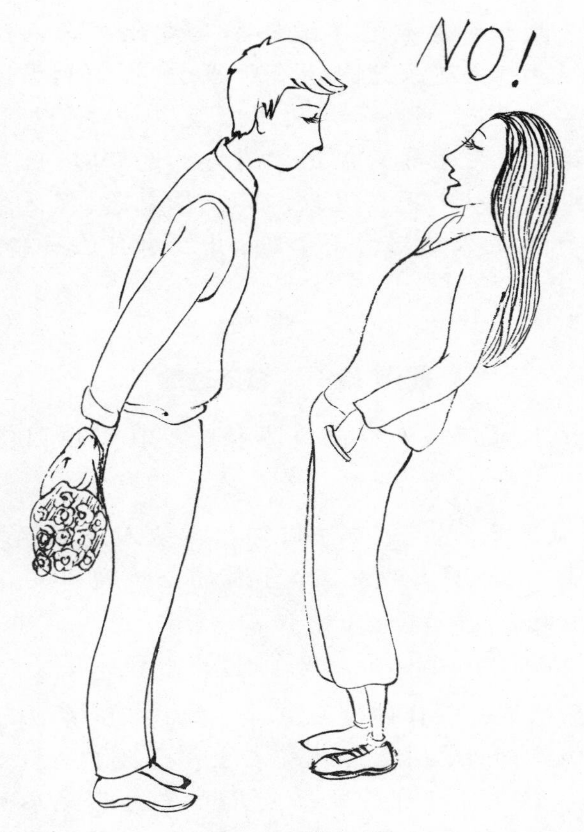

图5-7 精液过敏

她在工作中接触到不少婚外恋的案件，怕有人把精液黏附在衣服上又间接黏附到她身上。从谈话中医生了解到她特别恐惧精液，遂确定下次咨询内容为：为什么她会对这种人体排泄物过于敏感。

在以后的咨询中，Q说她以前在调查婚外恋案件时，了解到有些男女在光天化日下做爱，而自己很厌恶这种行为，“过敏”可能与此有关。Q还向心理医生谈了自己的恋爱史与婚姻史。她15岁初恋，爱上了一个同学，但这段恋情由于父母的反对而被迫中止。两人曾约定30岁以后再结婚，但没过几年她就得知对方结婚的消息，她自己尽管痛苦万分却信守诺言直至30岁以后才结婚。结婚前夕，初恋对象来看她，声称自己犯了一个最大而又无法挽回的错误，并与她依依惜别。Q婚后夫妻感情并不好，丈夫另有新欢，使她精神上再次受到打击。

虽然Q不认为婚姻生活中的创伤与自己的强迫行为有什么关系，但心理医生却从这次谈话中了解到她恋爱受挫，为心理治疗找到了线索和出发点。心理医生告诉她，她的症状肯定与此有关，但还不能充分说明为什么她对精液如此敏感。为进一步了解情况，心理医生让她好好回忆一下幼年的生活及所受的家庭教育。Q谈到自幼家教很严，父母不许子女说一句粗话，家庭中从不谈论男女话题。自青春期月经来潮后，每次放学晚一点回家，母亲就要追问，从不许她在外过夜，中学时也不许她与男同学接触。这使她逐渐认为，男女接触是肮脏的行为，对性行为的产物精液则尤为惧怕。结婚后每次与丈夫性交完毕也总会彻底洗净。

以上“血迹”“不洁的性行为”“精液过敏”三个案例具有共同性质：洁癖等强迫行为的发生，与当事人性心理的成长、压抑以及性意识受挫有关。案例“血迹”中的少女，其强迫行为的发生有明确的外因，即生理期经血渗出裤子而被人看见，造成心理上的强烈受挫感，最终形成强迫症状。而案例“不洁的性行为”中的莫里斯则因对父母的性生活和父亲的婚外恋有强烈的“关注”，但自己又知道这种“关注”是受到谴责的，是一种异常的心理表现，因而拼命地压抑，结果导致强迫思考的出现。莫里斯对这种强迫思考的抵抗、处理，最后转化为对生殖器的强迫清洗行为。

案例“精液过敏”中的Q对精液的过分敏感和恐惧，是她恋爱、婚姻受挫及性爱受到压抑的心理表现。当事人的强迫症状表面上是表示自己爱清洁，讨厌和鄙视性行为，害怕精液，实际上是性意识受挫后，性欲望得不到满足的另一种表现。即用对性行为产生的“脏东西”——精液的反复清洗行为，来实现其被压抑了的性欲望。“精液过敏”的背后，是以性强迫思考为核心的歇斯底里的反应。

5 收藏或整理癖

涉及这类强迫行为的案例数量不多，容易被人忽视，因而一旦当事人来到心理门诊时，往往症状已发展到相当严重的程度。收藏是一种个人的爱好、兴趣和休闲活动，如收集邮票、古董、艺术品和自然界标本等，但强迫行为中的收藏癖并不是收集和贮藏有益、有意义的东西，许多患者是不断地收集和贮藏废纸、包装纸、纸屑、烟头或破碗等无价值的东西。强迫行为中的整理癖，则是对家中的箱柜、旅行包中的衣物或物品反复取出又装入，抽屉反复开闭又反复地整理，或者对家里的家具物品等反复清洗、整理，按照严格的次序摆放，并不断确认是否整理得当的病理行为。正常人的整理行为是出于卫生习惯，整理是为了使生活更舒适、更有条理；而强迫行为中的整理癖，其结果刚好相反，往往严重干扰和影响了患者自己或他人的日常生活。

案例 (27)　有“价值”的物品

W，男，到纽约市医院看急诊，诉说身体不适、发热及咳嗽，被诊断为上呼吸道感染。医生开处方时，W眼泪汪汪地透露他无家可归、心情抑郁及不想活下去。一位精神科医生被邀请参与会诊，并获得如下补充资料。

这一个月来，W都住在公寓的地下室里，在餐馆进食和到健康俱乐部洗澡。其食欲、睡眠都不好。他原来住的大套间里堆满了废旧报纸、杂志和书籍，由于不愿清除任何物品，塞得连门也进不去。

他12岁便开始收集棒球明星卡片，后来又收集旧书籍和杂志。父母是来自东欧的贫苦移民，保留一些有朝一日可能有价值的东西的想法对他们来说是不足为奇的。然而套间终于过于杂乱，父母认为他的东西都是一些"垃圾"，便将他的许多收集物丢掉。他从垃圾堆里将它们捡回来，从这时起，他的收集行为便成了与家人及工作单位的雇主发生冲突的焦点。

他并不主动去收集东西，但一旦拥有一份报纸、一本书或一本杂志，他便不能丢弃它，因为"上面可能印着有价值的东西"。他只要一想到将东西丢掉便极度焦虑，以致他不敢丢掉任何东西。

多年来他在一些高级公寓当看门人。他在工作场所堆放物品，有时因公寓的保洁人员要将其物品清理出去而与其打架，他总是因此而被开除。和他一起生活了10年的妻子因为不能忍受他的行为而离开了他。他有一个25岁的儿子，父子俩很少见面。

他20多岁时第一次接受治疗，但不是因为收集行为而是因为"心境变坏，身体垮了下来"。当时他不能工作，进食和睡眠都成问题，"甚至连抬起脚来都觉得费劲"。他在精神科门诊看病多年，在长期治疗中，用过各种抗抑郁药和抗焦虑药。

10年前他离婚后将一部分收集物搬到自己的套间，另外租了个地方放其余物品。新套间渐渐地也塞满了报纸、杂志和书籍，他要经过一番努力才能进门并走到床前。上个月因为要将东西推开而扭伤了肩膀，此后他只好不进家门，弄来了一张折叠床，住到公寓的地下室里。他能理解"不能丢掉东西"是不合情理的，但是他一想到要清除收集物便焦虑得无法忍受。

这是来自美国的一个心理治疗案例。W长期存在的、最突出的问题是不能清除大量收藏的物品，它们已完全破坏了他的生活。对于这个问题如何下诊断并不完全清楚。许多人不愿丢掉他们认为可能有价值的东西，如果这种做法并未导致苦恼或损害，不宜诊断为精神障碍，但W肯定不是这种情况。只有一个可能，收藏行为是强迫型人格障碍诊断标准中提到的一个症状，它可见于半数患该障碍的患者。但是W没有该障碍的其他特征,如做事要求完美无缺或过度献身于工作。

收藏行为有时可见于精神分裂症患者,是行为紊乱或行为怪异中的一种,但W不存在精神分裂症的特征性症状。想到丢掉东西时出现焦虑感,可提示为强迫思考,但是在真正的强迫思考中这种想法是自我失谐的(ego-dystonic),而W的想法并非如此。强迫行为是患者参与的重复行为,并且是以刻板方式执行的,是对强迫思考的响应,而本案例中的收藏行为事实上是不能作出适当的行为(即丢掉废物)。

研究强迫症的专家一般将极端的收藏行为列入强迫症谱系中。他们指出许多"收藏者"的表现,事实上符合强迫行为标准中的核对行为或其他强迫性仪式行为,即使其收藏行为有些是自我和谐的(ego-syntonic)。他们也指出,如果这些患者的收藏行为被阻挠,他们会极度焦虑。美国的一些精神科医生把这个案例诊断为"焦虑障碍"或"人格障碍",但我们仍然把它诊断为强迫行为。

案例(28) 露宿在公园的长凳上

L,男,35岁,有事业心,是位优秀的律师。他的强迫行为是不断地整理、打扫自己的屋子,乃至一尘不染到自己不愿住进家里,而是每天夜里露宿在公园的长凳上。

心理医生在没有与L相遇时,总认为露宿在公园长凳上的人是流浪者或无业游民。见到L后,才发现并不尽然,其中某些人是因仪式化的强迫行为而如此的。

L住在美国B市郊外,精明能干,他的理想是在B市开一间最大的律师事务所。他的声音热烈而有雄辩力,心理医生觉得,他很聪明,有不可思议的魅力,在叙述症状时思路清晰。他头发较短,来心理咨询室时穿休闲装。他自述已有两年时间睡在公园长凳上。一次,在看了健康频道的有关强迫症治疗的节目后,他打电话去询问,对治疗强迫症有无新药很关心。

L来咨询时看不出是精神疾病患者。小时候,他喜欢穿得很漂亮,儿童时期就有反复洗手的倾向。

母亲在他13岁时去世。他回忆起母亲也有强迫倾向,问心理医生强迫症是否会遗传。母亲的强迫症状是每次旅游前要整理箱子,然后一次又一次地把东西从箱子里拿出来，再一件件放进去，如此反复数回。她会想那些衣服洗过没有，有没有洗干净。家中的地板、墙壁每天都要清洗，并总在想地板、墙壁上有没有脏东西。L有个弟弟，在童年时也有洗手倾向。L到了高中、大学是非常聪明的学生，成绩名列前茅，但在读高中、大学时，L的洗手行为更为频繁。

在那段时间里他也想治好自己，因此曾去过不少咨询机构和医院。他睡在公园长凳上，但并没有其他精神疾病的症状。在读大学时，L在洗手问题上形成"苦战恶斗"的局面，有一段时间洗手行为有所减少。L的父亲是兽医，很忙。在父亲的建议下，他进入大学攻读法律专业。

他自己也想从强迫行为中摆脱出来，但做不到。L的心理问题一方面源于母亲死后他得到的照顾很少；另一方面源于父子间沟通较少，父亲一般只提忠告，对孩子的苦恼并不知道。心理医生问L，为何不在一开始洗手倾向出现时就制止？他回答："最初不认为洗手是坏事，所以没有刻意制止。"高中时他有饮酒现象，被控制住了，原以为洗手行为也能控制住，但不知什么原因就是停不下来。L有隐藏自己的强迫症状的倾向。据他说，高中时越隐藏症状，症状越恶化。有时半夜起来洗好几次手，睡觉时会回想今天手接触了什么东西。父亲并不知道这些，只为这个孩子学业优秀而感到自豪。

进入法律系后，L与父亲分开住。大学一年级结束时，他洗手的症状在一个月中天天出现，很痛苦。此外，对所住的公寓他也要不停地大扫除、整理。出门时不愿走邻居家的路，衣服不能碰到邻居家的栏杆。L认为，有时并不是家里不干净、不整洁，而是吸尘器不开，听不见清扫的声响，心里就不安。大学二年级时L对自己的状况心灰意冷，平时会把公寓打扫干净，但不回去住。

心理医生让他讲讲近两年的情况。L说他一般睡在公园的长凳上，周围的树丛要多一些。一开始觉得自己像流浪者而有羞耻感，后来这种感觉逐渐消失了。一次睡袋被公园长凳上的钉子钩了一下，他回家后反复检查睡袋，花了一两个小时，看是否有其他地方坏了，然后用肥皂和开水反复洗烫。他说，若不这么做，就会感到恐惧，而洗烫后再睡，有回到天国的感觉。

L平时在图书馆学习。有一年,他觉得睡长凳比睡在家里还舒服。心理医生问他:“外面不是更脏?”他答:“对,我自己也感到不可思议。我喜欢选择不怎么干净的场所。除公寓外,什么地方都没关系,只要那地方不怎么干净。”心理医生又问:“你睡公园长凳,警察干涉吗?”回答:“没关系。大学同学都知道我睡长凳,而且警察也不会找睡长凳的人的麻烦。”

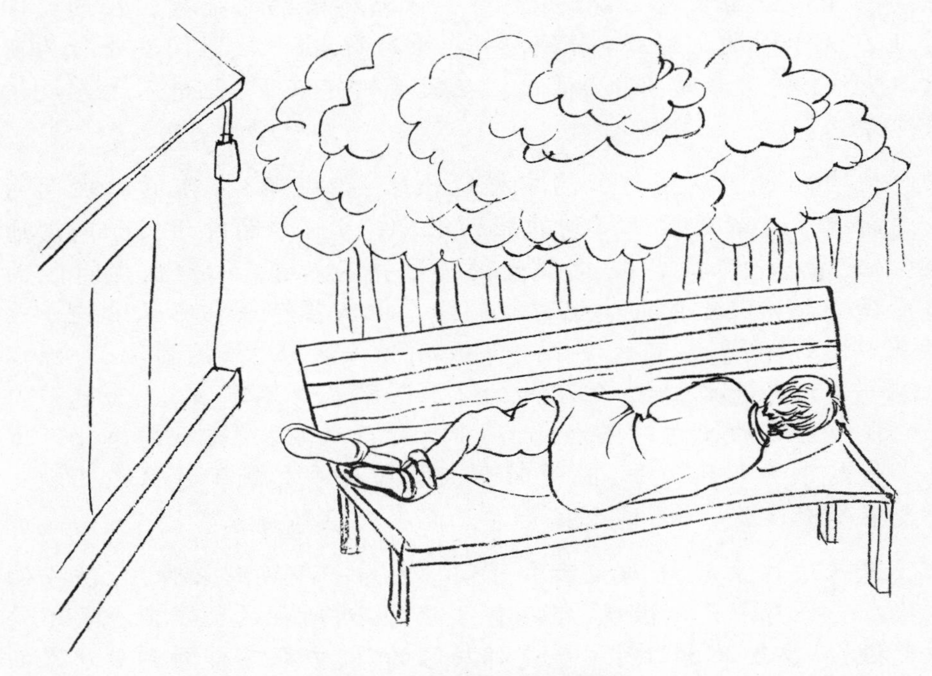

图5-8 露宿在公园的长凳上

但有一次,他还是与警察相遇了。当时,警察在找一个有褐色头发的罪犯。L的头发有点发褐,警察要辨认他是不是罪犯。他说,当天天气寒冷,他钻在睡袋里,突然发现有手伸入他的睡袋,警察用手电筒照他的眼睛,并把他送去警察局,最后证实他是一名研究生。警察问他:“你那么优秀,为什么睡在长凳上?”L不想告诉他们,就说自己睡不着,出来散步,后来累了就顺便睡在长凳上。警察不信,因为散步的人不会携带睡袋,但最后还是释放了他。有了这次遭遇后,他认为今后应睡在更隐蔽的地方。

之后他的症状并没有改善。一方面，家里要保持整洁；另一方面，他在孤独、肮脏中度过一个个夜晚。但L始终没有绝望，即使他反复洗手时心中充满了无力感，但他还在想，有什么“妙法”可以让他从强迫症中逃出来。按心理医生的分析，L的这种想法是常见的，这种逃避念头是强迫症患者的共同心理表现，可称为对症状的“回避欲”。

25岁时，L从法律系毕业。现年35岁的他，3年前与一位同班同学结了婚。

妻子负责家里的清扫工作，但L总认为她整理得不干净。他们不住在一起，妻子曾想与L离婚，但别人劝她，说L是优秀律师，而且他并没有婚外恋行为。妻子建议他住院治疗，可出院后，L的症状有所反弹，更厉害了。他与妻子分居，情绪抑郁。心理咨询对他有疗效，一开始时他能控制情绪，咨询后他有轻松感。在药物方面，抑制过敏的药物对他完全不起作用，而且还有副作用，服用后他只想睡、呕吐。他不能忍受，只能停止服用该药。

现在，他的治疗方案为：寻找其他更合适的药物；心理咨询（行为疗法）；与妻子住在一起，心理医生认为妻子的照顾对他的生活更有好处。现在，L一边努力工作，一边仍在搜寻治疗强迫症的方法。

这个案例的罕见与奇特提示我们，一方面作为律师的L既聪明又有能力，对待工作认真、严谨，并且事业有成；另一方面他的强迫行为又非常愚蠢可笑，缺乏理性——L为了保持家中的整洁，宁可睡在公园长凳上。L在家中表现出洁癖等强迫行为，但在外面却喜欢并不怎么干净的公共场所。因此，他的强迫行为并不属于真正的“洁癖”，而是应诊断为“整理癖”或强迫型人格障碍。

L的强迫行为充满了矛盾，例如家中不整洁、不干净，内心便不能忍受；而家中整洁了又怕弄脏而不愿居住，宁可住在不怎么干净的场所，他觉得这样更舒心，内心更平静。这种矛盾的性格和行为来自他内心深处不可抑制的极端冲动，即潜意识中的不安和恐惧的念头，这些念头致使他的强迫症状以一种奇异的方式表现出来，决不能将之视作一种个人的生活习惯。

6 冲动与禁忌

前文说过，强迫行为的背后隐藏着深刻的个人性格及行为特征，而最显著的特征是矛盾性。强迫行为患者一方面由于无法抑制的强迫思考而形成各种病理性的冲动行为，形成“不这么干不行”的奇特仪式；另一方面又因为内心的不安、疑虑或恐惧等念头，使其生活或社会活动遵循机械、刻板的“规矩”，这种“规矩”成为他们生活的桎梏，使他们落入“牢笼”里，倍感苦恼和痛苦。

案例（29） 控制不了的小便

小洪，男，19岁，某理工大学的大学生，从浙南农村考入该校。主诉无法控制自己想要小便的冲动念头，但进入厕所后又不一定有尿，情绪十分焦虑和苦恼。

问题发生在小洪入学之初，和同学们一样，他愉快地投入紧张的军训之中。但军训进行两周后，他突然患了阑尾炎，需入院治疗。这对一个好学上进、不甘落后的“常胜将军”来说，无疑是一个沉重打击，他自称心里“苦恼极了”。

军训结束不久，他说自己莫名其妙地出现了一种非常奇怪的现象：整日总想撒尿。特别是上床睡觉前后，想撒尿的念头更加强烈，每隔5—6分钟就得上一趟厕所，却尿量不多或根本没有。小洪想撒尿的念头无法消除且日益严重，这严重影响小洪的休息和第二天的正常学习，他内心十分苦恼和焦虑，但是又不好意思对周围的同学讲，只好每天往校医院跑。医生检查后认为其泌尿系统没有异常，虽给他配了一些药物，但由于这是一种心理障碍，药物的效果并不明显。小洪在不能自拔的情况下，才前来做心理咨询。

小洪生长在一个经济条件不佳的农家，长辈均务农，他是个“寒门学子”。由于父母对其期望较高，又倍加宠爱，他慢慢产生了出人头地的想法。在中学他学习勤奋刻苦，争强好胜，在各方面都想当个强者，但又比较脆弱。因此，他长期处于紧张状态中。高考时，由于数学考试发挥得较好，太兴奋了，高兴得一天一夜未睡。由于过度疲劳，考外语时，在勉强答完全部试题之后便在考场上睡着了，直到

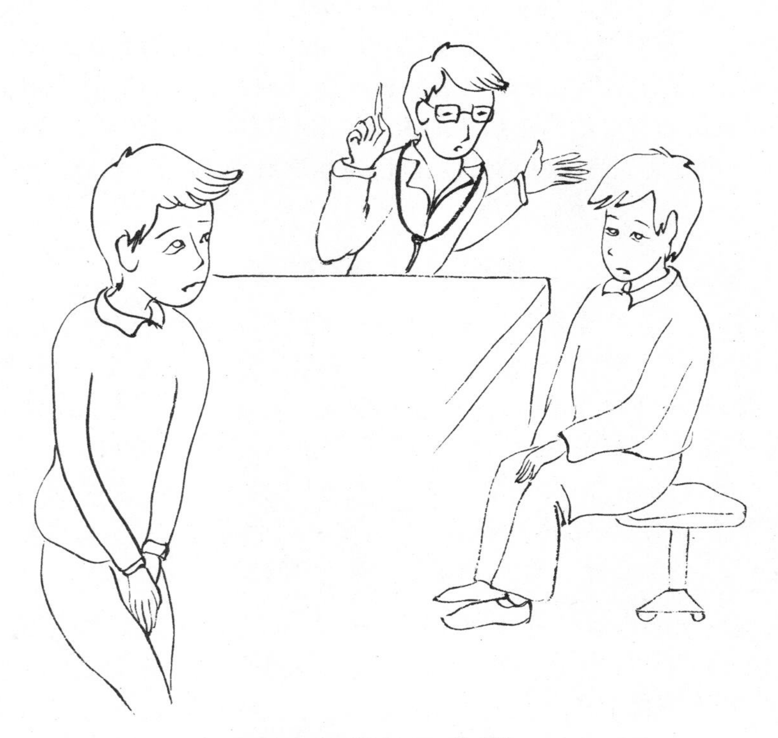

图5-9　控制不了的小便

交卷时老师才把他叫醒。入学后，因强手如林，他害怕在新群体中落伍，在强烈的自尊心的作用下，产生了高度恐惧不安的情绪。这些可能造成他神经系统兴奋和抑制过程的失调，引起内分泌的紊乱。

心理测试的结果显示，小洪属于A型性格，自尊心很强，雄心勃勃，性急好胜，抱负较高，对一切事情有着完美无缺的心理要求，过分苛求自己；在学习上把分数看得较重，总怕落后于他人，在激烈竞争中一心想保持住自己在群体中的较高地位。

过分紧张和焦虑是导致小洪产生强迫行为的直接因素。其性格特征与入校后生病引发的心理冲突相互作用，加上繁重的学习任务，使他长期处于过度紧张、焦虑和恐惧不安之中，致使大脑负担过重，高级神经活动失衡，引起内分泌紊乱，从而出现强迫性的神经症——尿频。

本案例中小洪的强迫行为表现为每隔几分钟就得上一次厕所，即以尿频为特征的神经症。小洪有过分苛求自己以及凡事追求完美、情绪焦虑急躁、精神高度紧张的特点，这是强迫型人格的显著特征。小洪的入学不适应和心理压力，终于导致以泌尿问题为核心的强迫症状的出现。据心理医生报告，由于当事人的积极配合，经过一段时期的治疗，小洪的强迫行为逐渐消失，取得了满意的疗效。

案例(30)　特殊儿童

A，男，11岁，因为“严重的强迫行为”而被视为特殊儿童，由母亲送来做心理咨询。患儿在不同时间需要奔跑及发出清喉声，进入房间前要触摸门把手两次，向两侧摆头，快速眨眼，突然弯曲身体以手触地。这些“强迫行为”发生于两年前。最初是眨眼，随后出现其他症状，病情时有起伏。当患儿焦虑或精神紧张时这些动作出现得更加频繁。后期出现的症状是反复触摸门把手。在患儿出现用中指作手势同时喊“滚开”的症状后，母亲才带他来咨询。

检查时，患儿说除了触摸门把手，大多数时候事先不知道其他动作将何时出现。他说在他感到要触摸门把手之前，他有要这样做的想法，并曾努力消除这种想法，但消除不了，只有触摸门把手几次以后才感到好过些。医生问他如果有人不让他触摸门把手将会发生什么，他说他会被激怒。父亲有一次阻止他这样做，他便大发脾气。他解释说不去触摸门把手还不算太难受，真正难受的是所有不能控制的“其他事情”。

在检查过程中患儿多次发出咕噜声、清喉、摆头、快速眨眼。有时他尽力表现得似乎他是不由自主地做出这些动作的。

除了异常动作及发声外，个人史、躯体检查和神经系统检查都无特殊发现。母亲的叔叔在少年期亦有类似症状。母亲说她和丈夫也具有强迫倾向，她指的是他们在生活中十分爱整齐及墨守成规。

本案例中来咨询的母亲描述A的问题为“强迫行为”，A叙述的在触摸门把手前的内心活动似乎是一种伴随强迫行为的强迫思考。他先有触摸门把手的想法，然后他极力抗拒这种想法，但抗拒不了。这种强迫思考导致他触摸门把手两次。他承认如果抗拒触摸门把手，便会感到非常不舒服。此外，他还有其他难以忍受、不能控制的强迫行为。

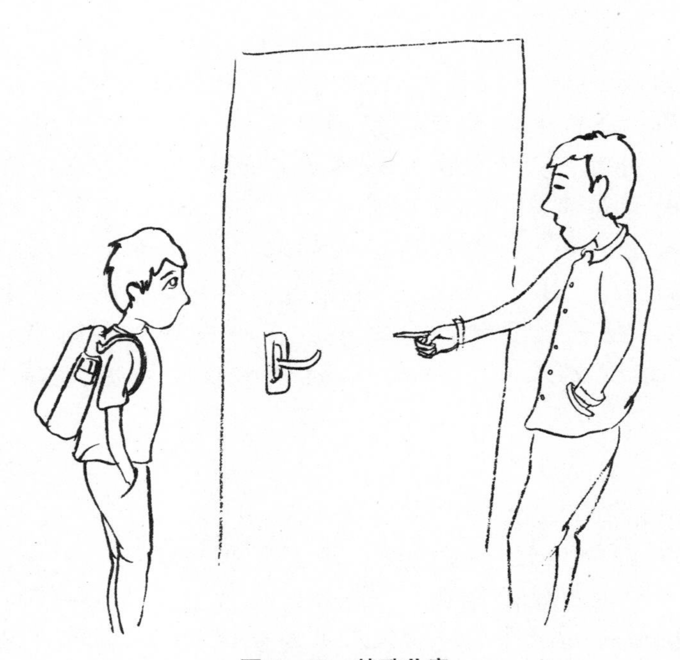

图5-10　特殊儿童

有的心理医生认为A患有“复杂运动性抽动”或“运动障碍”。他们认为，最困扰A的是运动性抽动（如两边摆头、眨眼、弯曲身体）和发声性抽动（如清喉、喊“滚开”等）。因为涉及一系列运动，所以可诊断为“复杂运动性抽动”。运动性抽动与发声性抽动结合超过一年，可以诊断为“图雷特氏综合征”（Tourette syndrome）。他们还认为，有时难以区分复杂运动性抽动与强迫行为，因为所观察到的行为可能是相似的。抽动是不由自主、突然、快速、反复出现的无节律、刻板的运动或发声；强迫行为则是一种有意的自主行为，它们或是对强迫思考的回应，或是按照必须严格执行的规则而进行的行为。

考虑到A的年龄，他的思维、观念和“自主行为”并不像成人那样有严格的规则，而且临床表现出的强迫行为又十分明显，加上“运动性抽动”必须以儿童脑功能异常作为附加诊断依据，在没有这些依据前，我们仍然将这个案例诊断为儿童冲动性的强迫行为。

案例(31) 桎梏

G，男孩，10岁，小学四年级学生。因行为奇特，由母亲带来看心理门诊。

症状出现在四年级新学期开学后，老师发觉G的书本突然变得与众不同：每本书都被剪去了两只角。为此，老师在班级里批评了他。与此同时，家里人也开始察觉G的一些行为有点异常：他每天刷牙的时间特别长，而且刷牙前必先漱口6次再拿牙刷；外出时走在人行道上，每一步都必须踩在铺路石板的中央；路遇头顶上有人家晾晒的裤子、袜子，他必然要绕道回避，从不在底下走过；每天晚上临睡前，他一定要把两只鞋子放在与床沿一脚间距处，并与床沿垂直，才能安然入睡。为此，G的母亲非常担忧，怀疑他有心理问题。

G出生后父母去了A国，他长期与外婆生活在一起，其外婆有一些迷信思想，在日常生活中常有一些带有迷信色彩的禁忌行为。在共同生活的过程中，这些行为对G产生了潜移默化的影响，他对这些禁忌行为一开始表现出好奇，后来开始模仿直至成为一种行为习惯。他习得的模仿行为很多，如不从人家晾晒的裤子、袜子下走过，以避晦气；敲碎了碗盆要吐三口唾沫；吃饭时手一定要捧住饭碗，否则预示将来要失业；吃完饭筷子一定不能搁在碗上，否则预示着辍学；吃鱼时吃完一面不能将鱼翻身，否则乘船时要翻船。到上小学前夕，他已养成了不少习惯，一旦不按这些习惯去做，心里就会有一种不安全感。

为了在学校考试中保持常胜不败，他几乎从不外出与其他同学一起玩，一心埋头学习，内心常常为考试担忧。此后他自己又创造了一些形形色色的新"禁忌"，如在人行道上走路脚一定要踏在石板中央，表示"目标达到"；刷牙前先漱口6次，表示"顺利"；用剪刀剪去书本的两角，是为了防止"翘起"（"翘起"被他认为代表了"失败"）……G的"禁忌"越来越多，除了老师、家长发现的一些行为外，他还告诉心理医生不少隐秘的行为，如考试前先在试卷上用手指画一个"100"，再做题目；上楼梯时靠左走（因为"左"象征"顺"）。对于数字他也有禁忌，如他认为"2，6，12，24，120……"代表"吉利"，而"3，4，7，14，22……"代表"不祥"。有些"禁忌"甚至连他自己都说不出有什么意义，如睡觉前必须把两只鞋子置于与床沿一脚间距处，并保持与床沿垂直。

在咨询中，心理医生让G谈谈他对这些行为的感受和理解，他说："一开始这么做我并没有什么特别的感觉，后来养成了习惯，不去做心里就很不舒服，有时还有一种'危险将临'的感觉。后来我也觉得做这些事挺烦的，想改正，下了几次决心，但就是改不了。"而母亲认为，这些"禁忌"已成为束缚孩子身心发展和学习生活的桎梏，因此非常不安。

生活史：G从小身体健康，性格内向，不太合群，话语少，胆子小，喜爱看书、听故事，除此之外兴趣爱好不多，在入小学之前行为并无异常。自父母回国后，G与他们一起生活，但与父母不够亲近，仍经常去外婆家住。

本案例中心理医生认为G的强迫行为产生的根源是：由于G年幼，人生观、世界观尚未形成，缺少对事物的正确的辨别能力，其外婆的一些迷信行为对他有不良暗示。他对这些行为由好奇到模仿，最后形成习惯，以致难以自拔，这为其日后

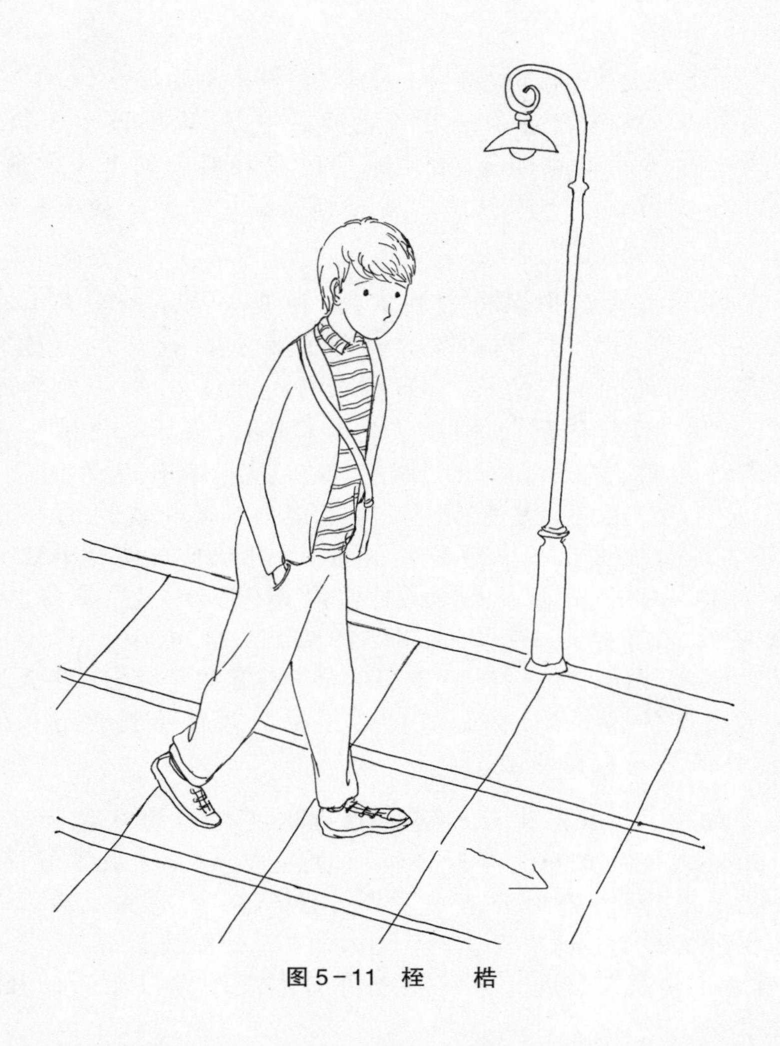

图5-11 桎 梏

强迫行为的发生埋下了种子，心理学上称之为“错误学习”或“错误习得”。

同时，G表现出对整齐、清洁的过度追求，这反映出G具有过分认真、追求完美等强迫倾向，这些成为其强迫行为滋生的土壤。除此之外，G从小缺乏同父母的情感沟通、交流，来自学校、家庭的学习压力，缺少与同龄儿童的正常交往，以及来自外界环境的一些不良影响，均可能对G症状的形成有一定影响。

当G在学习、生活中面临压力或心里感觉不安全时，在趋利避害的动机的驱使下，他不断做出各种强迫作为，以对抗内心的恐惧感，但这些“禁忌”最终演变成束缚男孩发展的桎梏。

案例(32)　“乱伦”行为

荣，男，22岁，某大学的三年级学生。心理咨询中主诉：半年多来脑中经常出现一些怪诞想法，如他总想到一些有关乱伦的问题，并认为在一个家庭中，男女家庭成员之间都会出现乱伦的情况。虽然他知道这些想法有些荒唐，尽量不去想它们，可怎么也摆脱不掉，总有一些诸如此类的怪念头在他脑中盘旋。此外，他还有冲动性的触摸自己生殖器的强迫行为，他为自己过度的手淫而感到焦虑。他渐渐怀疑自己精神不正常，感到十分苦恼和焦虑，学习和生活都大受影响，经常出现失眠及早醒现象。

自述问题发生于半年多前，荣与一位女同学谈恋爱，两人感情十分融洽，一往情深，他非常喜欢她。但是，在今年暑假时，他到女友

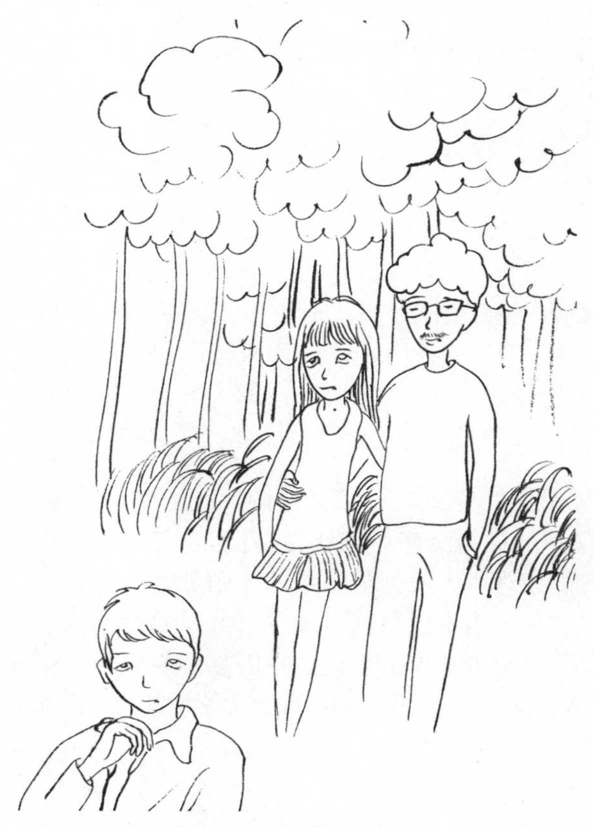

图5-12　“乱伦”行为

家去玩，却发现她与父亲的关系似乎特别亲密，如女友常常倚靠在父亲的身上撒娇；在散步时，其父亲常用手臂挽住女儿的腰部等。当他看到这些情景时，内心便感到不安和痛苦，并由此联想到父女之间可能会发生乱伦，进而认为一个家庭的男女成员之间都会发生乱伦。从此就经常出现此类想法，难以解脱。

心理医生向他解释，在许多家庭中，女儿或儿子渴望得到异性家长的爱恋或者家长喜欢异性子女，都是十分正常的现象。不过，正如你的母亲对你的喜爱一样，这样的关系并不至于导致乱伦。荣所想象的那种乱伦，虽然偶尔也会发生，但其发生率极低，而且发生这种问题的家庭常存在病态心理，其父母常有人格障碍或心理异常。

第三次心理咨询中，荣终于说出潜意识中深藏的一件事，在儿童期（七八岁时），他曾几次好奇地用手触摸妹妹的外阴。随着年龄增长，渐渐懂事之后，他每想起此事便会有一种负罪感，觉得自己破坏了妹妹的贞洁，是个有罪的人。以后在他与女友谈恋爱的过程中，每当看到女友与父亲过分亲昵时，他就会联想到他们之间很可能发生过类似乱伦的事，他逐渐认为男女之间的爱是一种不洁的事，并陷入深深的痛苦中。

据心理医生报告，由于治疗及时，对当事人使用精神分析疗法和认知疗法后取得较好的治疗效果。荣如释重负，情绪开始稳定，睡眠已渐正常，也能安心学习了。荣的强迫行为是冲动和禁忌的混合物，即一方面表现出对性的好奇和欲求不满，另一方面对性所带来的乱伦可能性有强烈的恐惧和禁忌感。

此外从这个案例可以看到，个人幼年时期的性经历对其日后的心理健康影响巨大。精神分析学派的鼻祖弗洛伊德认为，儿童从三四岁起便开始认识到男女在外生殖器上的差别，并对成人及其他儿童的生殖器官产生好奇。这种好奇会在整个性蕾期持续存在，并可能出现与性有关的游戏及对性的探究行为。随后经过个体的潜伏期的发展，绝大多数人会忘记这一时期的性经历。但如果个体对此仍有较深印象，并因此产生罪恶感的话，则很可能以各种形式影响成年后的心理健康。

7 强迫注视

强迫注视是当事人在强迫思考的支配下，对某一个事物反复注视、观察、打量，形成自我无法控制的强迫行为。这些被注视的事物，既可能是一些毫无意义的东西，如某堵墙、某扇门、某个场地的垃圾箱等；也可能是人体一些敏感的部位。当事人常常会觉得自己的视线如同“中邪”，无法控制。强迫注视按个人状况分为两种：公开的注视和暗中的偷窥。有的强迫注视还会招致社会舆论的指责和非议，使当事人感到耻辱或自卑。

案例(33)　“中邪”的目光

小谷，女，18岁，休学在家的高中生，因强迫行为而自动退学。心理门诊中自述目光如同“中邪”，无法控制。

在学校上课时，她总是注意教师和同学的手脚，有时整堂课都会注视。她越是强迫自己看黑板，集中精力听老师讲课，就越做不到。为了避免造成他人的反感，她上课时不敢抬头，下了课也不敢和同学们在一起，如此孤独害怕，使她对上学失去了信心，只好自动退学了。

小谷4岁时失去了父亲，母亲含辛茹苦地把儿子、女儿养大，到她17岁时，也就是上高中不久，母亲改嫁了，家里只剩下兄妹两人。

哥哥在铁路部门工作，每天早出晚归，难得有时间在家。小谷退学后一个人待在家里，感到非常孤独、寂寞、苦闷，有时心里闷得发慌，便很想摔东西，但克制住了。她曾想过上不成学就在家里自学，同样可以参加高考，可转念又想，自己高中都无法坚持，将来怎么上大学呢？虽然处在这种矛盾的心情中，小谷还是走上自学的道路，她感到这是自己唯一的精神寄托。

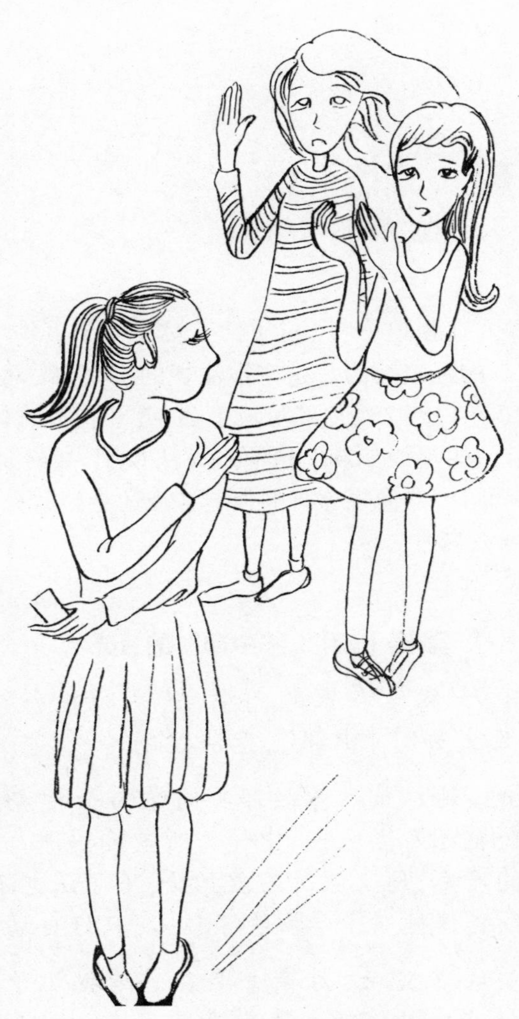

图 5-13 “中邪”的目光

然而，近三个月来她的强迫行为越来越严重：一和别人坐到一起她就感到不舒服、不自在。

结果连哥哥也跟她说："和你在一起，我非得精神病不可。"小谷对房间外面的喊叫声、敲打声异常敏感，以致听到一点动静就看不下去书。在与他人的交往中，她也敏感得出奇，谁要对她表现出一点好感，她就觉得受宠若惊，但又对别人产生一种奇怪的排斥心理，这使得她的交际圈越来越窄。学习时，如果遇到难做的题目，她总是思来想去，无法放下，有时搞得头痛、恶心，还是在那里发愣。她想让自己轻松一下，想点其他的，但无法做到，心里仍然死死地挂念着那道难题，驱之不走，挥之不去。在公共场合，如看电影时，她的眼睛少不了要专门注意前排人的颈部，目光"中邪"似的怎么也集中不到银幕上去，为此她索性不再去电影院了。遭受这样的痛苦，使她心中充满了悲哀。她诉说道："我简直还不如一个残疾人，残疾人还能集中精力学习，我却做不到。"小谷迫切希望心理医生帮助她摆脱苦恼，恢复正常。

这个案例中的当事人出现目光"中邪"状况，即她一上课就注意教师和同学的手脚，无法控制自己；看电影时专看前排人的颈部，目光无法集中到银幕上，存在严重的强迫注视行为。此外，她遇到难题便思来想去，无法摆脱，这表明她还有强迫思考倾向。尽管她明知这些行为是无意义、不必要的，但无力摆脱强迫症状，伴有非常痛苦的情绪体验，甚至感到自己活着"还不如一个残疾人"。

分析少女强迫症状形成原因，与其家庭环境、生活经历和性格特点等因素有关。小谷4岁起就生活在单亲家庭中，童年期的某些生活经验可能成为她产生心理问题的原因。而17岁时母亲改嫁，又是其生活中的一桩大事。此时，小谷产生强迫症状，可能是因为她曾遭受过的挫折或受过威胁的情感又一次复活，也可能是因为这是她掩盖劣等感的一种方式，或者是其某种敌意防御行为的一种伪装，或者是其潜意识中某种"欲求"的扭曲反映。此外，在性格上，她敏感、多疑、孤僻、冲动、刻板、胆怯。例如：在学习上，听到一点动静就看不下书，表现得过于敏感；很想摔东西，很冲动；在人际交往中，对她稍微好一点，她就会受宠若惊，却又产生奇怪的排斥心理。依据这些特征，我们同时诊断她具有人格障碍，必须对她的人格障碍和强迫行为同时予以矫治。

案例(34) 敏感部位

Y，女，21岁。因情绪不稳有自杀轻生的念头，由家人陪同来看心理门诊。

Y的家族无任何重大遗传疾患。Y从小身心健康，学习状况良好，但家教甚为严格，父母对独生女儿很不放心，规定放学后必须马上回家，不准与男孩子接触。女儿从小受母亲的灌输，对男性有恐惧感。对于症状的产生和经过，Y的自我报告如下：

"在我上中专的那段时期，一次我在外边等车回校。候车室里，一个30多岁的男子坐在我对面，我发现他的目光直直地盯着我的身体下部。我的脸霎时红了起来，赶紧走开了。

"回到学校，我不由地想起车站的经历，又想到妈妈常嘱咐我的话，对'世上没有好男人'这个观点更确信无疑了。以后，每当男同学从我身旁走过，我总要躲躲闪闪，怕对方往'那儿'看，精神负担很重。

"过了不久，我和一位女同学出去游玩。这位女同学对过往的男性指手画脚，评头论足。她一会儿让我看一位男士的裤子线条，一会儿又拉着我看他的腿有多直。起初，我只是含糊地答应着，并不真看(因为我从来不好意思打量男性的衣着穿戴，跟人说话时也赶紧瞅一下对方的脸就低下头。有了那次车站经历后，我更不能看异性了)。后来，她就硬拽着我，非要我看那位男士穿的衣服有多滑稽。我实在没办法，心怦怦地跳着，略微打量了一下。谁知，当我从上往下看时，目光一下子滑到他的敏感部位，我的脸腾地红了。我责备自己：怎么能这样！别人打量人也看'那儿'吗？也许是我思想太肮脏了，可我并没往'那儿'想啊！我一边走一边这样矛盾地想着。当对面又走来男性时，我朝他看去，想证明刚才自己的表现是偶然出现的。可是，我越慌乱就越往'那儿'看。难道我也变得像车站里遇到的那个人了吗？我真的这么下流吗？我得了精神病似的，一路上不停问自己，稀里糊涂地也不知是怎样回到学校里去的。从此，我上课总是集中不了精神，老是胡思乱想，本来活泼开朗的我，一下子变得沉默寡言。我害怕见人，更怕见到异性。下了课，我躲在宿舍里不敢出来，我不愿遭受异性的斥骂。可是，当我看到同伴们出去散步，我是多么羡慕啊！我偷偷地哭了一场又一场。我更加厌恶异性，恨不得他们从地球上突然消失。

“总算挨到了毕业。我以为走上社会，自己的状态就会改变。我怀着忐忑不安的心情走上了工作岗位。可是，当我和男同事一道工作时，就会想起妈妈的话，想起强奸女性的案件，想起那次车站的经历，我的内心无法平静。我从内心深处惧怕他们，我真怕他们强奸我。可我越怕越是往那方面想，神不守舍，以致连工作都干不好，如同中了邪。

“当我在大街上行走时，看到异性我的心就怦怦直跳。我暗暗告诫自己：别那么肮脏，别往‘那儿’看。可是，只要一抬起头来，不

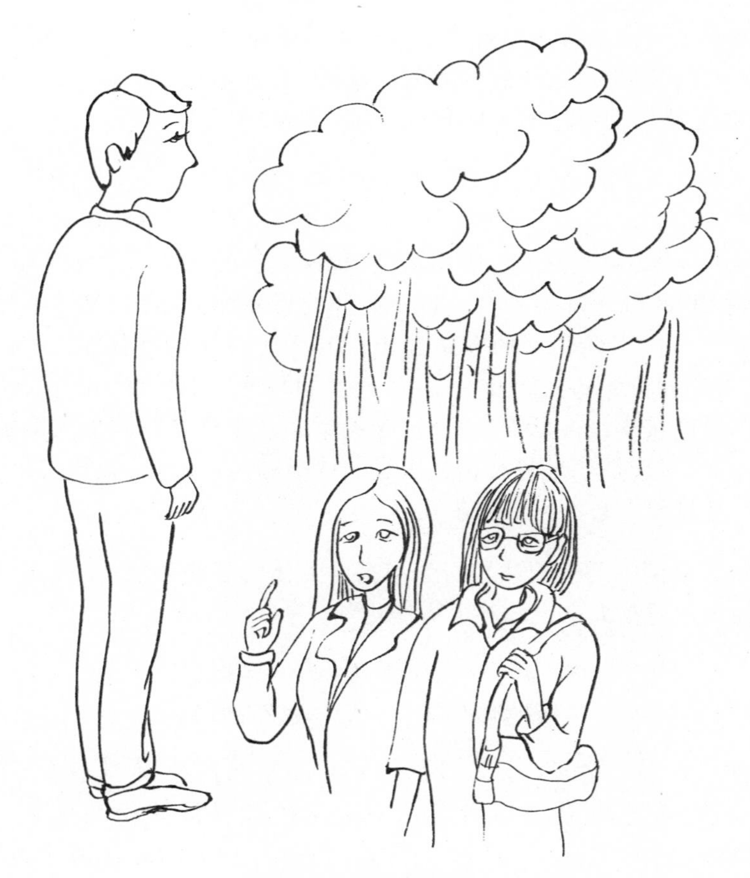

图 5-14　敏感部位

知不觉地，我的目光便一下子落到了异性的敏感部位。每次我都像疯了一样，恨不得扯掉自己的头发，弄瞎自己的眼睛。我使劲惩罚自己，夜晚刮风时，我穿着衬衣单裤出去站着，狠狠地打自己、骂自己，我面对茫茫夜空哭诉着。我真不明白，我为什么会变成这样？！我根本不是那种肮脏的人，可我却偏偏干了那种事！我无法原谅自己，天天像个罪人一样躲着人群。我失去了一个姑娘的自尊！这样的生活还有什么意思呢？这样痛苦地活着还不如一死。但当我想起年迈的父母，是他们含辛茹苦将我养大，我死了，以后谁还能养活他们？于是我哭着把拿起的药瓶又重新放下。然而，我今后又怎么活呀……”

本案例中Y的强迫行为主要表现为一见异性就往其敏感部位看，这种无法自制的“肮脏”行为使当事人产生极大的自责感、羞耻感和恐惧感，并由此产生一系列精神困扰，甚至出现自罚的行为和自杀的欲望。

Y的心理障碍显然是由于古板、严格的家庭教育和个人不快的性经验事件的消极影响与强化而形成的。Y的父母对自己的独生女儿疼爱备至，从小就设置男女之间的种种戒律，由此形成她胆小怕事、拘谨脆弱的性格。少女时期母亲的“世上没有好男人”的再三叮嘱和有关强奸案件的恐吓性描述，在Y心中留下难以磨灭的恐惧记忆。中专阶段Y的车站经历使其产生不快的性体验，之后不良的性格、强迫思考和痛苦体验共同发生作用，使Y的心理处于严重失衡状态，于是形成上述种种内心痛苦交织的状况。此外，Y的歇斯底里症状和强烈的抑郁情绪与焦躁感也十分明显，应适当地进行精神医学的诊断和药物治疗，以稳定她的状况，这是本案例治疗过程中必不可少的步骤。

上述两个案例中的强迫注视行为都指向人体的某些部位，下述案例中当事人强迫注视的东西对常人来说却是匪夷所思的。

案例(35)　“通不过”的门

保罗，16岁，A国人。他的强迫症状是在所有建筑物的门口来回地徘徊。保罗总是突然站立在门口处，朝着门框的一角长时间凝视，身体微微地前后晃动。问他：“你在干吗？”他喃喃自语地回答：“我进不了门……”

“一次又一次尝试，总是不行。”他叹了一口气，注视着门框的一角，“我正在想方设法……”于是再询问他：“你想做什么呢？”回答：“在想一种正确通过门的方法。”少年保罗由母亲陪同进入国家精神卫生研究所，进行住院治疗。

保罗在学校里学习优秀，在物理学科上表现尤为突出，老师认为他很有可能去重点大学攻读物理专业。所在的国家精神卫生研究所没有发现他有精神分裂症状，建议他接受心理治疗。在医院里，他的症状表现还是走到建筑物的门口突然停住，对着门框呆呆地看3分

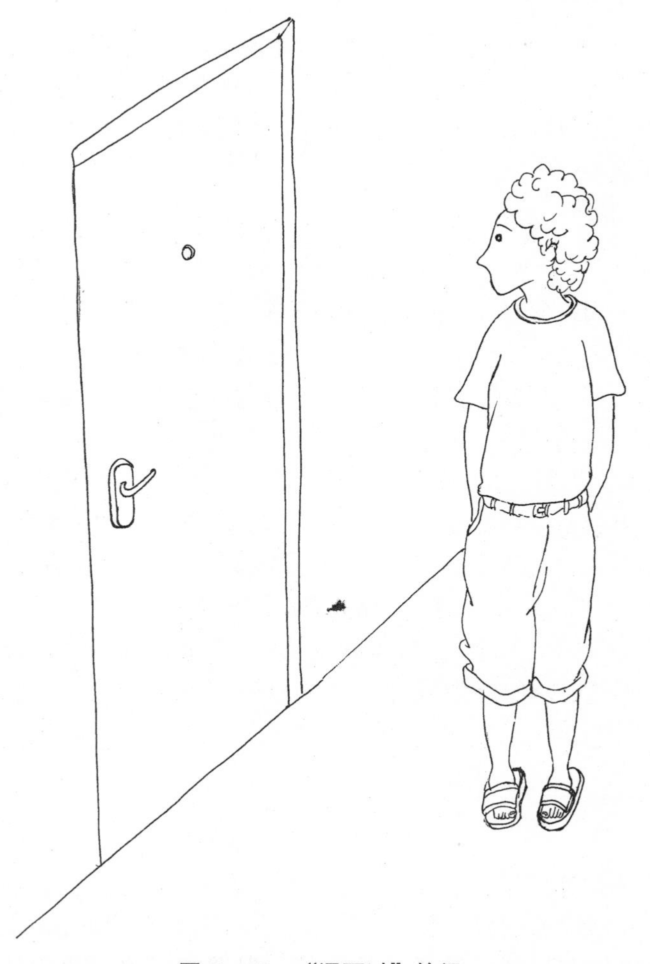

图5-15 “通不过”的门

钟，再进一步退两步，来回徘徊。他自己认为“我走不进门里去，我不这样做走不进门里”，“我在想用什么正确方法走进门里”。这类症状从他幼年时就出现了，最早发生在他5岁时。7岁时在学校他被站在其背后的女孩突然推了一下，撞在门框上，受了伤，此事在他脑海中留下很深的印象。

保罗的家庭信仰基督教，每遇到不好的事他就反复地念“耶稣基督”。12岁时他习惯一个人提早到教室，在教室里来回地走，但又怕别的孩子看见他，因为那些孩子会对他说：“你好烦，我们要揍你。”到高中时他的强迫症状更严重了。

医院初诊结果是他患了中度强迫症。为了进一步观察，心理医生和他一起回家，本来是要打车回去，但因某种原因改乘公共汽车回家。在距家门口10米处，保罗突然站住，在门口草地上转了一圈，且每次步数都一致，然后在门口徘徊，等到他进家门已过去2个小时了，别人都视他为疯子、呆子。

保罗在鸟类和矿物方面很博学，对家人有深厚的感情，但家人为他的强迫症状而感到烦恼。心理医生认为必须进行精神分析及行为学、生物学原因分析。通过3个月的治疗，保罗进门所用的时间减少了，反复的次数也减少了，但还不能完全停下来。保罗试用过所有的药，但没有用处，行为疗法作用也不大，心理咨询持续一年半后有了一定的效果。现在保罗在一所专科学校学习，数学和经济学成绩优秀，其他学科成绩与一般人没什么差别。现在他自我报告：“我有时通过门口时会犹豫，我强迫自己的眼睛不要去看门框，但当我有这一念头时强迫注视行为反而更严重。现在通过门时犹豫的次数减少了，但对通过厨房感到苦恼，害怕看到菜刀、叉子之类的餐具，我在想它们会不会戳伤我的眼睛。在学校里看到喜欢的书会反复地读、不断地回忆，把好的地方找出来，几十遍地读，不然就会不安。”

在这个案例中，保罗表现出的强迫行为十分奇特，绝无仅有。一方面保罗的奇特行为如同精神病人一般，另一方面他又表现出极高智力，在学校中以优秀的学业成绩展示出他在自然科学领域的才华。保罗的强迫行为为什么表现为对门框的强迫注视，而不是常见的强迫症状如“洗手”“确认”“计数”等行为，在其大脑神经系统中究竟发生了什么样的异常变化，大脑的“指令中心”与强迫行为类型有着什么样的关系，在这方面目前的脑科学、心理学和生物学的研究结果尚不足以说明原因。对于有强迫行为的人，在心理咨询中仅对其说“请停下来，控制住你的行为”是不行的，正如对一个肥胖的人说“瘦下来”会无济于事一样。对于强迫症的原因分析和治疗技术的发现，目前尚任重道远。

8 强迫恋爱

这是一种特殊的强迫症状，强迫恋爱的发生常常与个体的特殊性格特征和人格障碍有关。具有这类强迫症状的人，其内心的支配欲望、征服和占有欲望极其强烈，他们对于对方的感情和感受并不关心，只是把自己单方面的要求强加给对方，这类强迫症患者多数伴有神经症和妄想症。强迫恋爱的特征是，因某种环境因素，对自己中意的对象抱有特殊的爱情念想，这种念想与感情在脑中不断沸腾，形成强迫性的“单相思”状态。

强迫恋爱者不顾对方的主观意愿，反复、长期地纠缠和骚扰对方，固执地等待、凝视或监视对方，有的用求爱的电话、信件、告白、刺探等骚扰对方，造成被害人的不安与惊恐。有的强迫恋爱者的执拗行为最后发展为伤害、纵火或杀人等恶性犯罪事件，使矛盾激化。国外目前已把这种行为定义为异常的犯罪行为，称之为“stalk”(即潜随骚扰或“潜魔”行为)。

由于没有强迫恋爱者或有“潜魔”行为者直接来看心理门诊的案例，笔者在这里展示两个曾在日本报告过的，受强迫恋爱的伤害而导致身心痛苦、心理受创的当事人供述的案例作为参考。

案例(36) 恐怖的潜影

S,女,26岁,在日中国留学生。

对S小姐进行心理咨询之时正是日本的仲春季节,樱花已凋谢,天气相当暖和。S小姐却感到冷,寒气侵骨,身上裹着厚厚的毛衣和皮制服。这种寒冷或许源于其精神上的不安。以下是S小姐在心理咨询过程中的自述。

危险来自初相遇

我是一个相貌平平的女子,见过我的人也许很快就会把我忘了。可是来到日本后,我常常被周围的日本男人称为"美人"。一开始听到"美人"这个称呼,心里总禁不住有几分沾沾自喜。现在一听到这个称呼,不知为什么,总觉得这个称呼的后面隐藏着无形的陷阱。

初来到日本,生活艰难,学校里学费昂贵,我到处寻找打工的机会。一开始在一家日本料理店工作,后来又到一家面包厂工作,不管

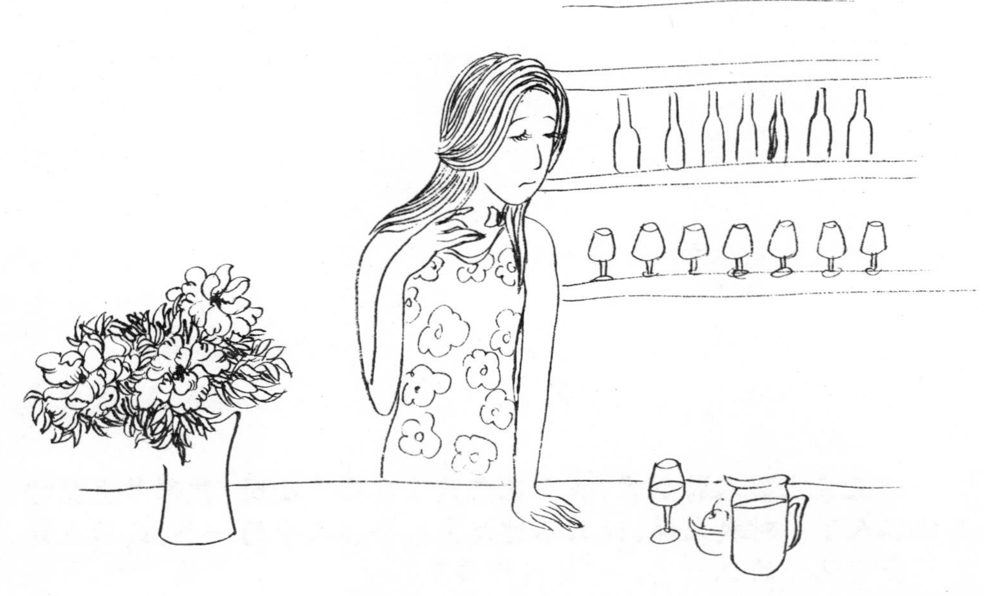

图5-16 恐怖的潜影(1)

在哪里，总是工资低微，疲惫不堪。于是朋友介绍我去一家“丝娜库酒店”（风俗店，即风月场所）打工。

起先我非常犹豫，因为在没来日本之前就知道人们对这种风俗营业场所印象不好。可是，我想只是去见识一下，并没有什么损失。在“丝娜库酒店”干活，只要卖笑不卖身，洁身自好，也不是什么丢脸、见不得人的事。

工作第一天，觉得店里环境、气氛很不错，老板娘也非常亲切和蔼，应该是一个轻松愉快的地方。于是我心里突然想冒一次险，决定临时在那儿干几个月。可就是这次冒险，使我以后不知付出了多少代价。

起先，我只准备做6个月，可因为工作非常轻松愉快，老板娘还夸我性格开朗，就又留了下来，一眨眼不知不觉就干了10个月。看着自己的银行存款数字不断地上升，我心里有说不出的高兴。

变化出现在10个月之后的一个星期五晚上，店里进来五六个大公司的白领，他们乐呵呵、吵吵闹闹地坐在店里喝酒谈天。昏暗的灯光下，只有一个30来岁的日本男人独自坐在一边，他显得很不合群，一个人郁郁寡欢地闷头喝酒。

为了尽职，我凑近他试图替他解解闷：“一个人不寂寞吗？”我用轻松的口吻同他对话。

“嗯，有那么点儿……”他看到我，眼神突然发亮，“你是位美人。”他夸奖我，同时不自然地按揉着肩膀。

我学过一点推拿，就为他按揉肩上的穴位。不知为什么，我觉得他的身体变得更僵硬了。我本能地感觉到此人不太一样。

他告诉我，他在一家日本大公司工作，不久就要晋升为部门主管了。他已经结婚，有两个孩子，但和夫人的感情很不好，快要离婚了。

这天晚上客人特别多，我和他交谈了半个多小时，就忙着去招呼其他客人了。对我来说，他只不过是上百个客人中的一个，此后也许不再会有见面的机会了。可是我想错了。

“潜魔”行为出现了

一个星期之后，他又来了。这次是一个人，捧着一束鲜花，他指名要我接待，我不由得暗暗惊喜，可是怎么也不记得他是谁了。于是他主动解释说，他是一星期前我替他按过肩膀穴位的那位客人。

这天晚上直到闭店我都很忙，顾不上和他说话，几次转身去招呼其他桌上的客人。

打那天起，他几乎每天都到店里来，而且每天都送一束花给我。我开始感到事态不对。

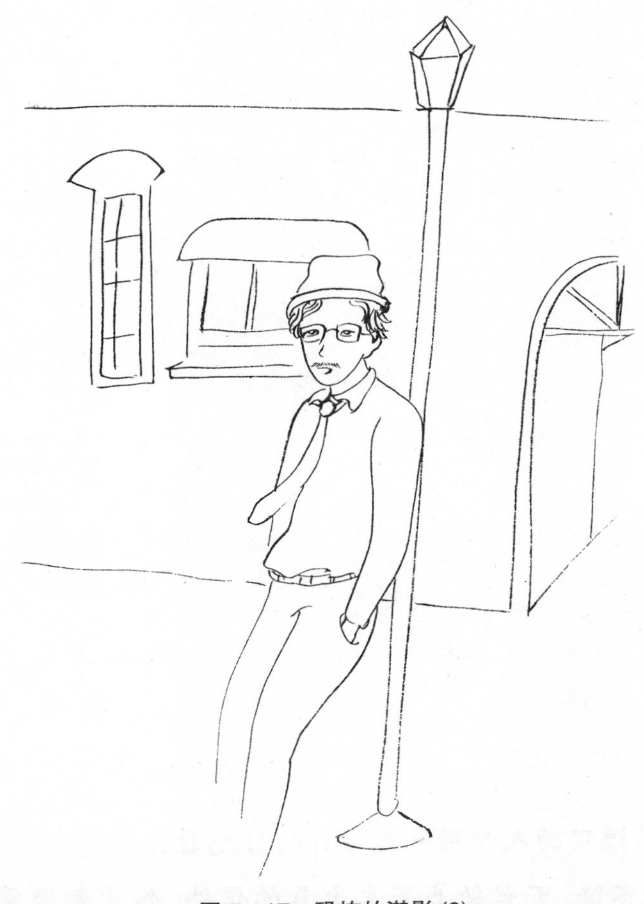

图5-17 恐怖的潜影(2)

有一天,他凑近我说,他已经和他的妻子签署了离婚协议书。说着说着,突然从怀中掏出一只昂贵的钻石戒指送给我。我问他是什么意思,他说:“我希望你能嫁给我。”

“啊!”我大吃一惊,“我并不了解你,而且我还是个学生。”

“这没关系,你可以从今天起了解我。”我不等他把话说完,立刻转身离去,一直到闭店也不和他照面。我以为已经成功地回绝了他。

闭店以后,我一个人走出店门,突然发现他仍然攥着那颗钻石戒指,在街上等我。我不由得感到害怕,于是放弃乘坐地铁,叫了一辆出租车往家赶。我匆忙赶回家,走上台阶,暗自松了一口气,突然,身后一辆出租车追来,拿着戒指的他从车上下来,我吓得魂飞魄散,赶紧逃回家,关上门。

他站在门外,低声说:“你听我说,我并不要你马上答应,你只要给我一个机会就行,我不能没有你。”

我告诉他,他如果再不离去,我就马上报警。僵持了一会儿,他悻悻离去了。

变本加厉的攻势

从这天起,我才决定辞去这份工作。我为自己轻率的冒险感到后悔。

可是几天后的晚上,他打来了电话。我的住所已被他发现,要查我的电话号码是易如反掌的事。从这以后,他每天都打来骚扰电话,有时用公用电话打,有时用手机打。严重的时候,一晚上会打五六十次电话,铃声不间断地响着。这使我无法向外打电话,这意味着我与外界的联系被切断了。

更奇怪的是,他故意给我留学所在的学校打电话,一会儿谎称我出了交通事故,正被送到某医院急救;一会儿又宣布我与他已经订婚了,搞得学校里的人都用一种奇特的目光看我。

他不依不饶,开始给我寄来大量的信件,信中都简单地用中文写着“我爱你”“我需要你”。有一次信中竟然夹着一只避孕套，我感到非常恶心、难受，不是把这些信件立刻烧掉，就是赶紧抛到垃圾堆中去。

可是，我又犯下了致命的错误。如果我一开始就能将这些数量惊人的骚扰电话录音，把这些污秽的信件集中起来，及时交给警方作为证据，我以后的处境就不会这么糟了。

但我却没有这样做。我当时只感到恶心、说不出的厌恶，像沾上了蝇屎，希望尽快甩脱。

当时，我已考上日本一所私立大学。借这个机会，我去朋友家住了一段时间，又回国休息了一个半月。我原以为他多少还残留着一些人性，而时间也许会冲淡一切。

可是，我又大错特错了。

深夜的恐怖事件

回到日本，到了住所后第一眼看到的东西就使我浑身的血液像被冻住了一样。我住所的窗户有被撬开过的痕迹，显然有人爬进来过。

我赶紧走进屋里，奇怪的是家里的东西整整齐齐，完好无损，只是少了我几件内衣和一些照片。仅仅这点损失，我就没有惊动警方。我想即使通知警察，又能有什么证据证明是他干的呢？

我只是迅速秘密搬了家。此后两三个月中，我的生活都很平静。

但不知从什么时候起，我总觉得每天深夜，我快睡得迷迷糊糊之时，住室的门把手会被什么东西轻轻地转动。我很恐惧，我找楼房管理员和房东都询问过，他们安慰我说，这是单身女性过度的警惕心发作，也许是一种幻觉，劝我不要紧张、疑心。

我也希望这是一种幻觉，但我觉得还是有必要确认一下。当天晚上，我买了一些特殊涂料，涂在室外的房门把手上，如果有人碰到它，就一定会留下鲜明的痕迹。这天晚上，我不敢睡觉，早早地熄了灯，在黑暗中静静地注视着房门把手。

到了深夜，约12时，突然传来轻微的响动，门把手果然转动了。我简直不相信自己的眼睛，我的心快要跳出喉咙了。过了一会儿，声音消失了。我凑近门上的窥视孔，向室外走廊看去，没有什么人影。我悄悄打开一条门缝朝外看，室外的门把手上留着一个掌印，一个鲜明的男人的掌印！我犹如掉进了冰窖，浑身被冻住了。

这时，房中的电话突然响起来，我吓得魂飞魄散，我不敢接电话。我有一种不祥的预感，我走到窗前，拉开窗帘朝外看。这一刹那，我终于看见站在街上的他，拿着手机正在朝我狞笑。突然间，我两眼一黑，天旋地转，倒在地上失去了知觉……

我心神耗尽，不知呕吐过多少次。这次为了维护自身的安全和权利，我要奋起抗争。

我将事情告知警察，但很遗憾，我提交不出什么有力的证据可供警方搜查。警察找到了他的公司，他矢口否认，只表明他和我有过恋爱关系。调查最终草草收场。

但不管怎样，由于我的奋起抗争，警方终于开始注意起他，在相当长的一段时间里，为了躲避警察的视线，他不得不收敛了很多。

如果我再早一点报警的话，事情也许就不会发展下去了。我非常后悔。

尾　声

S小姐现在已成功地换了一所私立大学，并秘密地换了住所。经过4个月的心理咨询，她的情绪已趋稳定，身心也有了很大程度的恢复，但是她的噩梦没有完全消失。

她担心不知何时新的住所又被他发现，他又会像恶魔一样出现在她的眼前。只要还在日本，谁也不能否定会有这种可能。"也许，只是时间早晚的问题吧……"她自言自语地说。

在这个案例中，一方面，当事人S遭受"潜魔"行为的骚扰，造成严重的后果。受害人的临床病理反应是：有强烈的恐惧感、无力感；身体明显消瘦，呕吐、缺乏食欲；注意力低下，睡眠困难，反复出现噩梦。事件过后，被害者仍会出现各种幻觉、错觉，以及过度警戒反应，还在社会交际活动中出现功能性障碍。此外，受“潜魔”行为、强迫恋爱骚扰的，一般以女性受害者居多。

强迫恋爱的加害者一方，即那个恐怖的“魔影”，具有明显的强迫型人格障碍和犯罪行为。对这类患者除了寻求法律制裁以外，也必须对其进行人格矫治。

案例(37)　“失乐园”

F，男，34岁。在日中国留学生，在一所文化中心兼职做中文教师。

F先生拿着日本心理医生的诊断通知来找我时面色凝重，郁郁寡欢，充满了不信任感。

心理诊断结果是，F先生患了一种神经症性质的“对人恐惧症”。现在的症状是：精神和身体感到十分疲倦、无力，在日常生活中会出现不安、恐惧、愤怒、耻辱、憎恨等复杂情绪。而这些情绪又导致F先生心跳、出汗异常，F先生自述自己容易“面红耳赤”和起“鸡皮疙瘩”等。

日本的医院给F先生开了一些抗精神不安及镇静的药物，但F先生碰都没有碰过，因为他对诊断有疑问。他决定找一位能理解在日中国同胞处境的中国心理医生重新确诊。

经朋友介绍，F先生翻阅了《留学生新闻》上的心理医生专栏文章，决定找我做心理咨询。F先生要求重新确诊的理由是，“对人恐惧症”是一种社会人际关系交往方面的不适应症状，而F先生并不是对所有人感到恐惧，而是对某一个特定的人感到恐惧、憎恨和耻辱。

师生关系

F先生在国内是高等师范院校的教师，来日本一年半以后考入某大学的研究生院，获得奖学金，他把国内的妻子和刚满周岁的小女儿带到日本来陪读。他现在是日本某大学学术机构中的特别研究员。

留学期间，F先生曾在N市的一所文化学院兼任中国语讲师。

由于教学认真,学问精湛,不久就升为主任讲师,收入稳定。F先生的一家人在日本生活得相当不错,但灾难的阴影也随之降临了。

春季新学期开始,F先生授课的班级中新来了一位日本妇女K,年龄约40岁,丈夫在某证券公司中任要职,儿子正在美国高中短期留学。这位新来的“女学生”穿着得体,温文尔雅,看上去比实际年龄年轻。

不久,比F先生大6岁的K对他表现出极大的关心和热情,每次下课以后与F先生一起擦黑板、整理教室,热心地询问各种问题,但打听最多的还是中国古代性风俗,不时地在言语中流露出对F的爱慕。根据任教多年的经验,F先生认为这不过是师生之间一种暂时性的“恋爱幻想”,并没有在意。

学院的中国语授课分两种,一种是收费便宜的集体授课制,另一种是收费昂贵的个人面授制。不久,K进入个人面授制教室,同时对F先生的爱慕之情也表现得越来越露骨。

在一次授课中,K突然问F先生:“老师,您看过渡边淳一的小说《失乐园》吗?”

F先生对这部描写有夫之妇与有妇之夫之间的恋情,在日本社会闹得沸沸扬扬的小说耳熟能详,但为了打断K的胡思乱想,他干脆利落地说:“不知道。”

一周之后,一套装潢精美的上下册《失乐园》出现在F先生的眼前。“老师,这是我的一点心意,请您收下。”K边说边把小说送到F先生的手里。这时F先生觉得事情有点严重了,他立即采取快刀斩乱麻的方法,告诉K:“在教室里,我只想教中国语,并不想谈情说爱。”

K表示反对:“和老师相处时,我只想向老师表达我的心情,如果连我的心情也不能表达,那么来这儿学中国语的意义也就不存在了。”

F先生不得已,去找学院方面商量,K的中国语学习课就由另一位讲师代替了。此后,这位讲师和F先生在闲谈中谈起K的情况,摇摇头说:“她对你是一片痴心不改。”

被爱妄想

三个月之后，F先生已把这件事忘了。有一天上完课，正要走出学院，发现K在走廊里等候多时，她就像一个久别重逢的恋人一样，热情地招呼F先生说："老师，我们一起去喝咖啡好吗？"

F先生立即婉言谢绝。但此后，K每天都在走廊里表白："我喜欢老师，老师也喜欢我，所以我决心跟定了老师。"

F先生回绝她说："我对你根本谈不上什么喜欢，你不过是我许多学生中的一个，我对你根本没有什么特别的感情。"

"不，老师心里喜欢我，只是嘴上这么说说罢了。我一开始来听课，老师您就用特殊的目光瞧我。您还亲切地握过我手，碰过我的肩，这是您喜欢我的证据。"

F先生终于想起来，有一次集体授课时，F让K在黑板上写"总和"和"综合"这两个词语，并分辨它们的词义。K愣在黑板前时，他走上前去轻轻地拍了拍她的肩膀，微笑着从她手中拿下粉笔，然后教这两个词语。但这竟然被K固执地认为是"爱的接触"，并产生"被

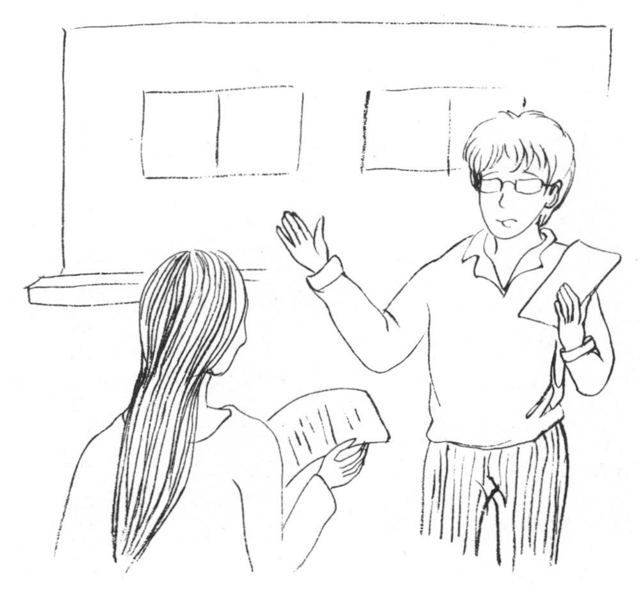

图5-18 "失乐园"(1)

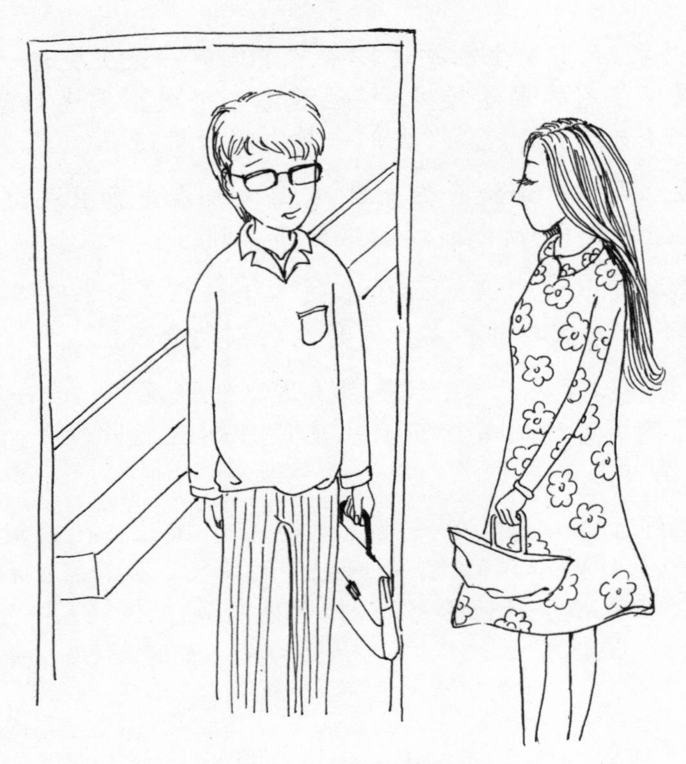

图 5-19 “失乐园”(2)

爱妄想”，F先生既感到哭笑不得，又顿足后悔不已。

此后，K仍常守候在F先生授课教室的门口，教室门外的走廊是学院里其他讲师和学生走路的通道，不知内情的人都用好奇的目光，津津有味地注视K与F先生的“攻防战”，就像是在观看一部别开生面的桃色丑闻电视剧。F先生自此感到精神焦躁、紧张不安、食欲低下、噩梦不断。终于，从某个夜晚起，他失眠了……

含恨离去

F先生向学院方面报告了K的异常举动，希望学院方面采取措施来制止K的行为。但学院方面并不认为学生K有异常行为和“恋爱妄想”，而且言辞中充满了对K的同情。

F又给在证券公司工作的K的丈夫打了电话，希望他能出面“管”一下自己的妻子。不料做丈夫的反而倒打一耙，向学院申诉“F老师在学院里勾引我的妻子”。F先生深藏在心中的“伤口”终于裂开“流血”了。

事情传到F先生的妻子那里，妻子并不理解丈夫的苦衷，反而认为是丈夫太多情，无意中惹来“风流孽债”。夫妻俩为此大吵一架，F先生心中的“伤口”裂得更大了。

最后，F觉得自己快处于崩溃边缘，不得不辞去学院的工作和职务，含恨离去。

“日本社会也许崇尚《失乐园》中描述的婚外恋，而我不想走进这个乐园中，因此我就得忍受另一种意义上的‘失乐园’的痛苦。”F先生黯然神伤地对我说。

在这个案例中，强迫恋爱实施者K的“潜魔”行为属于“关系变异型”，即加害者和受害者之间的关系本来是正常的社会关系或工作关系，而强迫恋爱者产生了非分之想，欲使已有的关系或正常的社会关系变为恋爱关系或情人关系，他们不顾对方的感受，反复、执拗地追求和骚扰对方，最终导致双方的处境和精神状况恶化。

受害者F的症状可诊断为“创伤后应激障碍”（posttraumatic stress disorder，简称PTSD），需要接受较长时间的心理治疗。

9 强迫行为的边缘症状

(1) 疑虑症

当事人自认为自己的行为、体验、遭遇不具有现实性，尽管自己已看到，确定这是发生过的，但内心仍然怀疑，于是反复确认，反复出现强迫行为，可疑虑并未因此消除，这可称为“疑虑症”。轻度的疑虑倾向较常见，如反复确定是否关门、关灯、关煤气等；重度的疑虑症易形成病理障碍，如妄想、恐惧和认知障碍等。

了解疑虑症对案例的诊断有重要意义：首先，疑虑症起因于个体对责任感过分敏感；其次，疑虑症也源于个体害怕因过失而得到不好的评价或受责备，事先产生了不安和恐惧心理。

疑虑症患者的性格特征为讲究秩序、规则，做事拘谨，常见于中学生、大学生等青少年群体。其原因与青春期有一定关系，处于青春期的青少年其内心是动荡不安的，容易动摇，因而更易面临各类危机。此时青少年受挫后，对挫折的接纳与容忍会比其他年龄段的人要低，一部分青少年易产生劣等感，甚至丧失自信。

疑惑的背后一方面是当事人对自我责任、过失过于敏感，并采用僵硬的防御态度，在他们的潜意识中无责任、无过失就是安全；另一方面，是一种对不安全的恐惧心理的表现。

案例(38) 值得怀疑的投寄

B，男，20岁，大学生。因被怀疑有偷窃行为，内心十分苦恼，无法倾诉，故主动前来做心理咨询。

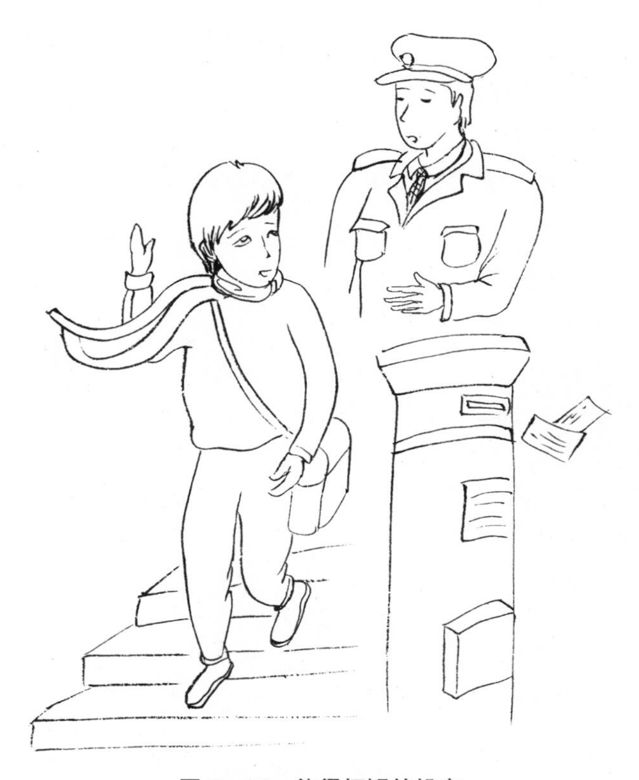

图5-20 值得怀疑的投寄

当事人自诉在投寄邮件时，对邮件是否已投进邮筒非常怀疑。有时会反复检查邮票是否贴好，甚至撕下再贴，反复撕下，造成信件损伤。投寄完信件后，手甚至要伸到邮筒里摸一下，看信件是否投进去了，因而遭到路人怀疑。回家后仍不放心，回来再摸，被人报告为小偷，被警察盘问，还不愿讲出自己的症状。他还自述，有时经常等到开邮筒的时间，确实看到自己投进去的信被邮递员取走才放心。

当事人对信件是否投进邮筒中有强迫想象和怀疑，这起始于少年时代。他会在邮筒边待很长时间，甚至绕邮筒转几圈。他回忆起幼年时妈妈让他寄信，对方没收到信，妈妈曾严厉地斥责了他，这件事他记忆深刻。

当他同时向两个地方发信时，常会想写给两个地方的信会搞混放错吗？或者在邮筒前想，信放进信封里了吗？有时在家中还把信放在灯光下照来照去，看看是否夹进了其他东西。若在灯光下不能看出，他就把信封撕开，检查后再封上。

案例(39)　无法消除的疑惑

M，男，17岁，高中生。母亲怀疑他有心理障碍，坚持要他接受心理咨询，于是他独自前来就诊。

M在写完信时，老是需要确认信中的文字有没有涂改过的痕迹，“先生”等称呼词有没有漏写，有没有错别字，信的结尾是不是忘记署上自己的名字。他认为如果出现上述情况是非常令人羞愧的事

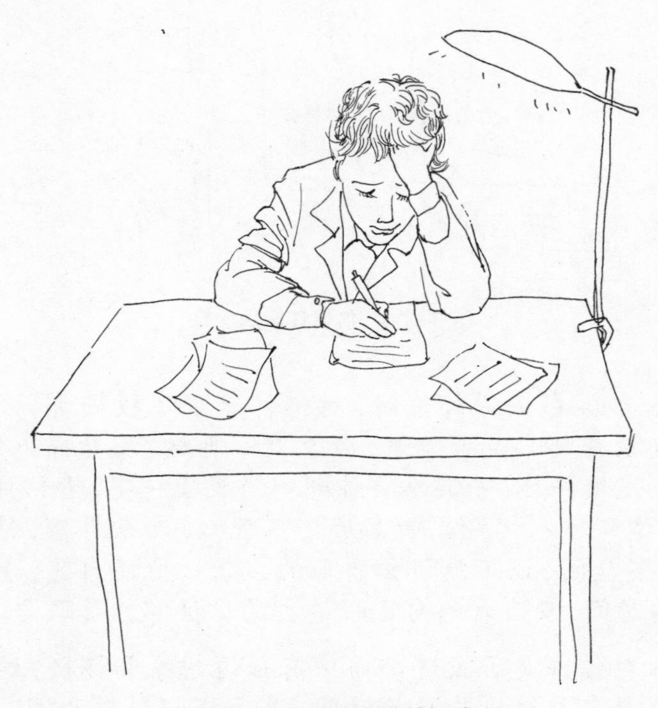

图5-21　无法消除的疑惑

情。于是已经粘贴好的信封被拆开，检查之后没有问题就再次封好。但没过多久心里又感到不安，于是再一次拆开信封检查。这样少则3次，多则7—8次，反复检查，直至信封彻底损坏。

此外，在学校考试中，他经常怀疑自己的试卷是否写上名字，甚至卷子交上去后还在怀疑，又不敢问老师，因而在教室外徘徊，回到家后还很痛苦；自己的笔记借给同学，过后又反复回忆，笔记是否已借给该同学；从图书馆借来的书籍归还后，反复怀疑该书是否已还回图书馆了，因而彻夜难眠。

以上两个案例描述的是疑虑症的典型症状。一方面，当事人的疑虑症主要源于对错失及责任过于敏感，以及不相信自己的判断力；另一方面，也与在思考、判断问题时，患者的不安和恐惧心理经常占了上风，例如对信是否已投寄出去，信上的字词是否写错等，以及对自己可能因过失而受到的非难存在畏惧心理，缺乏安全感有关。

(2) 质问癖（钻牛角尖）

正常人都有好奇心和求知欲，在日常生活中遇到问题时，总希望得到正常的解答和清晰的答案，这是无可非议的。但是，钻牛角尖的质问癖者则不同，他们的行为并非出于好奇心或求知欲，而是从各种角度去“探究”生活中客观上允许“暧昧”的东西或事物的无关紧要的部分。患者有数不清的问题，以“不说清楚誓不罢休”的病理性方式去提问。

比如，有人从厕所的草纸想起草纸是何时发明的，发明的人死在什么地方，草纸发明时有无新闻报道……不了解这一切就不罢休。最后发展到躲在厕所里想，今天的大便为什么是一根而不是两根？

又如，有一位患者在《民主与法制》上看到一个少女的不幸事件，他的质问癖发作，一定要知道少女的真名实姓。他发了几百封信，用尽一切手段去打听，没打听到就觉得无法忍受，难以罢休，最终痛苦不堪。

有的患者提出的问题，无论用何种科学理论回答都不会令他满意，也无法解说清楚。比如，有的患者将周围环境中偶然碰到的东西全都变成他的质问内容。他会问：为什么椅子是这个样子的？为什么要叫椅子？为什么椅子有四只脚？为什么人要坐在椅子上？椅子为什么是这样的高度？这类没有意义的问题无穷无尽。

质问癖是以强迫思考来占有一切。正常人的质疑是为了追寻事物本质、真理，揭示事物的内在联系，提问是为了解决问题。而质问癖者病态地追问事物无关紧要的部分或已解决的问题，以对方无法回答来满足自己病理性的快感。他们以提问为最终目标，而不以解决问题为最后的目的，他们提出无尽问题，是为了释放其紧张和不安情绪。

疑虑症与质问癖本质上一样，都是患者潜意识中感到不安，而质问癖患者只是把未来的不安或可预期到来的不确定的东西，事先在强迫思考中反复推演。

(3) 嗜癖

嗜癖(addiction)又可称为依赖(dependence)，是指某些不良的或违法的社会行为(如赌博、盗窃、偷窥等)反复出现，以及对某些药物(如精神镇静剂、安眠药、镇痛药等)或嗜好物(如酒精)、毒品(如鸦片、海洛因、大麻等)的反复使用，已达到自我无法控制的病理状态。

在临床上，嗜癖的病理特征是，由于强迫行为和反复使用的欲求越来越强烈，以致造成“上瘾”的现象。这种“上瘾”一旦中断，就会出现戒断反应(如颤抖、语言障碍、幻觉、心跳加剧、呼吸困难、脑波异常等现象)。嗜癖行为常常会导致患者出现人格障碍、神经症、强迫症及自杀倾向，在青少年人群中则会导致患者出现破坏型、犯罪型的反社会行为。

案例(40)　“麻将虫”

W，男，26岁，高中毕业后在一家装饰公司做水电工。他热衷于搓麻将，常常通宵达旦地“战斗”，被周围人戏称为“麻将虫”。

近几个月来，W的手气不佳，在麻将桌上输去约两个月的工资。女朋友与其分手，家里的父母也施加压力要他与麻将彻底决裂。W也觉得搓麻将有损自己的身心健康，耗费了不少钱财和时间，于是下决心戒掉它。但不料戒搓麻将几天后，W突然感到精神紧张、空虚，出现不眠、疲倦、头痛、焦躁的现象。特别是在深夜，他感到情绪不安、胸闷、呼吸急促、浑身潮热冒汗。他告诫自己不能再碰麻将，但无法消除身心的不适，最后还是不由自主地走向麻将桌。

W是应父母要求而来做心理治疗的，他是个孝子，害怕伤父母的心。但他坚持向心理医生诉说，父母和亲戚不理解他，他搓麻将是有其“道理”的。

通过精神分析，心理医生发现他无法戒除麻将瘾是深藏在其潜意识中的挫折感和欲求不满在起作用。W曾连续两次高考失败，此外他对自己的职业也不满意。和女友分手对他的打击很大，他觉得是自己无能才导致这一结果，但他表面上不愿承认这一点，于是搓麻将成了他获得精神上的解脱的工具，搓麻将掩盖了他内心的劣等感和自卑感。

同样的问题实际上在他读初三时就已经出现，那时他15岁，因在百货店偷一个顾客提包中的手表而被抓住。问他为什么要偷手表，他回答：“我以为这不是手表，这是眼镜。”经过搜查，发现他在书包和课桌里已收藏了54副眼镜，当然其中绝大多数是偷来的。

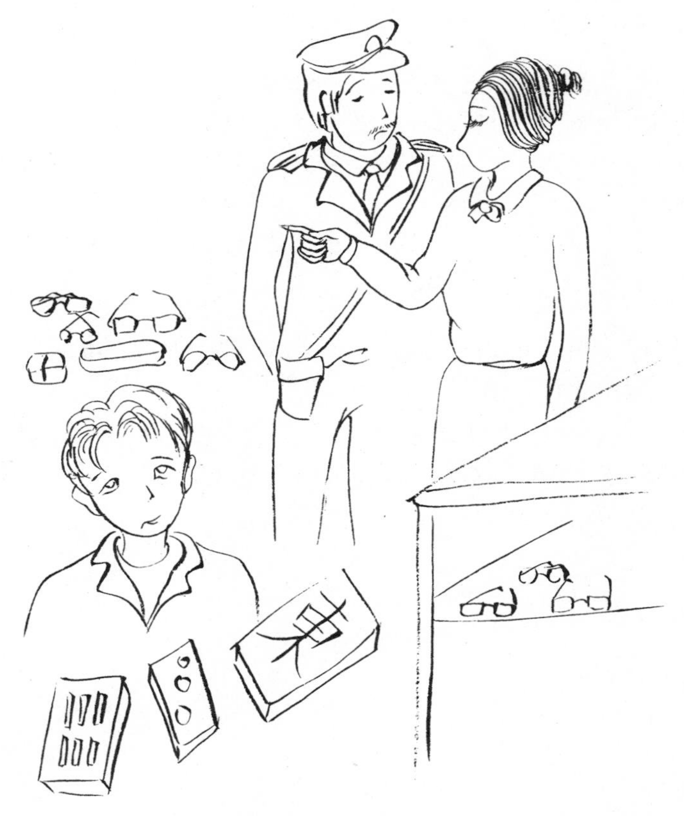

图5-22 “麻将虫”

与学校联系后，班主任反映：他学习成绩不太好，但他还是想学习的，比较羡慕和妒忌成绩好的学生。在他的潜意识中，这些成绩好的孩子都是戴眼镜的，而自己视力良好，当然学习成绩不佳。因此，他心里有一种失落感，这种失落感转化为想要得到补偿，他想到的方法就是要拥有眼镜。尽管不戴，但他仍要拥有，而且拥有的眼镜越多，就代表读书越好，越有学习才能。眼镜在他的潜意识中是一种精神支撑，是学习技能的象征。因此，从少年时代起，他就有用眼镜来掩饰他内心中的挫折感的异常心理现象。

从此案例中可以看到，嗜癖行为常常与个体的性格有关，涉及潜意识内的活动。在现实生活中，被称为“……癖”“……狂”“……迷”的现象，实质上都与个体的性格倾向、精神生活有关。人格障碍者还会出现犯罪型的反社会行为，如“杀人狂”“虐待狂”“偷盗癖”“放火癖”等。

例如“赌博狂”，需要区分三种不同性质的赌博：① 无意识的赌博，即个人认为这不是真正的赌博行为或只是玩玩，甚至认为小赌怡情，不会“伤筋动骨”，这是社会教育学需要研究和矫治的问题；② 有意识的赌博或聚赌，这是违法行为，是法律学需要研究的问题；③ 病理性赌博，它属于嗜癖或强迫行为，当事人自己也知道这种行为不好，但不赌就会发慌、心里不安、失眠等，也就是该强迫行为已形成病理性依赖，这是临床心理学需要研究的问题。

总而言之，嗜癖行为的当事人对这种行为还是有抵抗感的，其认知中也知道这些行为是不好的，并且知道一旦深陷下去，对自己不利，问题是这种强迫行为不做不行。很多儿童有多次偷窃行为，有时并非为了获得钱财，而是为了满足某种心理需要。心理学家在处理这样的问题时一定要仔细分析，了解当事人的潜意识中是否存在病理行为的动机，可以此作为诊断与治疗的切入口。

六

从临床心理学视角理解强迫症

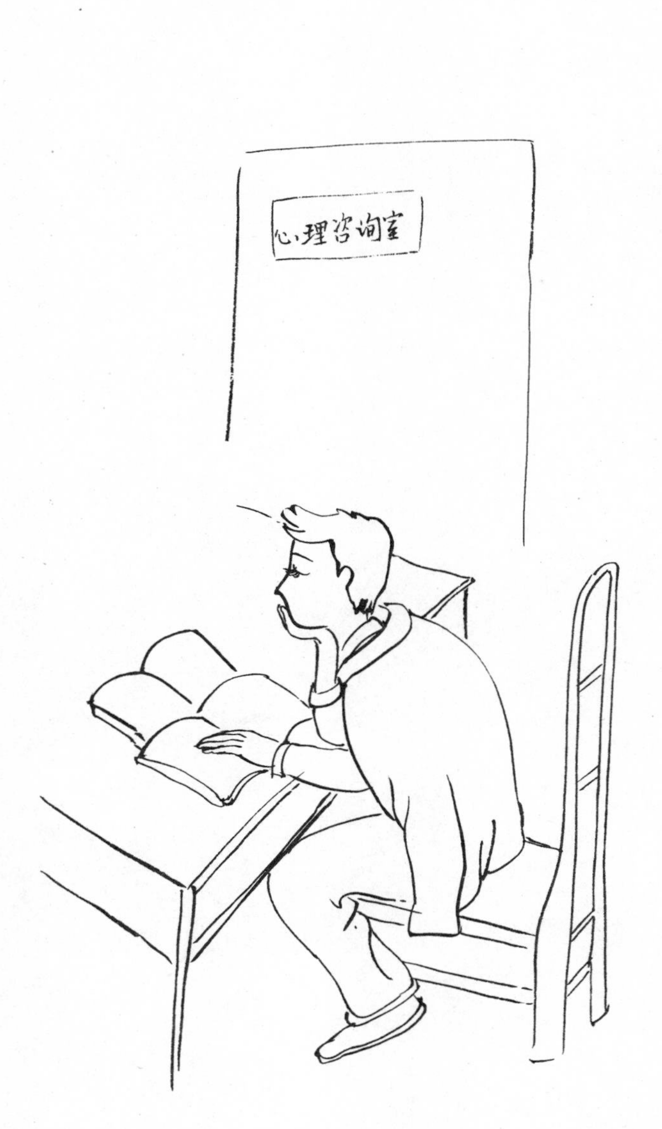

1 人类的意识构造

人类的精神世界由三个部分构成，即意识、前意识和潜意识。一般来说，基础心理学比较重视意识世界，研究感觉、记忆、认知、理解等心理现象，而不太重视人的潜意识世界，也有学者认为，潜意识世界比较“玄”，如果讲授太多则可能被斥为“伪科学”。但是，强迫症、神经症等问题只在意识世界中理解是不行的，许多心理问题产生的根源还要到人的潜意识中去探讨。

精神分析理论的创立就源于对意识世界的研究感到不满足，所以通过催眠让人“放松”以进入一种特殊的意识状态之中，以及通过“两重人格”或“人格分裂”的研究，把在意识世界中不能了解到的问题和现象放到潜意识世界中去探讨。再如，梦的分析对解开人的复杂情结、了解人的精神病理构造、恢复人的精神健康都有作用，而梦就是潜意识世界的重要表达。

根据弗洛伊德的精神分析理论，人的内心世界犹如一座冰山，在海面上浮现的部分是人的“意识”(conscious)，这只不过是人的内心世界能够显露在外的极小一部分。而人的内心世界的大部分是在“海面”下被覆盖着的、看不见的领域，这叫“潜意识”(unconscious)。其中经过努力，潜意识的一部分内容可向意识内容过渡，这叫“前意识”(preconscious)。

在潜意识领域里，各种本能冲动、欲望和情感等被压抑，但又不时地进入意识的领域，具有强大的再生能力。人的许多精神生活和行为受人的本能欲望操纵。上述冰山的比喻，是对弗洛伊德人类意识构造理论的形象解释（见图6－1）。

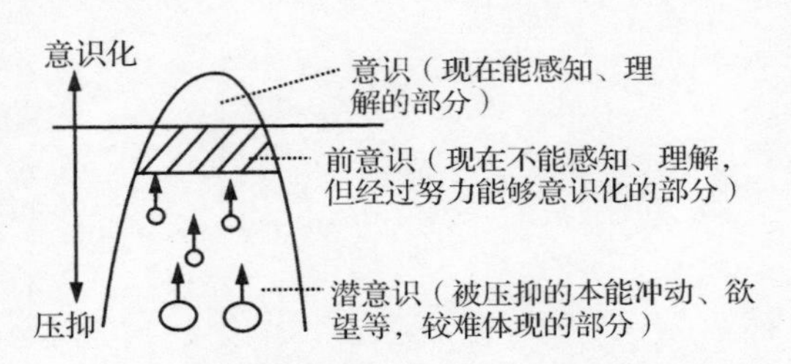

图6－1 精神分析理论中的人类意识构造

那么，什么是前意识呢？概括来讲，前意识具有以下特征：

① 它是意识和潜意识之间的桥梁。

② 它在精神活动过程中具有自动性和能动性。与意识相比，前意识没有意识那么清晰，但是比起潜意识，它还是依稀可以捉摸到的。

③ 它的活动不需要非常强烈的意志的推动就可以进行（特别是在较浅的催眠状态中）。

④ 用催眠技术一般可以把它从潜意识中分离出来。它不像潜意识那样无法理解，而是潜意识中可召回的部分。

根据上述心理学原理，对于强迫症产生的原因与个体的意识构造之间的关系，临床心理学家一般持以下两个推论：

第一，强迫症是由于潜意识、前意识、意识三者之间存在冲突、紊乱而形成的病理现象。

第二，强迫症是因为前意识出现了问题，即前意识无法调控潜意识中的东西，使患者产生冲动和失控感，从而对意识产生干扰而导致的混乱现象。

2 个体的动机与动机群

无论是正常人还是心理疾病患者，其恐怖和不安情绪等都受当事人的动机的支配，并由动机决定其向一定的方向发展。例如，人在饥饿时想进食的欲求非常强烈，进食的欲求必然决定了个体的进食行为；当人身处危险、不安全的场合，就必然决定了他会有逃避的动机。

个体的动机大致可以分为以下三大类：

① 满足身体需要的动机(如温暖、饥饱、爱抚、安全、舒适等)。

② 自我和种族保存、生存的动机(如性爱、亲子之情、社会地位、身份和名誉等)。

③ 自我发展、创造与实现的动机(个人事业、生活有序的发展；自我表现，希望能得到社会的承认；自我创造，体现优越性；得到人生享受等)。

如果第一层次的动机未满足会导致个体产生身心症；如果第二层次的动机未满足会导致个体产生人际关系障碍；如果第三层次的动机未满足会导致人患上神经症、精神病等精神疾患或者产生暴力性犯罪等反社会行为。

个体的各种动机之间，具有相关性、相互联系的动机会构成动机群。在研究人的动机时，必须研究人的动机群的构造，并且要注意动机群的不同。不同动机群之间的关系常常是相互依存或相互对立的。此外，动机群又与环境因素相互作用，会出现一种现象：有的动机强了，其他动机就会被削弱或受到压抑。在一个动机群中，有的动机极端强烈时，会把其他动机全部压制住，正如一首诗所描述的：“生命诚可贵，爱情价更高。若为自由故，两者皆可抛。”生命、爱情和自由构成了一个动机群，但在个体的发展中，当自由的动机比生命和爱情的动机更为重要时，生存和爱的动机就只得被放弃了。

此外，个体的复杂情结也是复杂动机群的一种表现。它是动机群中的各种动机在相互冲突、依存、矛盾的作用和影响下产生的。复杂情结反过来也会使个体的动机扭曲。

动机受一定环境因素的影响，特别是受环境中某些具体现象、事物的影响。它不是一成不变的，它随个体的生活环境的变化而不断发展。构成动机群的动机之间的关系也会影响个体的人格倾向性。

德国精神医学家克雷奇默（Ernst Kretschmer）发现精神疾患的类型与患者的体型之间存在联系，提出了著名的体型精神诊断论。关于动机群的作用和影响，他又提出以下三点：

第一，人的某种行为不是由一个动机决定的，而是由一个动机群决定的。例如，考研究生不仅是由一个动机决定的，而是由想取得较高的学历、获得较好的工作机会、有更好的收入等多个动机决定的。

第二，在一个动机群中，如果有一个动机有伦理价值或道德价值，那么这个动机一般在意识中占优势。例如，自己要成为贵族阶级或精英，这样的动机在意识中占优势。如果一个动机群中有一个动机代表着欲求、冲动，那么它一般在潜意识中占优势。它影响弗洛伊德理论中的超我和本我。超我是高高在上的，在意识中占优势；本我是欲求的表现，一般在潜意识中占优势。

第三，意识和动机的关系常受周围环境和其他因素的影响。当个体越想远离周围环境的影响，这种动机就越具有反作用。这时动机与意识会出现强烈的冲突，有些患者的强迫思考和强迫行为就是如此出现的。

克雷奇默提出的第一点说明了动机的构造和组成；第二点说明了意识和潜意识对个体动机的影响和作用以及它们之间的关系；第三点说明了人的意识是受周围环境和其他因素影响的。动机有时也受周围环境影响，环境因素是导致个体异常心理现象产生的重要原因。

强迫症患者非常敏感，并以神经质的"过敏"作为显著的病理特征。由于"过敏"和疑虑，因此在人际关系、社交中产生种种不安全感，但对不安全感他们采用防卫式的、自我封闭的防御机制，这种僵化的防御机制又进一步强化了强迫症。

人们的日常生活中存在许多动机，有的动机被否定、被压抑，于是便产生痛苦和烦恼。人格健康者能很好地加以调节、控制，而人格不健康者无法承受苦恼，于是导致心理障碍的产生。

3 欲求不满与冲突

在日常生活中，个体常有多种欲求产生，但欲求不一定都能在现实中满足，这是一个常识，因此个体在心理上也必然产生欲求不满。欲求不满是人的精神生活中很重要的东西，正因为有了欲求不满，人类社会才能不断发展。

研究欲求不满是现代心理学的课题之一。个人有欲求不满不一定不利，但如太多欲求得不到满足，则容易导致不适应问题。

如果愿望与欲求不仅不能实现，而且还受到否定、阻碍和遇到打击，这时称之为“心理受挫（挫折）”。这一问题个体如能解决，找到新的发展方向，去克服、解决该状况，则称之为“适应”；若不能克服障碍，则称之为“不适应”（见图6-2）。

欲求不满大致可以分为两种状态：

第一，身体需求或生存的欲求不满。动物实验表明，如果这种状况持续下去，个体就会产生神经症或其他身心疾患。

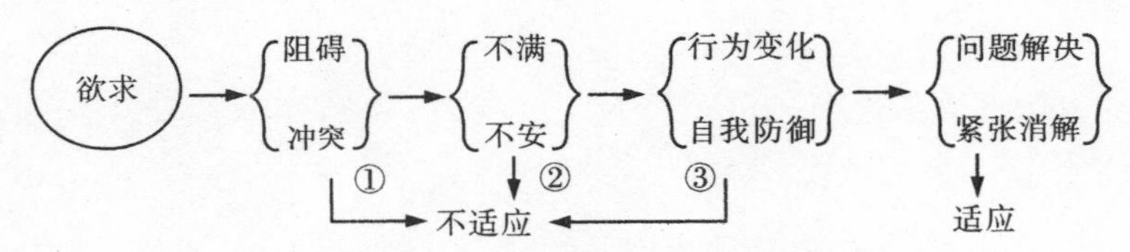

图6-2　欲求不满引起的适应与不适应过程

第二,心理危机。当一个人处于困难的环境中或受到外界环境的威胁时,会产生不安全的感受,称之为心理危机。若长期得不到解决,就会产生神经症,尤其是强迫症。

由于生存竞争激烈,现代社会中个体的心理危机也出现得更为频繁。心理危机产生的另一个原因是个体将名誉、地位、评价作为自我追求的目标,它们不断诱惑着每一个人,使人一会儿兴奋、一会儿动摇。当它们威胁到自我的存在时,就会形成各种心理症状。

生活在大城市中的人与生活在中小城市、农村的人相比,面临的心理危机可能更严重。他们会碰到各种意想不到的挑战和挫折。社会的伦理道德、规范、上级的命令、法律等带来的压力,对个体产生约束、规范作用,有些人在这种约束、规范下,持续产生不确实感和不安全感,也因而患上强迫症。

心理挫折与心理危机对不同人有不同的影响。有的人会冲动地表现出来,有的人能正确地加以消解,有的人默不出声、闷闷不乐,发展为抑郁症。

能否化解心理挫折、心理危机取决于一个人的人格类型与心理健康状况。如能很好地解决,称其为承受能力强,这种能力是处理、消化和解决欲求不满的能力。强迫症患者正是在此能力上有所欠缺。

那么,什么又是冲突呢?当两种以上的欲求同时出现,迫使当事人只能选择其中一种,导致个人欲求不满、心理挫折,这种现象称为冲突(conflict)。冲突极为常见,从挑选、购买商品到选择异性朋友等,人们常常会处于一种两难的境地,于是便会导致心理失衡。

冲突主要有三种基本类型(见图6-3):

① 接近—接近型。个体想追求两个积极目标,但又必须在两个目标中择一时所发生的冲突。例如,究竟是参加朋友的生日派对,还是去观看一场仰慕已久的明星的演出?

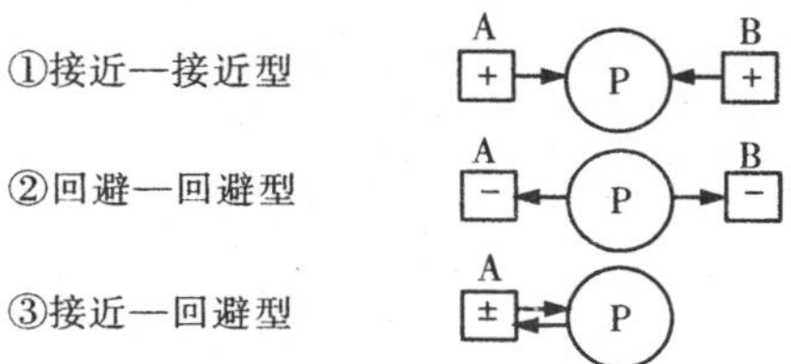

图6-3　冲突的三种基本类型

② 回避—回避型。个体想躲避两个消极目标,但又必须在两个目标中择一时所发生的冲突。例如,"前门有虎,后门有狼"。

③ 接近—回避型。个体面对同一目标,其中既有积极因素,又有消极因素,使个体同时具备趋近和逃避的心态,但又必须作出取舍抉择时所发生的冲突。例如,火中取栗,其中冒险和利益同时存在。

德国著名精神医学家克雷奇默对于冲突的产生和发展演绎出以下四个推理:

① 对于某个目标,你越是想接近它,且当你觉得你离它越来越近时,你心中的欲求就越强烈。即但凡一个人离目标越近,想得到的欲求就会变得越强烈。就像一个小男孩为买一双溜冰鞋而赚钱,所赚钱款离价格越近,心里的渴求就越强烈。

② 对于某个目标,你非常想逃避或远离它,但它却离你越来越近,这时你的逃避欲求反而会变得十分强烈。例如,俩人恋爱失败,一方硬是要走,而另一方不让他走,这必将导致欲走的一方产生更强烈的逃避欲。

③ 回避倾向与接近倾向相比,一般而言,离目标越近时所产生的回避倾向越强烈。这一般用来解释青少年逆反心理的产生。

④ 接近倾向和回避倾向的强度与个体动机的强弱、受环境因素影响的程度有关,并不是一成不变的。

日本森田疗法创始人森田正马博士指出:强迫症是心理冲突的产物,也就是说强迫思考和强迫行为源于内心的冲突、矛盾、对抗。冲突在人的精神世界中又可以分为有意识的冲突和潜意识中的冲突,它们之间的区别如下:

① 有意识的冲突。个体在日常生活中所遇到的苦恼、欲求和可被感知到的心理矛盾状态被称为有意识的冲突。它会造成个体不安、动摇,使人产生压力感、紧张感,也使人感到苦闷、懊恼等。正常人具有将此类冲突化解的能力。当然,若处理不当,也会导致神经症的产生。有意识的冲突的特征为:

- 与现实问题直接相关;
- 其背后有某种欲望和动机存在。

此类冲突可能导致神经症,患者的特征如下:

• 由于现实与过去问题相关联而形成恶性循环或不安的情绪；

• 现在的情绪、动机与现实世界发生较大冲突；

• 当事人心中的苦恼（痛苦的程度不像正常人那样）有不断增加的趋势，有时还有某种罪责意识，甚至由此引发神经症。

② 潜意识中的冲突。潜意识中的冲突与现实生活关系不大或者与精神深层次的东西有关。潜意识中的冲突常牵涉到一些抽象朦胧的、与生命的本质有关的问题，如人性、爱情、尊严、责任、生与死等。潜意识中的冲突具有以下特征：

• 存在不能两立，也不能兼有的欲望。例如：对同一对象既有刻骨铭心的爱，又有不可原谅的恨；对自己的恋人爱得要死，又恨得要命；优越感在外，劣等感在内……弗洛伊德提出，人的精神中有相反的能动力量，如生的本能和死的本能、建设本能和破坏本能等。这些成对的能动力量使正常人的心理活动能保持均衡和协调的发展。但倘若这种协调被打破或不能保持，则可能产生心理障碍。两者之间相反的力量越大，则人格越将产生分裂或受损的状况。

• 存在既追求自由又需受束缚的矛盾。这就是说，一方面人有追求自由的天性，另一方面现实又不能使人充分享有自由，处处有束缚，即弗洛伊德提出的快乐原理与现实原理在内心产生冲突，在无法协调的情况下当然带来心灵伤害。

• 存在满足个人欲求与遵守社会规则的矛盾。一方面人们有获得成功、性满足的欲求等，另一方面这些欲求与社会规则会在某种程度上发生冲突。人们一方面要讲究克己、负责任、有良心，另一方面内心深处又有冲破社会规则、尝尝禁果的欲求，但事后又会产生后悔感或罪责感。

有了冲突，个人最初的反应是从冲突中脱身，心理学上叫作“逃避处理机制”。逃避处理机制有三种：一是解决，二是回避，三是沉溺其中（不能自拔）。处理机制不妥，极易产生神经症症状。常见的具体反应类型有：

第一类，以积极、正面迎战的态度去对抗它（进攻型）。

第二类，以消极、回避的态度去对待它，或明哲保身，甚至看破红尘、遁入空门（消极型）。

第三类，以一种妥协的机会主义的态度，根据状况助长一部分冲突，压抑其他冲突（妥协型）。

第四类，沉溺于其中，不能自拔，久而久之易造成神经症症状，产生自我绝望、人格解体的病理现象（病态型）。

以上四种反应类型中，第一种尽管比较正面和积极，但容易产生适应过剩和反应过敏的状况；第二种和第三种，有时被宗教信徒或哲人采纳，不失为处理冲突时可借鉴的对策，但对一般人来说缺乏持久性，处理不当也会使人情绪忧郁消沉，或形成恶性循环以及产生反弹；最后一种最为危险，对人的心理健康造成的危害也是不言而喻的。

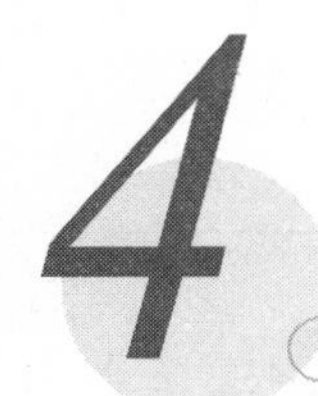

防御机制

个体解决问题时如果达到目标，具有合理性，称为“适应”。而个体面临问题时产生内心矛盾，处于不满等紧张状态中，便会形成一种潜意识的适应方法——防御机制(defence mechanism)。这一理论由精神分析流派创始人弗洛伊德提出(见图6-4)。

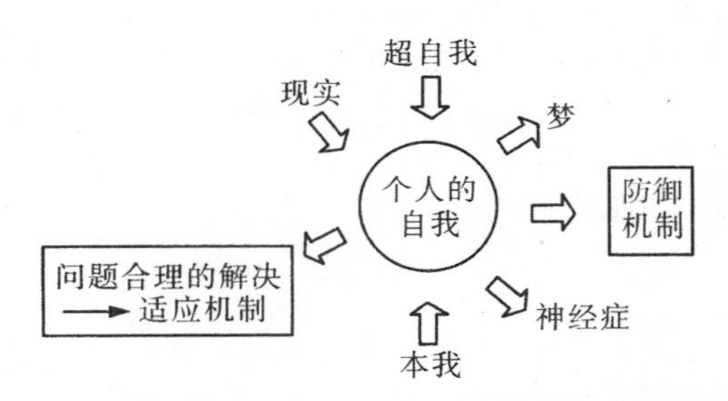

(注：上图中向内的箭头为“压力”，向外的箭头为“解决”。)

图6-4　弗洛伊德的自我适应机制和防御机制

防御机制有三个特征：

第一，防御机制产生时个体并不能察觉到，是在潜意识中进行的，并具有反复出现的倾向。

第二，防御机制是个体解决问题、适应现实的一种潜意识的心理反应，虽然从表面上看是个体解决问题的一种方法，但实际上绝大多数防御机制的核心是逃避现实。正因为这一反应是潜意识的，故对问题的解决常常缺乏合理性或持久性，并会反复导致不适应的行为。

第三，防御机制可分为不同类型，因个体的性格和人格类型不同而采取不同的防御机制。

弗洛伊德的精神分析理论对此有详细的论述（见表6-1）。

表6-1　防御机制的主要类型和特点

种　　类	特　　点
否认（denial）	无意识地拒绝承认那些不愉快的现实以保护自我，是最原始、最简单的心理防御机制
压抑（repression）	将意识中对立的或不被接受的冲动、欲望、想法、情感或痛苦经历，不自觉地压抑到潜意识中去，以致不能察觉或回忆，以避免产生痛苦和焦虑
退行（regression）	个体遭遇严重挫折时，放弃成人的应对方式，采用儿童时期较幼稚的方式去应对困难和满足自己的欲望
歪曲（distortion）	把外界事实加以曲解、变化以符合内心的需要，属于精神病性的心理防御机制
反向作用或反向（reaction formation）	将内心难以接受的、不愉快的观念、情感、欲望夸张性地以相反的外在态度或行为表现出来
转移或移置（displacement）	将对某个不安全对象的情感、欲望或态度转移到另一个较为安全的对象身上，后者成为前者的替代物，通常是把对强者的情绪、欲望转移到弱者身上
合理化或文饰（rationalization）	无意识地用似乎合理的解释为难以接受的情感、行为、动机辩护，以使其可以接受，获得心理平衡
仪式与抵消（ritual and undoing）	以象征性的行为、活动、事情来抵消已经发生的不愉快的事情，好像那些事根本没有发生，以减轻不安
隔离（isolation）	将自己与某种不愉快的情景隔离开，不去面对伤害或痛苦，避免与自己的真实情感接触，从而避免由此引起的焦虑与不安
理想化（idealization）	过高评价某些人或某些事物，将事实的真相扭曲和美化，以致脱离了现实
分裂（dissociation）	生活中的行为表现时常出现矛盾与不协调，有时在同一时期，在不同的环境或事件中，会有相反的行为出现
投射（projection）	将自己的某种冲动、欲望、特征（如性格、情感、过错、挫折等）转移到其他人身上（赋予他人或他物）
内摄或摄入（introjection）	广泛地、毫无选择地吸收外界事物（如某位亲人的性格特质、行为方式等），将它们内化为自己人格的一部分

（续表）

种　类	特　点
幻想 （fantasy）	个体无法处理现实生活中的困难或无法忍受一些情绪困扰时，使自己暂时离开现实，在幻想的世界中得到内心的平静，获得现实生活中无法得到的满足
补偿 （compensation）	当个体因自身生理或心理上的缺陷而不能达成某种目标时，改用其他方式来弥补这些缺陷，以减轻其自卑感、不安全感
认同/仿同 （identification）	无意识地取他人之长归为己有，并作为自己行动的一部分加以表达
升华 （sublimation）	对被压抑的不符合社会规范的原始冲动或欲望，另辟蹊径，用符合社会认同的建设性方式表达出来，并得到本能性满足
幽默 （humor）	以幽默的语言或行为来应对紧张的情境或表达潜意识中的欲望
理智化 （intellectualization）	在体验、评论冲突的话题时，就事论事，不带有相应的情感色彩，从而回避由这些冲突引起的焦虑
利他 （altruism）	个体通过自觉的不图回报的利他行为，获得社会赞赏和他人感激（潜意识动机），最终获得自我的满足

上述防御机制中与强迫症关系较大的有三种：压抑、否认和分裂。

① 压抑。压抑是将自我不能接受的心理内容压抑到潜意识中，是一种动机性遗忘。但压抑的时间越长，反弹越厉害。故压抑的作用具有两重性：一是制止的作用；二是扭曲的作用。压抑不仅会使某种欲望或记忆“消失”，同时也会造成精神紧张，使之后来以扭曲的形式出现。

② 否认。个体会无意识地拒绝承认或接受某些不愉快的现实，当作根本没有发生，不承认、不接受似乎就不会痛苦，从而获得心理上的安慰与平衡。但拒绝越多，与现实接触越少，个体就越难以应对困境，最终导致身心受损。

③ 分裂。有些人在生活中的行为表现时常出现矛盾与不协调的情况，有时会有相反的行为出现。在心理分析中，可以认为他们是将意识割裂开来，发展到一定程度会形成人格分裂，产生关系幻想，例如前述章节中介绍的弗洛伊德精神分析案例中的“鼠男”的状况。

这三种防御机制都是神经症患者尤其是强迫症患者常用的防御机制。但要注意，这些防御机制并不是当事人有意识的反应，而是潜意识作用下的心理反应。过度使用这些防御机制，人格的弹性会进一步下降，使防御的态度僵硬化，形成扭曲的人格，以致难以面对现实。

5 复杂情结

在临床心理学中，恐惧症、强迫症和神经官能症都可以用复杂情结这个概念进行分析。日常生活中的偏见、逆反心理、偏执态度、攻击等也可以用复杂情结的要素来探讨，这一概念在精神分析中非常重要。弗洛伊德把复杂情结分为几种：一是“伊勒克特拉情结”和“俄狄浦斯情结”（即“恋父情结”和“恋母情结”）；二是“去势情结”（害怕被阉割，或对生殖器的恐惧）；三是“劣等情结”（害怕被人轻视、蔑视，在职业、学历和职称问题上较常见）。

强迫症中的复杂情结是屈从于某种不快、恐惧和不安的情绪，一方面它是对个体价值和情感的否定，另一方面个体觉得它会威胁到自己的尊严，故将之压抑到潜意识中去，但它仍拥有强大的力量。它具有潜在的威胁性，会形成一种“潜意识的冲动”。这种冲动与意识经常会发生冲突，于是形成强迫性的复杂情结，使个体的意志处于一种无能为力的状态，于是冲突、摩擦便在内心产生了。

复杂情结的产生有其脑神经生理学基础。一般认为产生复杂情结的部位处于大脑情绪中枢——丘脑（见图6-5），它与大脑皮质相互作用，使复杂情结进一步兴奋、强化，并且获得独立活动机能。此外，复杂情结是由动机、意志、情感构成的一组情结群，该情结群会反过来操纵人的认知和情感，致使强迫症患者无法摆脱某种奇特的意识和愚蠢的行为。

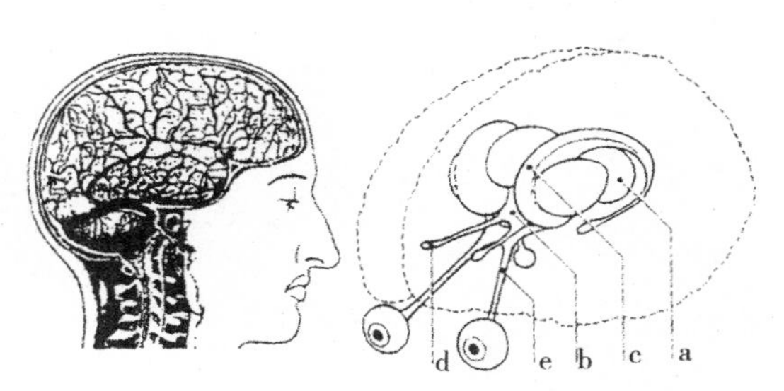

a.丘脑　　b.下丘脑　　c.大脑基底核
d.嗅叶（大脑边缘系统）　e.视神经

图 6-5　大脑情绪中枢——丘脑构造

复杂情结在日常生活中以各种各样的形式表现出来。刚毕业的男大学生对他的同伴说:“我个子矮,和个子高的人相比在找工作时不占优势。”这时他内心的复杂情结属于劣等情结。也有些人自己没有明确意识到其压抑在内心的欲求,这类欲求可能在某天突然爆发,使当事人采取了连自己也意想不到的过激行为,这叫作潜藏的复杂情结。

人类拥有复杂情结的历史渊源久长,最有名的是“俄狄浦斯情结”,这是以弑父娶母的神话英雄俄狄浦斯来命名的情结,现在用来表示对父亲有敌意,对母亲抱有爱的那些孩子的心理倾向。相反的是“伊勒克特拉情结”,表达的是恋父反母倾向,因此又称为“恋父情结”。

“该隐情结”是指兄弟之间的敌意和妒忌心理,该隐是《旧约全书》中的人物,该隐杀弟,他成为西方宗教传说中人类最初的杀人犯。在罗马神话中,月亮与狩猎女神狄安娜以不输于男性之神的活跃姿态去狩猎,现在用来表明女性想和男性获得对等地位的心理,或在同男性的竞争中取胜的心理,称为“狄安娜情结”。

强迫症患者的复杂情结源于欲望被压抑、被扭曲,尽管这些复杂情结的表现形式各不相同,但本质上都具有高度不安和强迫欲求的性质。

6 恐惧、不安和愤怒

恐惧、不安和愤怒是个体的情绪反应，它们与强迫症的产生和发展有着密切关系，一般说来，在强迫思考和强迫行为发生前，个体某种程度上往往已经有了情绪反应混乱或情绪障碍的状况。下面分别进行阐述。

(1) 恐惧

心理学家一般认为，恐惧是一种实实在在的真实情感，它与我们的本能行为（逃避）紧密相连。当个体在环境中遇到某种危险时，自我防御机制立即启动，其本能行为之一就是逃避。恐惧与逃避互为因果，但它们的产生并不同步，强烈的恐惧感会强化逃避行为，反过来，逃避行为又促使恐惧感增强。但当逃避行为被干扰时，恐惧感反而会更加强烈。故可得出结论：恐惧往往使个体的情绪因环境的刺激而变化，从而导致个体启动一种自我防御机制即逃避，它受个体生存的动机驱使。恐惧的特征如下：

第一，恐惧是个体在特定环境中的一种受威胁的情感反应，是个体的生存面临危险时的一种信号。

第二，恐惧不仅是一种情感，它还具有驱动性，即促使个体远离恐惧、逃避危险的事物等。

第三，由恐惧驱动的行为常常是消极的、抑制的，例如个体会出现麻木、丧失抵抗力等状况。

第四,恐惧有时和愤怒等其他情绪联系在一起。

长期处于恐惧中会导致个体心理变异。恐惧是最原始的情绪,动物也会恐惧,但人类的恐惧更加复杂,可分化出多种多样的形式:一是恐惧象征化,如“草木皆兵”“风声鹤唳”等;二是对过去的事物或还未发生的事物感到恐惧,如对过去发生过的或未来可能发生的地震、台风、洪水等灾难感到担心等;三是恐惧的内化,如担心丧失自我价值,产生忧郁感、罪责感等;四是恐惧虚幻化,如对某种莫名其妙、不可知的事物产生恐惧,如对时间、空间等不可预知的事物的恐惧;五是恐惧泛化,即由对一些具体事物的恐惧扩大到对具有某种特征的“不吉利事物”的恐惧,如认为“4”“13”等数字不吉利。

(2) 不安

有些心理学家认为,不安是由恐惧派生出来的。因此,有的学者建议强迫症应隶属于不安神经症(anxiety neurosis)。但恐惧在大多数场合下是有意识的,并且有具体对象;而不安在大多数场合下是潜意识或前意识的产物,更多的是在木然状态下产生的,并且没有明确的威胁对象时也会产生。

不安的内容包括对疾病、疾患的不安,对社会生存环境、经济状况的不安,自我生存受到挑战时的不安,等等。强迫症的根源是不安在作怪,不安积蓄到一定程度会产生恐惧,而恐惧发展到一定程度,在表面上不安可能会暂时消失,实际上却转化成一种慢性的长期的不安,也就是说,恐惧和不安在一定程度上可以相互转化。

(3) 愤怒

恐惧和不安是内在的消极情绪,而愤怒是强烈的、具有冲动性和攻击性的情绪。在日常生活中,当个体遭受某种背叛、侮辱、恶意中伤、暴力侵犯或性骚扰等,都会成为导致愤怒的导火索。因此,愤怒可定义为个体受到威胁和伤害时其反抗性、攻击性情绪的表现。

愤怒和恐惧都是对环境刺激做出的情绪反应,是个体在生存面临威胁时做出的防卫态度,只是因为愤怒源或恐惧源不同,故个体有时表现出愤怒,有时表现出恐惧。需要根据具体情境做具体的分析,有人表面上表现出的是恐惧,内心却隐藏着强烈的愤怒;也有人表面上很愤怒,但内心很恐惧。这两者相互交织、相互混合,形成一种新的动力关系,于是表现为强烈的“过敏”倾向。如果处理不当,便会成为强迫症的病理基础。

强迫症的症状核心是焦虑、恐惧和不安全感。患者的思考和行为奇特地、机械地重复着，他们只有通过这种行为才能缓解内心的恐惧和不安。当然，这也可能和患者的个性、家庭环境和幼年经历等有关。因此，对强迫症的治疗首先应确定两个目标：一是进行情绪的调整；二是培养其对环境的适应能力，然后再选择具体有效的治疗方案。

7 脑的病理现象

强迫症与脑的病理现象有关，许多临床报告提出了重要的观察数据。这方面的研究尽管刚起步，但已经有了显著的成果。有许多强迫症患者常常这样描述自己的强迫行为的产生：“不知怎的就出现了，这样的行为好像不是自己的。”非常清楚，一些患者的脑神经系统肯定出了什么问题，出现了大脑中枢指令变异的情况。

还有许多强迫症患者的脸部和手指会出现轻微的抽搐或痉挛的现象，有的甚至不自觉地出现肢体的抽动，后来发现这是强迫症特有的一种伴随症状，而且强迫症越严重，抽动就越明显。这与大脑的神经运动出现异常有关。

人的大脑重约1.4千克，尺寸差不多是两个拳头紧紧拼在一起那么大，它是人体内最复杂也最迷人的器官。它是由大约140亿个相互联系的神经细胞（或称神经元）一起构筑的网络。

图6－6是与强迫症状有关的大脑主要结构，图中涉及的一些主要结构术语解释如下。

• 纹状体：纹状体由壳核和尾状核两部分构成。它们彼此挨着，都位于大脑的深处。壳核是控制肌肉运动或身体运动的那部分大脑的自动传输装置；尾状核则是控制思维的大脑额叶的过滤站。

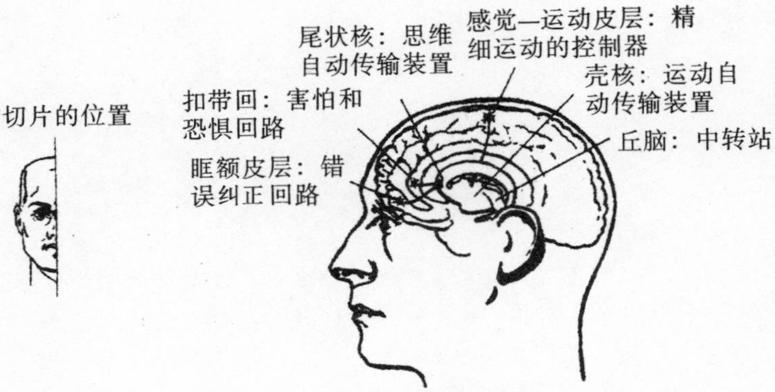

所取脑切片的位置
尾状核：思维自动传输装置
感觉—运动皮层：精细运动的控制器
扣带回：害怕和恐惧回路
壳核：运动自动传输装置
丘脑：中转站
眶额皮层：错误纠正回路

图6-6　与强迫症状有关的大脑主要结构

• 眶额皮层：位于大脑额叶的内侧，是强迫症的“热点”。作为大脑的“错误纠正回路”，它在眼窝的正上方，是思维和情感的连接之处。它的职能是利用我们的情绪反应指导我们的行为，并在不同的社会情境中控制情绪的产生。

• 大脑皮质：位于大脑左右半球的表面，是覆盖在大脑半球表面的灰质层，最复杂的思维活动就发生在大脑皮质中，大脑皮质是思维的器官。

• 基底核：它是位于大脑皮质底下一群运动神经核的统称，与大脑皮质、丘脑和脑干相连。可以使我们将一种行为转换为另一种行为的尾状核，就隶属于基底核。

• 扣带回：位于大脑半球内侧面。它参与许多复杂的躯体与内脏运动及痛反应，会使强迫症患者产生这样的感觉：如果不去完成清洗、检查或其他强迫行为，那么可怕的事情就要发生了。

• 丘脑：位于第三脑室的两侧，是处理身体感觉信息的中央中转站。

美国强迫症治疗专家杰弗里·施瓦兹教授运用正电子断层扫描技术(PET)得到的研究结果表明，患者大脑中眶额皮层的新陈代谢过于旺盛。一个行为越是自动化，它消耗皮层里的能量就越少。

当纹状体正常工作时，它就像一个过滤器，“把关”发送过来的感官信息，而这也正是它在脑内行为回路中应该担当的正确角色。强迫症之所以形成，极有可能是因为尾状核出了问题，导致进化中的皮层回路(譬如那些造成清洗和检查行为的回路)不再被过滤器掌控。在缺乏有效率的控制闸门的情况下，人被铺天盖地而来的侵入性念头淹没，以致用不恰当的行为方式回应，这些举动被称为“行为持续重复症”，这是强迫行为的一个别名。强迫行为是一种实施者知道不恰当，也十分恳切地欲除之而后快的行为持续重复症：当念头涌到控制闸门处时，因为门被卡着关不上，它们就会反复不断地冲出来，于是患者就会反复洗手或去检查炉灶，尽管这么做毫无意义。这些举动使他们暂时放松了，但接着就会一发不可收拾，形成恶性循环：患者实施的强迫行为越多，控制闸门就卡得越死。

而尾状核发生故障的后果是，错误纠正系统被卡在“开”的位置上，由此，出错的感觉一直都不会消失。既然眶额皮层是由尾状核调节的，当尾状核工作不正常时，眶额皮层中的错误纠正系统也会过于活跃，患者就会有“大祸临头”的想法和感觉。为了驱走这种感觉，他们拼命地实施强迫行为，糟糕的是，这些重复行为让“大祸临头”的感觉更强烈了。打破这个恶性循环的唯一途径是改变行为。

以上研究在强迫症治疗领域形成一股强大的潮流，引导着研究者进行更多的探索。

强迫症的大脑病理现象研究在美国或欧洲是有着学术渊源和文化背景的。1998年2月4日，美国出现了一则新闻——《大脑损伤治愈了强迫症》，报道了一位名叫乔治的青年，他当时22岁，患有严重的强迫症。他因不堪强迫症的折磨而试图自杀，他把手枪放入嘴中，扣动扳机，子弹击中大脑前额，送到医院急救后保住性命，经精心治疗后康复出院。之后发现，乔治的强迫症消失了，他还考上大学，过着普通人的生活。

这则新闻说明强迫症与脑神经的病变有着某种联系，许多强迫症患者是因大脑出现异常而患病的。这一观点早在20世纪初就由奥地利著名的医学家埃科诺莫（Constantin von Economo）在他的研究中揭晓。

1917年，埃科诺莫在他著名的论文《嗜眠性脑炎》（英文版，1931年）中指出，脑的病理现象对个体有心理影响。他研究了500个以上睡眠障碍的临床案例，发现大多数病例都与大脑异常有关。这一异常来自大脑的深处——基底核，基底核的异常使思考和对行为的调控出现运动性障碍。

根据埃科诺莫的研究，此后的学者发现强迫症患者常常存在不显眼的独特动作。如脸部和手指的抽搐，手脚在一瞬间痉挛性地抽动，不停地摸鼻子、拨头发、跺脚等，出现各种复杂、奇特的怪癖。学者们认为，这是神经系统失控的表现。法国的精神科医生认为，可以把强迫症考虑成“神经运动性抽搐”，有的学者干脆把它叫作“心理癫痫”。癫痫患者有时数月或数年不见发作，但突然之间就因某种状况而诱发症状，强迫症的消失和再现也情况类似。美国的精神医学家和临床心理学家认为，强迫思考和强迫行为是因脑的病理部位的某种“异常放电”而引起患者的动作、感情和思考出现“癫痫性放电”导致的异常状态。

20世纪70年代，美国研制过敏性抑制素用来治疗强迫症（此药原用于治疗抑郁症），它对强迫症状有较好的抑制作用，但副作用是导致服用者口渴、便秘、嗜睡、性功能衰退等，并且只对40%—50%的强迫症患者有效，对有些患者则完全无效。

过敏性抑制素可在人的大脑中产生生化作用，作用于大脑中的神经传导物质，通过脑细胞中神经元的新陈代谢来影响脑中血清素(serotonin)的水平。其中神经传导物质对大脑细胞的新陈代谢具有强烈影响，主要对血清素的水平起调节作用，它是大脑中的重要生化物质，也是影响人和动物身心机能的重要物质。神经传导物质的活动与个体的愤怒、绝望、冲动、悲哀等情感的产生有关，与强迫症的产生也有很大关系。因此，神经传导物质既是大脑细胞间信息传导、输送的媒介，也是管理情绪的化学物质。另外，血清素在大脑中的活动非常复杂，其浓度变化也会影响大脑细胞的活动。现在已发现，自闭症患者的大脑中血清素的水平特别高，而强迫症患者的大脑中血清素的水平也出现异常。

20世纪60—70年代，欧美各国治疗强迫症的手段主要是在医院中进行脑外科手术。对较严重的强迫症，脑外科手术使用率较高。当时，强迫症被归入精神异常的范畴中，也就是说，当时对强迫症的干预与介入主要是从医学角度进行的，尽管也有心理治疗，但它的力量和声音相当微弱。治疗时首先想到的是吃药，可药物的作用并不大，并且药物治疗是从治疗抑郁症推广到治疗强迫症上来的，所以脑外科手术仍是当时治疗强迫症的“杀手锏”。当时，著名的进行脑外科手术的医院是位于美国波士顿和英国伦敦的一些医院，它们结合对大脑图像的分析，把大脑神经的异常部分切除掉。这种方法虽有效，但会有各种各样的副作用，因为人的精神世界较之自然界，可控制、可观察的内容更为复杂、精巧，而且有些原理和现象还不十分明确，因而精神世界比自然界更难以琢磨。

20世纪70—80年代，各国一般已不再推荐用脑神经切除手术治疗强迫症，改为用脑科学理论来研究强迫行为、强迫心理等症状。同时，心理学家和脑科学家一方面不推荐做脑外科手术，另一方面却非常关心为数很少的对强迫症患者进行的脑外科手术的成功率。因为他们也想知道治疗强迫症究竟是不是仅靠脑外科手术技术就能简捷地解决。

目前，世界各国在诊断与治疗强迫症前非常注重对大脑的检查。今天，脑科学发展迅速，新技术已经运用到医学临床诊断中，如脑CT（computered tomography，即电子计算机断层扫描）、脑电图、核磁共振技术等，使我们得以对强迫症的病理机制和生物学原因进行比较研究。目前的研究结果是：强迫症是脑的前额叶与大脑基底核的异常所导致的。

进入21世纪，科学家治疗强迫症的新动向是注重各学科的协同作战，即脑科学、心理学、医学相结合，既注重对强迫症患者的脑部异常进行调整，同时也注重心理咨询理论与技术的应用，适当辅之以医学方面的药物治疗。相信在不久的将来，人类会更有效地应对强迫症。

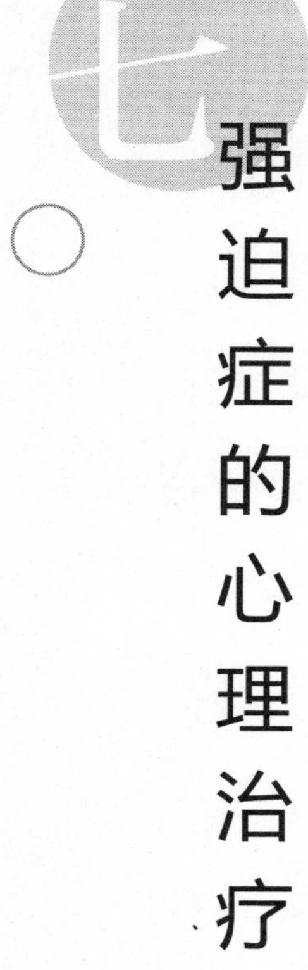

七 强迫症的心理治疗

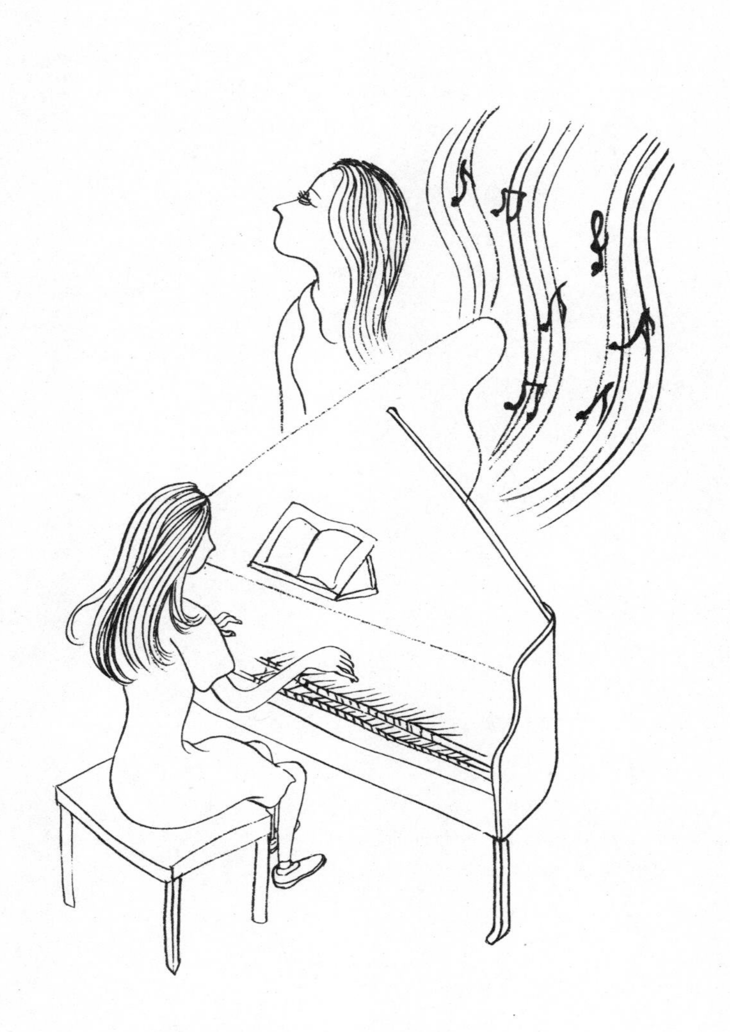

1 治疗的目的与注意事项

一个人一旦患上强迫症，心中的矛盾和冲突会消耗其大量精力和时间，形成某些奇特行为和特殊反应。强迫症和其他心理疾患一样需要精心治疗，这种治疗除了需要心理工作者的努力外，当事人的努力也是必不可少的；即使双方都付出努力，问题也不是一朝一夕就能解决的。强迫症使人痛苦，其症状的形成受患者的性格特征及长期生活经验的影响。强迫症会使患者人格扭曲，与其他心理疾患不同，因此，对强迫症的治疗是对患者人格整体的重塑与改造，是对强迫思考中冲动原则的否定，以促使患者树立新的价值观。即以患者的人格改变为动力，促使其行为得到矫治、改变。

国外不少临床心理学研究者认为，神经症尤其是强迫症患者一般过于敏感，其潜意识中有不安全感、自卑感和劣等感。原因一般是由于个体对自我存在、自我意识过度关心而形成了不安，既与患者的性格有关，也与其认知和经验有关。日本的心理学家指出，形成神经症和强迫症的公式如下：

神经症＝性格内向压抑＋环境因素＋神经衰弱
强迫症（或不安神经症）＝精神压抑＋心理与环境的不适应＋脑神经生化学异常

弗洛伊德的弟子、著名的分析心理学(analytical psychology)创立者荣格（Carl Gustav Jung）根据人的精神能量、对环境适应的方向性以及今后的发展倾向性，将人分成两大类：内向型和外向型。他将弗洛伊德的“力比多”（libido）概念扩大，认为这是一种普遍存在的“生命冲动”。当个体的力比多的活动倾向于本身时，他就是一个内向型的人；当力比多的活动倾向于外部环境时，他就是一个外向型的人。

此外，这两大类型又可分为八种基本型：内向的思考型、感情型、感觉型、直观型和外向的思考型、感情型、感觉型、直观型。根据这一理论进行观察，发现内向型的人注重内心生活，喜欢独处、思考，深思熟虑且乐于反省。他们有时可能对参与他人的活动不感兴趣。外向型的人富有活力、喜欢参与活动，在意他人的感受。强迫症患者的性格大多数属于内向感觉型、内向直观型或内向思考型。其中，内向感觉型和内向直观型的患者十分敏感，两者的表现均为强迫行为多，而内向思考型患者的表现为强迫思考多。

对于强迫症患者，可以通过心理治疗来矫治。心理治疗的目的一般如下：

① 使当事人面对、认识自己的心理不适应问题或症状。一般来说，对于症状，精神病患者没有自知力，而强迫症患者具有自知力。通过心理咨询，可以让患者进一步洞察、反省其自身的问题。这是心理指导和教育的第一步。

② 协助患者进行情感宣泄与梳理，使患者的情绪从苦恼、痛苦、不安转变为和缓、安定，其目的是使患者产生积极愉快的情感和应付日常生活的能力。

③ 发掘个体的潜力。患者个人能力无法展现时，经常会感到悲观、失望。在心理治疗过程中，要发掘个体的特长，主要目的是释放个体潜意识中的紧张、矛盾、冲突等，解放患者被封闭的内心。要激发患者对生活的热情，使其展现特长，改变生活态度。

④ 培养对环境的适应能力。适应环境不是盲目的妥协，而是在患者与环境的接触中，帮助他提高应变能力，并改变不合理的生活环境。

⑤ 增加自主性。即患者能对自己的问题有一定了解，摆正位置，提出自我解决方案。患者对自己的认识不能无限膨胀，要确立自己（不被埋没）发展的方向。

⑥ 如果患者有生理的、器质性的障碍，应懂得积极寻求医学治疗。

⑦ 比解决患者不适应问题更重要的是调整、改造患者的人格。

对于强迫症状特殊或严重的患者，除了注意上述心理治疗的七个方面的目的之外，还要注意以下几个治疗中的方向性问题。

第一，要使强迫症患者提高自尊、增强安全感。强迫症患者对自己没有信心，无安全感。他们内心中经常充满了无力感、无价值感和劣等感等，常想自己是否会遭到“排斥”，遭到“失败”和“惩罚”等。治疗方向就是要使他们能自我接受，能产生安全感。

第二，使其释放被压抑的动机。在强迫症患者反复、奇妙的仪式行为的背后，潜藏着受压抑的动机，要努力使受压抑的动机释放出来、表达出来。

第三，使患者能够洞察、反省自己症状的形成原因和含义，能不扭曲、不掩饰地分析自己的问题和内心世界。

第四，培养患者的自我接纳能力。强迫症患者常感到自卑，有劣等感。治疗时要设法引导他们接受自己，了解自己的优缺点，学会欣赏自己，喜欢自己。自我接受和认可既是强迫症患者治疗的方向，也是正常人的人生发展课题。

第五，建立新的人生方向。要使强迫症患者树立新的生活信心，这一过程也称为心理治疗的“教育”过程，即通过辅导教育，让患者形成积极的人生态度。

另外，心理治疗者的人格类型与魅力也对治疗有重要作用。现代心理咨询学认为，治疗者的人格和患者的人格是相互关联、相互作用的，具有互动性，他们有时像对手，有时像伴侣，有时像“恋人”。若心理医生具有人格魅力，治疗时会事半功倍；若心理医生不具有人格魅力，治疗时会事倍功半。因为心理咨询的许多方法在开展时实际上是一种暗示、移情的过程。心理医生的非语言行为，如眼神、表情、举止，对患者来说都是一种信号，是无言的表达。

心理治疗者的人格因素和治疗态度概括起来，有以下三个方面：

① 治疗者能正确认识、分析、评价自我。对患者既没有迎合、自卑、低下的态度，也没有妄自尊大的态度，知道自己治疗技术的界限在何处。一般心理医生的治疗态度是：语气温和，神态自若。

② 治疗者对人的问题应有深刻洞察。即对人性的剖析、预测，对人生的艰难、矛盾有深刻的认知，特别是能体验人生的冲突和苦恼。心理治疗者的人格成熟的一个主要表现就是一生不断地学习专业知识，在治疗中改良自己的知识结构和技术结构。

③ 治疗者具有乐于助人、热心的态度。治疗者在心理援助中表现出的态度应是热心的、努力的、公平的。他能打开患者心扉，赢得信赖，鼓起患者生活的勇气。无论患者如何倾诉，他都能倾听并帮助患者获得安定。

2 心理门诊和面接

心理门诊主要是根据患者的症状或问题，进行面接、观察和测量等方面的工作，以诊断患者的问题并确定治疗方针或技术方案。对于强迫症患者，一般可使用精神分析疗法（表7-1）。

表 7-1　精神分析疗法中的面接诊断要点

A. 来接受心理咨询或治疗的经过（介绍、委托、自愿等）
B. 患者的外貌、态度、行为、姿态；问题的主诉；为什么要接受心理治疗
C. 患者的生活资料
D. 患者对自己的认识；患者对他人的认知
E. 心理医生与患者的关系：心理医生如何对待患者；患者作出何种反应
F. 面接过程中患者的特征
G. ① 患者的障碍在生活中的表现方式。② 概括地把握上述患者的障碍，并加以记录。③ 如何矫治或援助：以问题为焦点的精神分析疗法的适用性；以问题为焦点的精神分析疗法的不适用性和存在的问题。④ 治疗方针和方法
H. 其他

表7-1中的“C. 患者的生活资料”主要包括患者的生活史、家庭状况、现在的问题或症状，以及病史（即以前生活中的症状或疾患）等。在诊断过程中必须详细了解患者的心理问题或症状发生前后的状况。对于产生心理障碍的原因，可以从生活史、家庭状况、社会环境这三方面去分析（图7-1）。

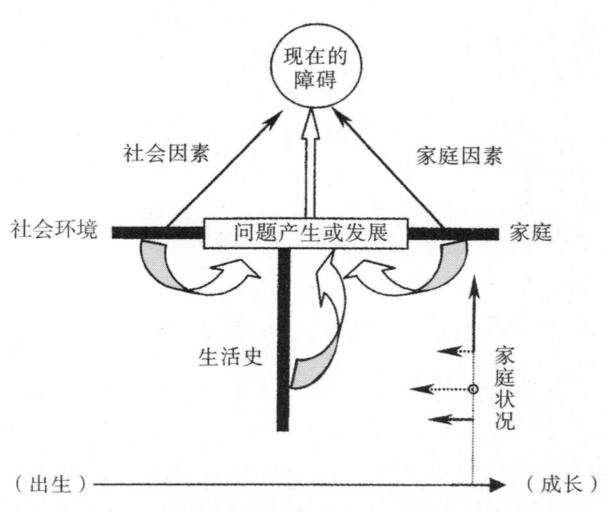

图7-1　个人心理障碍产生的原因(面接诊断)

在精神分析疗法的面接诊断中,对个人生活史的了解一般包括下列项目(可根据患者不同的年龄和生活经历,有的放矢地选择其中重要的内容):

① 哺乳和离乳(断奶后)的反应;
② 饮食的习惯(有无偏食、贪食或厌食的倾向);
③ 对排泄自理习惯的学习和训练所作的反应;
④ 语言的学习和习惯——语言能力;
⑤ 达成的愿望(野心)和理想;
⑥ 对竞争和妥协的态度;
⑦ 对游戏的学习及形成的习惯——兴趣的种类及其在生活中的意义;
⑧ 最初上学(幼儿园、小学等)时的反应;
⑨ 对集体、同学是否关心,是否有朋友;
⑩ 在学校里的体验,如因成绩产生的挫折、喜悦和恐惧等体验;
⑪ 青春期对身体生理变化的反应;
⑫ 性经验的学习与形成——对性的态度;
⑬ 青年期对挫折和失败的体验,如高考失败、失恋、与亲人离别、羞耻体验等;
⑭ 对自己的身体或相貌等的态度;
⑮ 社会工作经历——对职业的态度;
⑯ 结婚的体验或思考;
⑰ 性生活状况;

⑱ 工作以外的兴趣；
⑲ 对子女出生的态度；
⑳ 作为父母对子女的教育、成长的态度；
㉑ 对更年期的心理准备状况；
㉒ 对家庭中亲人死亡的体验或态度；
㉓ 对配偶亡故的态度；
㉔ 对与自己的子女离别的态度；
㉕ 对自己死亡的心理准备和态度。

心理门诊中的面接(interview)是指在一定场所、一定时间，按照一定目的进行的咨询师与来访者的会面，双方以语言为媒介进行信息的交换、意志和感情的传递，同时通过心理咨询、评价来解决问题。精神分析疗法的面接过程较复杂，一般性的面接较灵活简便，形式有：一对一(即一个心理咨询师接待一个来访者)；一对数人(即一个心理咨询师接待来访者及其亲属数人)；数人对一人(由于实习或测验需要，由多个心理咨询师接待一个来访者)。在面接过程中，我们必须明确四点。

第一，确定形式。即在上述三种咨询形式中选择一种具体形式。

第二，确认关系。首先，必须明确面接的目的以及双方见面的具体日期、时间段、场所等。通常一次面接以1小时为单位，最长不超过2小时。根据治疗时间的长短，可分为短期治疗(7—20次)、中期治疗(20次以上)及长期治疗(1年以上)。其次，费用是面接中必须明确的问题，这涉及心理咨询中双方的责任和义务。弗洛伊德认为确认医患双方的关系是心理治疗中不可缺少的环节，他把这称为“治疗同盟”关系。他认为，只有这样才能形成双方的相互信任感。

第三，环境。包括面接场所的大小、采光以及温度、湿度等，还要考虑室内装饰的心理作用。

第四，记录手段。在上文中已初步介绍了初次面接需询问的基本情况，现在我们再就笔录涉及的内容做一个详细的说明。面接时，为了获取来访者的全方位的资料，要在以下几个方面做详细的笔录。

① 来访者的基本信息：包括姓名、身份、住所、年龄、学历、职业、婚姻状况、家庭背景以及在此之前是否有过咨询经历、结果如何等。另外，还要留下当事人的联系电话等。

② 主诉问题的概要：让来访者自诉前来咨询的理由、有何打算、对问题的自我理解。另外，还有必要了解其来咨询的“路径”（即通过何种方式了解并来到心理门诊的）。

③ 现在的生活状况：其中涉及当前家庭关系、经济情况、工作情况以及最近是否有紧迫或重大事件发生。

④ 生育史或生活史：如果治疗对象是儿童，这一部分内容就应当包括出生时的状况（顺产、难产等），始语、始步时间，排泄习惯，体格特征等；如果是成人，就要涉及与异性的关系，是否结婚、性生活状况以及人际关系、生理状况等。

⑤ 家庭动力关系：其中涉及亲子关系、父母关系、抚养关系等，还包括社会经济地位如何、最近是否搬过家、祖上是否有精神疾病患者或自杀的人，以及近期家庭有无特殊事件发生等。

⑥ 来访者的能力、兴趣、性格等。

以上所述可概括为图7-2。

按照流程，可将面接分为四个阶段。

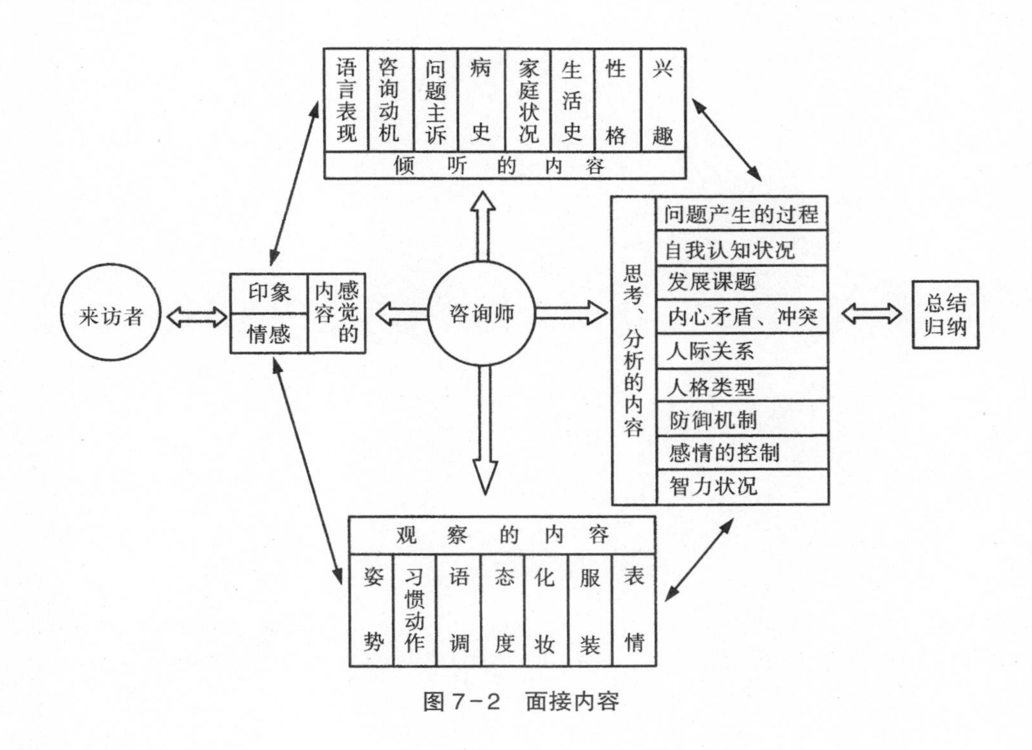

图7-2　面接内容

第一，准备阶段。即通过形成“心理咨询师和来访者的治疗同盟”，初步确定双方关系，并约定时间，准备进入实质性的咨询过程。

第二，导入阶段。来访者与咨询师见面后，咨询师并不直接进入咨询的实质阶段。为了让来访者的心理抵抗降到最低程度，需要有一个引导过程。心理咨询师可通过语言关怀引导其进入最佳治疗状态。这需要咨询师具有丰富的实践经验。

第三，建立关系。这时的关系不是指准备阶段形成治疗同盟时的一般关系，而是指通过收集详细资料，咨询师已对来访者有一定的了解或判断，从而能较全面地把握一些关键的问题，有效地进行咨询或指导活动。

第四，小结阶段。小结只是指心理咨询中某一个过程的结束，是阶段性的总结而非全部咨询过程的结束。例如在总共为40次的面接中，大致可在第15次、第30次进行小结，以确定面接的效果，从而决定下一阶段心理咨询如何开展或终止。

3 精神分析疗法

精神分析(psychoanalysis)是弗洛伊德根据临床心理治疗的实践经验所创立的一种心理学体系。它提出了潜意识、自我、本我、超我等一系列概念，对心理发展阶段和精神结构进行解析，发展出一系列技术，在心理治疗中得到了广泛的应用。

我们通常所说的精神分析疗法，是指传统的弗洛伊德精神分析疗法的简易形式。其特点是，与传统的精神分析疗法相比，其面接的次数少、时间短，旨在使当事人的人格发生变化，并产生解决问题的意愿，而不是一定要解决问题。其技术核心是，将当事人潜意识中的东西挖掘出来，使之意识化，即通常所称的“洞察”，这是解决问题的关键所在。

洞察有时会因心理咨询师一个明确的分析或解释而产生，但更多的是由于来咨询者的感受和认知不断深化，并积累到一定程度而产生的。此外，一种特定的洞察并不会引起当事人人格整体状态的变化，只有当事人不断进行自我洞察，咨询才能取得较大的效果。

洞察的内容主要是当事人的感情、态度、行为产生的原因和类型，以及对他人和自己造成的不利。这些体现在当事人过去和现在的生活、人际关系中，甚至也体现在心理咨询过程中。让当事人对它们加以认知、洞察，是精神分析疗法的目的。精神分析疗法有三种。

(1) 传统的精神分析疗法

其创始人是弗洛伊德，本来主要用于治疗神经症以及婚姻或性生活不和、歇斯底里症等。一般每周进行4—5次，长期治疗则需要2—3年。方法上主要是进行自由联想和催眠治疗等，然后再进行分析。

(2) 精神分析的心理治疗

这种治疗每周进行1次，全疗程25—50次，时间约需半年至1年。方法上不再使用自由联想，而是从追溯生育史开始，了解家庭的结构关系等，有时进行梦的分析、性格测定，主要从当事人的人格变化入手。

(3) 精神分析的心理咨询

这种咨询每周1次，一般进行5—8次或10次。如果是关于婚姻、考试、择业等问题的，有时一次就结束了。不采用自由联想、梦的解析等传统方法，有时也不采用心理测验。这种咨询并不是要解决问题，而是要使当事人产生解决问题的意愿。比如，学生因对学校、教师不满而产生攻击性行为，在心理咨询中，就使他将攻击性情绪释放出来，并通过宣泄或者理性分析使其冷静下来。

在运用精神分析疗法时，要注意掌握好以下三种技术。

(1) 洞察

传统的精神分析疗法中的洞察有三种：

第一，对自我行为类型的洞察。例如，一个人认为自己是内向、封闭的，一般是因为内心有自卑感、劣等感等，如果他认识到这一点，就是对自己行为类型的洞察。

第二，对自我行为意义的洞察。例如，一个人想匆忙结婚，实际上可能是出于对父母的逆反心理或对家庭的反抗等，如果他认识到这一点，就是对自我行为意义的洞察。

第三，对自我行为产生原因的洞察。例如，一个人到了三十几岁还很依赖父母，原因可能是其心理断乳还未完成等，如果他认识到这一点，就是对自我行为原因的洞察。

(2) 宣泄

精神分析的心理咨询最主要的技术是感情的吐露，又称为宣泄。感情的宣泄方式可分为两种：阴性发泄，比如攻击或冷淡；阳性发泄，比如产生爱慕之情。在日常生活中如果感情得不到宣泄，个体就会出现身心症状，如头痛、失眠等；或是产生行为不适应现象，如暴力、强迫行为、不良性行为等；或者出现心理不适应，如不安、恐怖、怀疑等。

因此，应让当事人将内心压抑的东西释放出来，然后产生新的自我认知，树立新的自我价值观。技术要点包括：第一，咨询者在分析时要避免自我中心，避免说教倾向，不搞“一言堂”，应注意认真倾听当事人说话，与当事人建立良好的相互信赖关系；第二，增强对来访者的共感。

(3) 催眠术

弗洛伊德在早期的心理治疗中经常使用催眠术。青年时代的弗洛伊德曾在巴黎研修临床精神病学，与法国著名的精神病学家沙可（Jean Martin Charcot）、奥地利医生布洛伊尔（Joseph Breuer）共事。他们俩的催眠暗示实验对弗洛伊德创立的精神分析治疗产生巨大影响。弗洛伊德认为，如果能够掌握让所有的人都处于梦游状态（现代催眠方法中最深的催眠状态）的手段，则催眠疗法将成为所有心理疗法中最强有力的一种。弗洛伊德的精神分析疗法与催眠术的关系，可概括如下：

① 有效的心理治疗并不一定需要患者进入很深的催眠状态，较浅的催眠状态在各种心理诊断、治疗上反而更具有价值。

② 在大多数治疗场合，在催眠状态下比在无催眠状态下更能洞察患者的抵抗，也更能轻易地克服这种心理抵抗，而且催眠状态能帮助治疗师明确这种心理抵抗的性质和含义。

③ 在催眠状态中，可以接触到日常生活中一般不可能接触到的患者的心理过程、情绪及生理感受，这是治疗者极好的研究机会。催眠状态也可以使心理学家进行临床的实验、研究和统计，给研究带来新的生机。

④ 催眠使患者将其形成症状的原因（如欲求不满、感情挫折等）投射出来，或者使其出现退行，促使其将各种矛盾、不满表现出来，以便进行精神分析治疗。

⑤ 1919年弗洛伊德指出，当心理疗法被广泛使用时，催眠术作为精神分析中短期疗法的技术手段之一，将成为非常重要的技术。

催眠术最重要的一步是诱导。所谓诱导是根据一定的技术操作原理，使觉醒状态的自我进入潜意识的、催眠状态的世界，促进个体的放松，使其进入一种特殊的意识转换状态。这对强迫症的治疗有非常重要的作用。强迫症患者的意识世界的特征就是紧张、不安，观念的强迫重复，因此，催眠后的松懈的意识世界和精神状态的转换是消除症状的重要手段。施行催眠疗法也要根据强迫症患者的不同症状程度评估是否适合采用该疗法，不能不加选择地使用。可以根据患者的催眠感受性选择不同的治疗技术（见表7-2）。

表 7-2　根据对催眠的感受性选择心理疗法

催眠感受性	心理疗法
无感受性	接受其他类型的心理疗法
轻度的催眠感受	身心松弛，轻度的暗示 自我性格的改善，教育指导 健康的身心状态诱导 心理的系统脱敏法
中度的催眠感受	心理的系统脱敏法 直接暗示，消除症状
深度的催眠感受	直接暗示，消除症状 宣泄 梦，幻觉，创造性的退化 自我暗示的强化 精神分析

对具有中度和深度的催眠感受的强迫症患者，可采用催眠疗法，以帮助其消除强迫症状。使用催眠术进行治疗的另一个好处是，可以消除强迫症患者僵硬的心理防御机制，预防在治疗过程中可能会出现的心理抵抗，这被比喻为对心灵的“大扫除”。

行为疗法

行为疗法是利用学习心理学和行为科学的理论使人的行为发生变化，解决人的不适应问题的心理治疗技术。由于在心理治疗中，它能使人的行为、认知发生变化，具有一定的客观效果，所以受到较高的评价。这也使得一些行为疗法的技术不断被开发出来。特别是它对强迫行为的制止和治疗具有明显的功效，因此从20世纪60年代以来，行为疗法一直是治疗强迫症的主要疗法。在使用行为疗法时，要注意以下几个方面：

第一，行为疗法并不注重使患者的人格发生根本变化，而是使人的不适应行为发生变化；

第二，注重个体与环境的关系，在治疗时注重行为和环境的协调；

第三，重视个体的生活经验，认为有经验的人，其行为水平较高；要求患者对过去不耿耿于怀，在有了生活和行为的经验后，注重今后的发展。

(1) 行为疗法的常用技术

① 系统脱敏。有些患者在某种人际或社会环境中会感到非常不安、恐惧，并由此产生异常行为（如害怕与人交往而产生逃离行为）。这时可采用系统脱敏技术，即通过建立相反的条件反射来抑制不安和恐惧，使患者的身心处于放松状态，降低不安和恐惧的水平，直到完全消除不良反应。这种技术适用于对焦虑和各种

神经症的治疗，之后我们会再详细介绍。

② 目标分层。为了达到最终的目标，可以采用目标分层技术，即将治疗过程划分为几个阶段，每个阶段各设治疗目标，分层实现。如果某个阶段的目标没有实现，那么就不能继续下一阶段的治疗。

③ 角色扮演。日常生活中社会交往技能的缺乏会导致个体出现社会不适应行为，如在与领导见面或即兴表演时会手足无措等。对这一问题可采用角色扮演的训练技术来改善。角色扮演既是对现实生活的一种重复，又是一种预演。通过角色扮演，患者可以改变自己旧的行为，学习新的行为，从而达到增强其社会技能的目的。

④ 模仿学习。主要依据主动的模仿学习原理，使当事人通过模仿和实际参与，来习得新的行为。一般先由心理咨询人员指导患者观察，为其设计情境，然后让患者参与到该情境中进行模仿。开始时，患者可以边观察、边模仿，咨询师要注意强化患者的某类行为；接着，咨询师可用言语等指导患者进行模仿学习；最后，让患者独立参与实际或模拟情境，并激发和强化患者的创造性行为。

行为疗法的常用技术和内容详见表7-3。

(2) 使用行为疗法的注意事项

第一，注意对当事人的问题或不适应行为背后的原因进行分析。

第二，注意在治疗过程中及时调整当事人的情绪反应，交替使用肯定和否定性语言；让当事人产生积极的情绪反应，保持新奇感，增强治疗动机；如果当事人出现厌烦等消极情绪，应及时调整。

第三，对部分当事人的不适应行为应采取循序渐进的治疗方法，逐步达到治疗目标。

第四，注意促使当事人对其人际关系进行修正，使其回归社会现实生活。

第五，对治疗结果及时进行评定和反馈。

表7-3 行为疗法的常见技术和内容

常见技术	内容
正强化	将喜好的刺激作为练习的强化物，以增加良好行为的出现率
惩罚	施加惩罚或取消正强化物，以减少不良行为的出现率

（续表）

常见技术	内　　容
负强化	运用令人讨厌的刺激使人产生厌恶感，以增加良好行为的出现率
消　退	停止强化，使行为出现频率降低；或停止惩罚，使原本减少的行为又增加
变时强化	有时强化，有时不强化，以增加良好行为或减少不良行为
重　塑	建立新行为，从不会到会，以增加行为数量和行为的力量与强度
渐　隐	逐渐改变刺激，使个体对适当的刺激作出反应
连　锁	通过一连串刺激与不良强化物的多次重复配对，使不良行为减少
厌恶法	将厌恶刺激与强化物多次重复配对，以减少不良行为
模仿示范	通过示范、观察学习来增加或获得良好行为，减少和消除不良行为
指　导	通过言语、书面指导以及身体接触的动作指导，使个体控制自我行为
情景诱导	有意识地运用情景和场所来控制行为
报酬法	用报酬物充当强化刺激来矫正行为，报酬物积累起来可以计算成绩或成果等
自我控制	患者自己对自己实施矫正程序，以抑制不良行为或增加良好行为
系统脱敏	在放松条件下从弱到强呈现刺激或情景，以使个体逐步脱敏与适应
生物反馈	通过电子仪器，学会有意识地控制自身的心理、生理活动

从表7－3我们可以看到，行为疗法与其他心理疗法的区别在于：行为疗法是以心理学中有关学习过程的理论和实验所获得的证据为基础的，与传统的心理治疗相比，它更具有操作性和系统性，可以进行客观的科学检验、演示与量化。即使重复试验也可得到接近的结果，并有一整套定型的治疗方法，有坚实的理论根据和大量的实验证据，所以在治疗不适应行为和强迫行为时临床效果更为显著和稳定。

行为疗法的理论认为，人的行为不管是正常的或病态的，都是通过学习获得的，也能通过学习而更改、增加或消除。学习的原则就是使受奖赏的、获得令人满意结果的行为容易学会并且能维持下来；相反，使受罚的、获得令人不悦结果的行为很难维持下来。简言之，行为疗法一开始就植根于实验发现，它的理论基础来自行为主义的学习原理，即经典条件反射原理、操作条件反射原理和模仿学习原理，掌握这些原理才能更好地运用行为疗法的各种技术。

（3）治疗强迫行为的两种技术

下面着重介绍两种治疗强迫行为极其有效的行为疗法技术，它们的主要精髓是帮助患者身心放松、解除紧张和不安，以达到逐步消除强迫症状的治疗目的。

一是系统脱敏法（systematic desensitization）。它是最早应用也最为常用的行为疗法技术之一。它利用交互抑制原理来达到治疗目的，主要应用于人际关系紧张、恐惧症、强迫症、儿童或青少年厌学症和考试焦虑等。

这些不适应问题的刺激和反应之间都有明确的关系，可以用此技术进行矫治，但系统脱敏法不适用于人格问题的矫治。

系统脱敏法由三个步骤组成：弛缓训练、建立不安刺激阶段表和脱敏训练。

① 弛缓训练。代表方法有渐进松弛法、自由联想、音乐放松法和自律放松法等。

② 建立不安刺激阶段表（系统脱敏法的关键所在）。先找出会使当事人感到不安或恐惧的刺激（事件），并让其报告对每一事件感到不安或恐惧的程度。这种程度可用主观感觉尺度来衡量（尺度为0—100）。例如，0代表心情平静，25代表轻度恐惧，50代表中度恐惧，75代表高度恐惧，100代表极端恐惧。将当事人报告的不安或恐惧事件按程度由小到大排列，一般建立10个左右的等级层次。例如，一个对考试感到恐惧、焦虑的男孩，他的不安刺激阶段表可如表7－4所示。

表7-4　不安刺激阶段表

编号	不安程度	等级事件
1	0	学期结束了，再也没有考试了
2	10	新学期开始，老师告诉我们考试的计划
3	20	考试前两周，我感到有些压力
4	30	考试前三天，我开始紧张，感到难以集中注意力
5	50	考试前一夜，我失眠了
6	60	考试的当天，我走在路上有些头晕
7	70	我走进教室，双手潮湿，心脏猛烈跳动
8	80	考试铃响，我全身紧张，无法行动
9	90	拿到考卷，我全身僵硬，头脑一片空白
10	100	看着考卷，我无法动笔，有一次我中途离开了教室

③ 脱敏训练。先进行弛缓训练，然后利用想象进行脱敏，即从等级层次中最低的一个事件开始，由治疗者做口头描述，让当事人进行想象，保持想象30秒左右；接着停止想象，由当事人报告此时感觉到的恐惧和不安的等级分数，并作记录；最后再做弛缓训练。

重复上述三个步骤，直到当事人对此事件不再感到恐惧和不安为止。以后再对下一个等级的事件进行同样的脱敏训练，但应注意根据当事人的体质来确定训练时间的长短。同时，注意治疗后的及时评价和反馈。

二是自律训练法。它是德国心理学家舒尔茨(Johannes Heinrich Schultz)于1932年发明并首先使用的,其原理是当人处在心理放松的自律性状态中,交感神经系统中的一些活动就会被抑制,从而促进血液循环。在心理治疗和咨询中采用自律训练法,可取得以下效果。

心理:防止紧张,减少攻击性,减轻不安及强迫心理;

生理:对失眠、肠胃消化系统障碍、头痛和神经质的抽搐等问题的治疗比较有效,坚持训练2—3个月,还可改善呼吸系统的功能;

社会交往:帮助促进人际交往,增强人的某些社会功能;

能力:使人集中注意力,改善记忆,帮助提高体育或其他考试的成绩,开发创造力等。

自律训练法可分为七个阶段,我们称为"七式"。每一式中都有暗示语,要求练习者沉着、安静。

第一式:安静练习。

第二式:四肢重感练习,先是两手腕,然后是两脚腕,先右后左,惯用左手者则相反。练习时用缓慢而有力的声音自我暗示:"我的两个手腕开始变沉重、沉重、越来越沉重……我的两脚腕开始变沉重、沉重、越来越沉重……"

第三式:四肢温暖感练习,先是两手,然后是两脚,也是通过暗示来进行。

第四式:心脏调整练习,即自我暗示心脏安静而有规律地跳动。

第五式:呼吸调整练习,即自我暗示要悠长、轻松地呼吸。

第六式:腹部温感练习,先将温暖干燥的手置于腹部,然后通过自我暗示来进行。练习时注意保暖(此式可治疗食欲不振、恶心、腹痛或焦虑等症状)。

第七式:前额清凉感练习,练习时自我暗示前额有清凉的感觉。这也是七式中难度最大的一项,具有提高注意力、增强记忆力的效果。

自律训练法每天至少一次,不可中断;练习时全身放松,可仰卧在床上或沙发上,也可坐在椅子上。如果是用坐姿,则要使背部舒适。取闭目养神的姿势,调整呼吸,排除杂念,清心寡欲,并用下述语句进行自我暗示:"放松、放松、全身放松……”“安定、安定、心境安定……”

要注意有顺序地练习，一开始每次可进行一到二式，之后逐渐增加，直到完全掌握为止；开始时每练习一次用时3—5分钟，以后逐步增加。患者每天练习2—3次，一个疗程2—3个月。若在平时工作时训练，就要做好苏醒的准备，即在苏醒前要做一些预备动作；若在晚上睡觉时进行，则可直接进入睡眠状态，或接着采用音乐疗法（但时间不可超过自律训练法的2倍）。练习期间，白天不喝冷水、冷饮；在腹暖后也不能喝冰凉的饮料；还要注意多散步、多活动。

5 音乐疗法

音乐疗法以心理治疗的理论和方法为基础，运用音乐特有的生理、心理效应，在音乐治疗师的共同参与下，通过各种专门设计的音乐行为，使求治者经历音乐体验，达到消除心理障碍、恢复或增进心身健康的目的。其适用范围广泛，包括医疗性的音乐治疗，矫治人格障碍、神经症等的音乐治疗，以及促进障碍儿童发展的音乐治疗和身心康复的音乐治疗。音乐对强迫症患者的身心放松、脑神经系统功能的调节和改善颇具效果，目前已被用来治疗强迫症。

音乐与人类的诞生和人类语言的形成密不可分。可以说，有了人类就有了音乐。

从某种意义上说，人类的语言也是一种音乐，婴儿的啼哭也是一种音乐。音乐给教育以美感，给斗争以力量，与人类的历史发展息息相关。

音乐疗法是不通过人的理性而发挥作用的。音乐崇尚的是一种感性情绪的力量，它诉诸人的情感活动，通过人的情感中枢的变化引起人的生理、心理的变化，达到治疗的目的。

（1）音乐疗法的主要技术特征

可概括为八个方面。

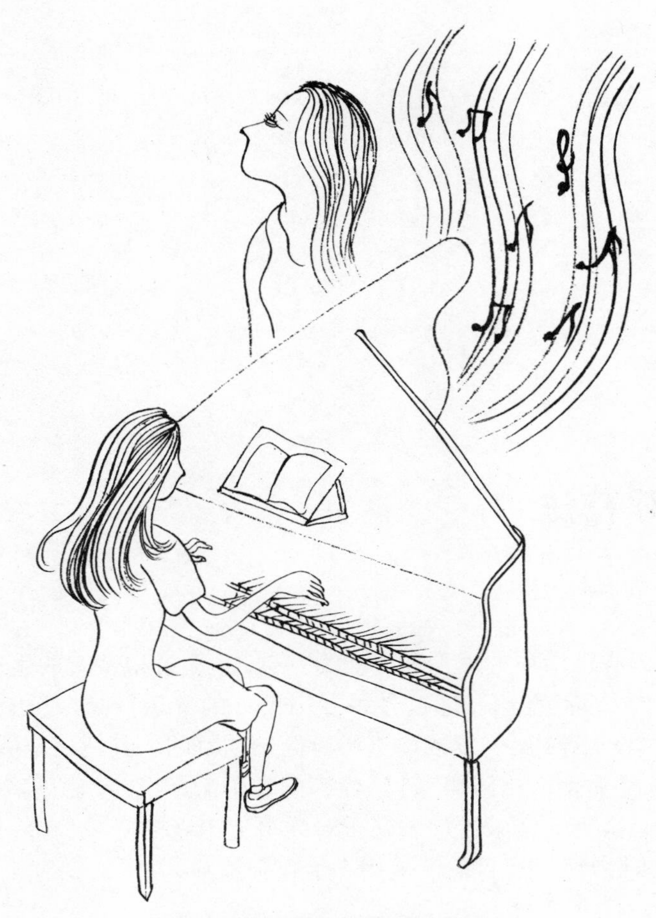

图 7-3　音乐疗法治疗强迫症

第一,音乐激发人的情感活动,通过感情中枢的活动引起人的身心变化。

第二,音乐能引发人的自我陶醉、愉悦、欣赏、满足等情感,减轻压力,起到康复作用。

第三,音乐能促使人追求美、创造美。在精神分析学上,把这种感情的提炼称为“升华”。

第四,音乐具有净化心灵的作用。当一个人处于悲伤、不满、压抑、痛苦中时,音乐可以使人的情绪得到宣泄,以净化心灵。而且音乐中的情绪宣泄是无意识的、不知不觉的。

第五，音乐能在无意中诱发身体运动。听到美妙或合拍的音乐，人们常常会手舞足蹈，用手、脚敲打节拍。音乐制造出行为快感，对抑制疲倦与不快有重要作用，这对患者来说是非常有益的。

第六，音乐是一种交流，这种交流是一种非语言的交流，对性格内向的强迫症患者和慢性神经症患者具有良好的效果。

第七，音乐具有节拍、音调等构造，需要人在欣赏时发挥统合机能。音乐的构造能够对患者混乱无序的身心起到调节作用；可以对儿童及青少年进行精神统合训练，给予他们的大脑神经以适当的刺激。

第八，音乐具有多样性、丰富性，适用于各种情景。有些音乐演奏需要合作，可以训练人的协同能力，以及团体协作、适应社会生活的能力。

（2）音乐疗法的具体实施

音乐疗法的具体实施形式主要分歌唱、乐器演奏和音乐创作活动等三大类（详见表7-5）。

对于强迫症患者实施音乐疗法时，除了需配合面接以外，还必须附加以下特殊的了解与诊断，使治疗有的放矢，取得更好的疗效。

① 关于自我的认识，即对自我认知、自我处境、自我表现能否作出评价。

② 人际关系状况，如性格类型、参与社交活动时的紧张度或是否乐于参与社交活动。

③ 与人交流时的行为特征，如是合群的还是攻击性的，是自我显示的还是拒绝交往的。

④ 是否喜欢音乐以及对音乐是否了解。

⑤ 是否有一定的音乐素养，特别是能否理解音乐中所包含的情感及要表达的内容等。

⑥ 身体运动方面的特长与水平，如关节的灵活度、身体的柔韧性以及运动的水准。

⑦ 综合的音乐鉴赏力、感受力等。

表 7-5　音乐疗法的实施形式和内容

<table>
<tr><th colspan="2">实施形式</th><th>内　容</th></tr>
<tr><td rowspan="3">直接的音乐治疗</td><td>歌唱活动</td><td>① 歌唱前，治疗者先用乐器奏出通俗易懂的乐曲，让患者哼唱
② 患者自由唱，治疗者用乐器伴奏或打击节奏
③ 治疗者预先选择好患者最喜欢的歌曲，然后播放音乐，与患者一起哼唱或提供伴奏
④ 找一首特定的诗歌，由治疗者与患者商量配什么曲调
⑤ 把患者组织起来(4人以上、11人以下)，进行合唱，其中一人指挥</td></tr>
<tr><td>乐器演奏</td><td>① 选择与患者最近的行为表现相符合的演奏乐器。攻击性强者，选打击乐器；情感变化大者，选仿古的乐器；若患者最近探索性较强，则选他从未接触过的乐器
② 治疗者和患者合奏。先让患者任选一个乐器，治疗者后选，但演奏要选一个与其配得起来的乐曲。对于儿童患者，可给予一定的指导
③ 使用大型乐器时注意其节奏变换，因为节奏变化反映情绪，这是情感在音乐中的一种投射
④ 自由演奏
⑤ 团体演奏</td></tr>
<tr><td>音乐创作</td><td>① 增加乐曲打击节奏
② 变化曲子的快慢节奏
③ 听自己喜欢的乐曲，记下乐谱
④ 想象性创作，为喜欢的乐曲填词或为喜爱的诗歌谱曲</td></tr>
<tr><td colspan="2">利用音乐刺激，开展身心康复活动</td><td>① 激活、调节情绪——鉴赏音乐
② 用音乐来协调身心活动，如打太极拳或跳舞时播放音乐
③ 用音乐改善智力活动，如用来学习放松、识记英语单词、复习功课等
④ 用音乐进行催眠治疗</td></tr>
</table>

(3) 实施音乐疗法的特殊要求

实施音乐疗法需要治疗者具有一定的资格和素养。音乐治疗室和一般心理治疗室相比，也有一些特殊的要求和配置。

① 对音乐疗法专业人员的要求。一是专业知识背景，需具备心理学(临床心理学、心理咨询理论与技术)、音乐学(乐器、乐曲的专业知识)、音乐教育学(音乐教学法、特殊儿童教育学)等方面的知识，在欧美各国，凡从事音乐疗法的专业人

员须经过专业资格考核，取得“音乐治疗师”的资格才能上岗。二是专业素质，既包括心理咨询师的共有素质，如对内在世界的洞察及没有偏见地客观分析问题的能力，以及共感他人情绪，情感丰富等，又包括音乐治疗师的特有素质，如喜欢音乐，具有一定的乐器演奏经验和歌唱技巧，有乐感、创造性、丰富的想象力和敏捷的反应能力等。

② 治疗设施和构造。治疗室不宜过大，否则声音易扩散，效果不明显，甚至可能使治疗对象感到害怕；也不宜过小，否则声音共鸣不佳，给人受限制的感觉。个体治疗室最佳为18—30平方米，团体治疗室最佳为40—50平方米。

室内布置干净整洁，不紊乱，有一些玩具、装饰品，以没有强烈刺激为宜。墙壁色彩柔和，箱式橱柜中放小型乐器和玩具，黑板一块，镜子一面，另配有椅子（折叠式）、洗手处、日历、钟等。

配备的乐器包括：晃动、摇滚乐器，如沙铃等；打击乐器，如鼓、木琴、水杯、编钟等；键盘乐器，如钢琴、电子琴等；吹奏乐器，如口琴、笛子、箫、萨克斯管等；弹弦类乐器，如古筝、古琴、吉他等；拉弦类乐器，如小提琴、二胡等。

治疗室中乐器配置的原则：与儿童手指发展对应的敲奏乐器；能引发治疗对象的兴趣，诱发身体活动的乐器；音色优美的乐器；群众基础好，能进行团体合奏的流行乐器；适当配置其他玩具、游戏用具、运动器具（跳箱、蹦床、垫子、转椅）、文具（图画纸、铅笔、黑板等）、音响（录音机、磁带）等。

6 意义疗法与幽默疗法

(1) 意义疗法

意义疗法(logotherapy)是一种在治疗策略上着重于引导来访者寻找和发现生命的意义，树立明确的生活目标，以积极向上的态度来面对和驾驭生活的心理治疗方法。该方法由美籍德国心理学家弗兰克尔(Viktor Emil Frankl)创建和倡导，他也是存在主义精神分析(existential psychoanalysis)的创始人。意义治疗与精神分析的不同之处是，它采用更广阔的视角，深入探讨人生问题，通过对人生问题的诊断，使治疗对象重获人生的意义。

意义疗法的基础是一种生命的哲学，它有三个互相联系的基本信念：

一是意志的自由(the freedom of will)。人的自由是受限的，这些限制来自各个方面，如生理、心理、社会等。但人可以超越这些限制，意志的自由就是人能在种种限制中发挥主观能动性，人可以选择自己的态度和立场。弗兰克尔认为，人类具有精神上的自由、态度上的自由，能够把握自己的命运，拥有自己独特的人生。

二是追求意义的意志(will to meaning)。弗兰克尔认为，人类的基本动力是追求意义的意志，它是主动的、原发的，是实现人生责任的基础。人要在存在中尽可能地发现更多的意义并实现更多的价值。追求意义的意志不仅对心理健康有益，而且能帮助个体摆脱痛苦和忧伤的状态。

三是生命的意义(meaning of life)。追求生命的意义是人类的一种基本需要,它标志着人类存在的本质。弗兰克尔认为,生命的意义具有两重性,一方面意义是可以发现的,而不是给予的,意义本身就具有现实性,它是我们无法改变的;另一方面,每个人的生命意义又具有独特性,每个人不论性别、年龄、种族,都会有与生俱来的生命的意义。

上述三个基本假设构成了意义治疗的理论基础,三者缺一不可。意志的自由是追求意义的意志的前提,没有意志的自由,人就不可能对生活进行态度上的选择,只能被动地接受需要的支配;而追求意义的意志是生命的意义的动力,人们对意义的追求使人无论在何种生活环境下都要探究生命的意义。

意义疗法的特点是:较少回顾与较少内省,尽量不强调所有恶性循环的形成及反馈机制,将着眼点放在将来;在倾听和同感基础上尽可能让来访者认识到当下存在状态的意义,或引导他们投入对未来生活意义的追寻。意义疗法的治疗技术包括意义分析法、矛盾意向法和非反思法等。

① 意义分析法,主要针对神经症以及精神紧张等症状的一种治疗技术。弗兰克尔认为,神经症可能是因价值和意识冲突以及追寻生命意义受挫造成的,可以通过帮助来访者找到应投入的事业、应建立的关系和应实现的价值来医治,也就是帮助来访者分析其存在的意义,从而使其全面地认识自己和应担负的责任。

② 矛盾意向法,也叫矛盾取向法或自相矛盾意向法。它主要用于治疗强迫症、恐惧症,可以控制住焦虑,让人放松、从容地应对环境。其主要思想是:当来访者出现某种心理症状时,劝解来访者不要与症状斗争,而应采取一种让症状继续下去的行为和思想,以此来解脱症状。当来访者停止与症状抗争,转而对情境采用一种幽默的、嘲讽的态度时,他便不再与症状结合在一起,而是从更高的位置,以一定的距离来审视自己的症状。如此便打破了恶性循环,各种症状也就随之消失了。矛盾意向法表明人不仅具有超越自我的能力,而且具有改变自身不良状况的能力。

③ 非反思法,是意义疗法的另一种技术,主要用于对过度反思、过度注意和过度自我观察的治疗。在这些病症中,来访者通常过于担心自己的行为表现会不尽人意,由此导致扭曲的过度关注和过度反思,将注意力过分集中于自我。非反思法是用来应对过分反思的,要有意识地抽回集中在这一症状上的注意力,取消自己对某一行为的强迫关注,使来访者的预期性焦虑和注意力从行为本身或自我转

移到积极的方面，转移到外部事物，转移到更有意义的事情上，从而不再被焦虑困扰。其目的是系统地改变注意的焦点，这一改变是导致生活中核心的意义变化的关键，来访者会发现新的生活意义，确立新的生活目的，通过参与活动学会发现和寻找人生的目的与意义。

（2）幽默疗法

幽默疗法是让自我与心理问题或症状保持一段距离，以平常心或幽默态度去看待它们，使情绪和行为得以改变，进而形成良好的生理效果，以此治疗神经症。其中关键就在于以幽默态度使自己“超脱”，使紧张感解除。例如，一个人的手不停地颤抖，此时越是想制止，越会颤抖得厉害，而如果当事人以幽默的态度自我解嘲说：“看来这只手要一生一世不停地颤抖下去了。”并且笑起来，索性命令这只手颤抖得更厉害一些，这时手的颤抖反而停止了。这种因幽默而发生变化的现象，在其他心理治疗中也能观察到。

首先，在生理机制上，幽默可以增进个体的健康。现代医学找到很多证据，证明笑对心脏有益，能调节血压、促进消化、增强活力并延长寿命。其次，幽默能消除人的紧张情绪与焦虑不安的心态，这对强迫症的治疗具有极大的效果。

电刺激的实验表明，幽默引发的笑是反射性的，它与其他反射性动作和情感驱使的行为（如发怒）一起受间脑（丘脑与下丘脑）的支配。

法国的笛卡尔（René Descartes）把笑解释为血液从右心室通过肺动脉注入肺部时，把肺中的空气驱赶了出去，从而使横膈膜、胸部和喉部的肌肉都收缩起来，这些肌肉进而牵动与它们相连的面部肌肉。他指出笑往往与快乐伴随——但只是中等程度的欢乐。他认为，在强烈的欢乐中，肺部始终充满了血液，因此不可能在压力下进一步扩张。

后来的许多理论家采取了笛卡尔的见解。康德（Immanuel Kant）认为，我们的一切思维活动都与身体器官的某一运动有着和谐的联系。那么，如果我们把意识设想为一会儿移向这个观点、一会儿移向那个观点，这样我们的肠子就会产生交替的紧张与放松，而这种交替运动会自行传递到横膈膜（就如怕呵痒的人所感受到的一样）。这时肺部就会迅速、间歇性地排出空气，从而产生一种有益于健康的运动——笑。

一位精神分析倾向的生理学家则认为：微笑应被视为是吮吸的准备，大笑则与微笑相反。它是一种呼吸的阻断，就像其他阻断现象一样，它发生在爱的行为

（最广义上的情爱）遭到干扰，而后这一干扰又被排除的时候。一位非弗洛伊德派的心理学家注意到，大笑会使更多的血液输入脑部。从心理学上讲，大笑切断了连续的思维，产生一种舒适感，从而驱除了忧郁的思绪。

弗洛伊德进而又区分了单纯的幽默（或戏谑）与倾向性幽默。在单纯的幽默中，我们仅得到回避思维规则的快感。在倾向性幽默中，我们不仅得到文字游戏或戏谑的快感，还可使被禁止的内心冲动得到满足。也许最重要的是，我们从心力的节省中得到了快感，它使禁止变得没有必要（因为"这只是个笑话"），这对强迫症或神经症患者来说是一种心理上的解放。

尽管倾向性幽默通过满足受禁止的冲动来提供大部分快感，但它仍需要用单纯的戏谑和文字游戏作为其形式上的伪装。这就是说，唯有当其被伪装成文字游戏时，我们才能允许自己心安理得地去满足这些冲动。幽默的游戏性起着某种提示的作用，它使理智略为放松，并使人从抑郁状态中解脱出来。生理上的笑体现了多余能量的自由释放，因为在说笑话的那一刻，不必出面阻止或发布道德禁令（见图7－4和图7－5的幽默漫画）。

因此，弗洛伊德的幽默观是，幽默通过节省抑制中的心力耗费而给予我们快感。即幽默是通过把一个充满能量和紧张的有意识过程转化为一个轻松的无意识过程来给予我们快感的。

在1927年题为《幽默》的论文中，弗洛伊德修改了他早先关于幽默的概念，使之符合其新的构造论模式，并且暗示我们对其他事物发笑的方式也符合这种模式。在幽默中，发笑者变换了超我与自我之间的关系。一个人在幽默中可以使自己免去对会导致痛苦的情境或一般会产生痛苦的情感的感知，尤其是内疚导致的痛苦。

弗洛伊德认为，幽默中包含着一种自我解放的成分，它是自我的胜利，是自我对它的不可击败所做的凯歌式确认。它抗拒着被现实的利箭所伤或被迫去承受痛苦，它坚信来自外界的伤害是不能伤害它的，而现实的种种其实只能为它提供愉悦的机会。

弗洛伊德还指出，当一个人对他人采取幽默的态度时，他就是采取了一个成年人对待儿童的态度，他体谅而微笑地对待着那些在儿童眼里显得十分重大，但其实微不足道的利益和痛苦。当一个人对自己采取幽默的态度时，他就是把重点从自我移开，并将之转移到超我上。正如在笑话中，潜意识冲动巧妙越过自我所

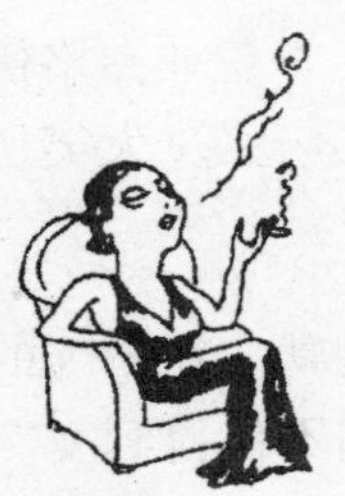

我结婚吗？
如果能找到一个
好男人就结婚。

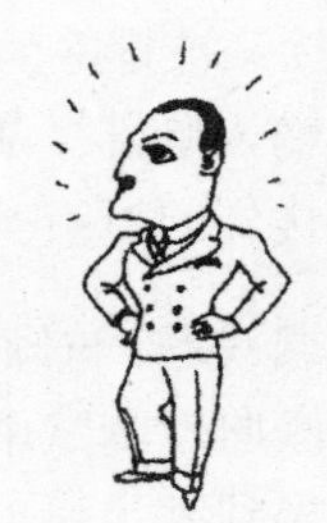

他必须一表人才，
出类拔萃。

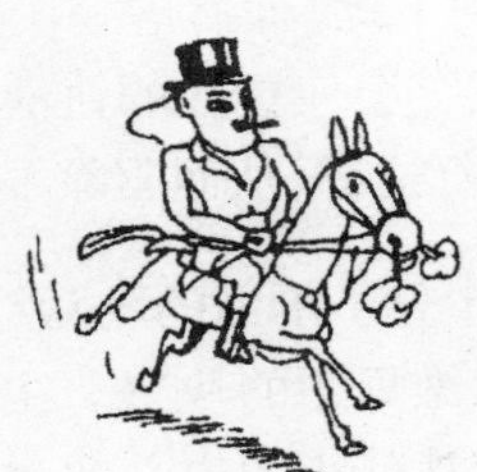

男子气十足，
喜爱运动。

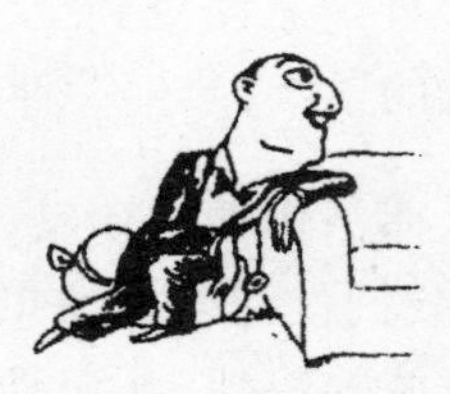

还得是个多情种子。

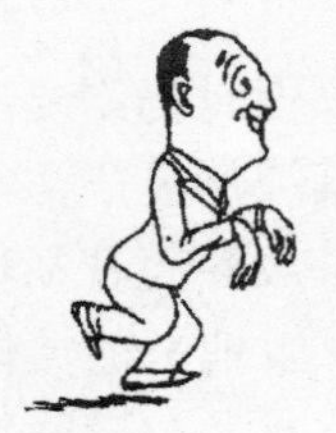

能招之即来。

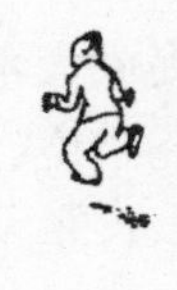

挥之即去。

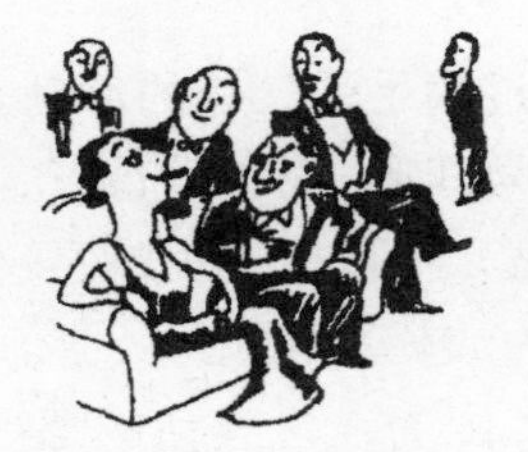

他不许反对我有
许多崇拜者。

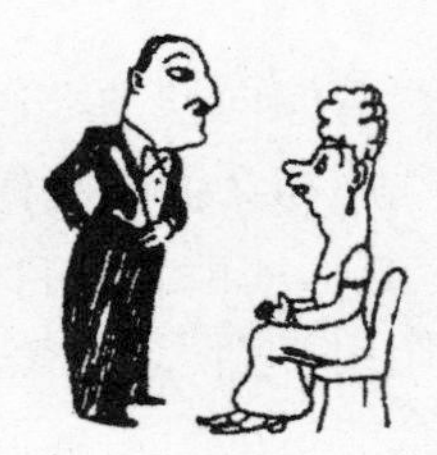

而他自己只能有
我允许的痴情女。

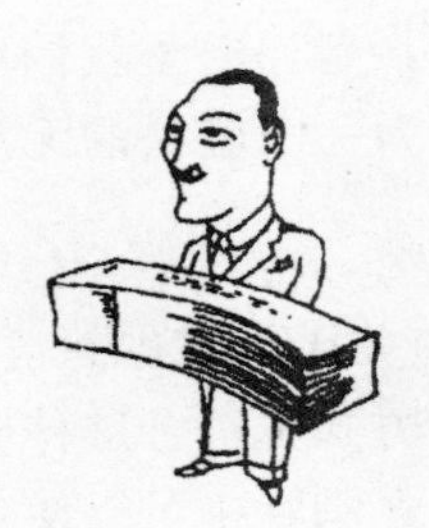

他必须有钱。

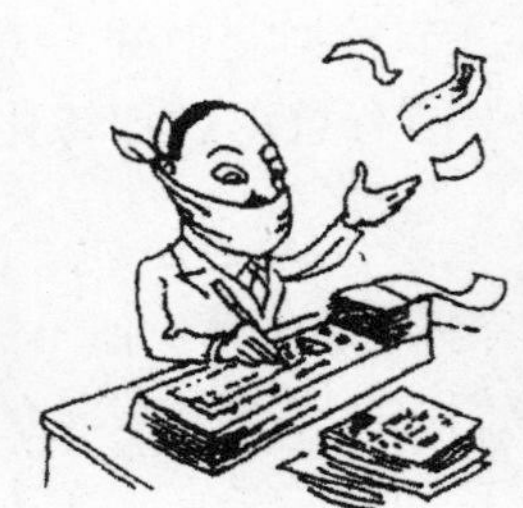

挥金如土而不吭一声。

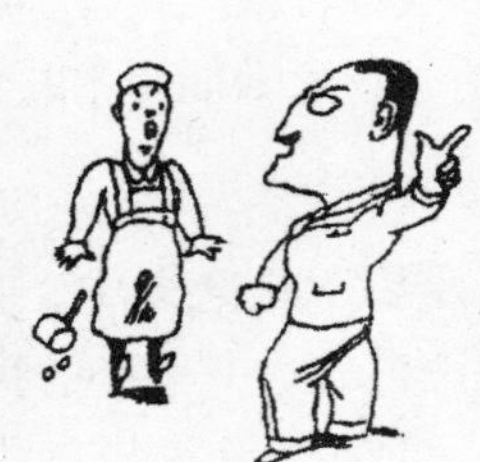

要求仆人丝毫
不能马虎。

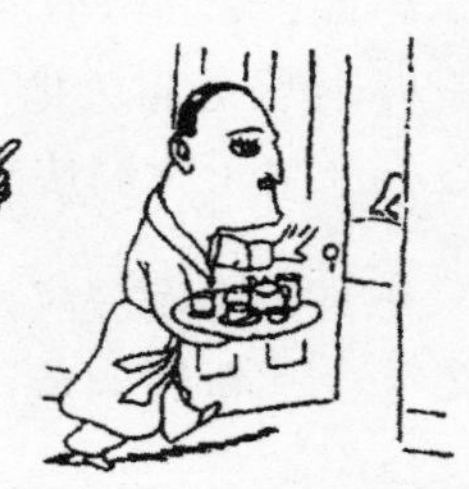

没有仆人也能应付
自如。

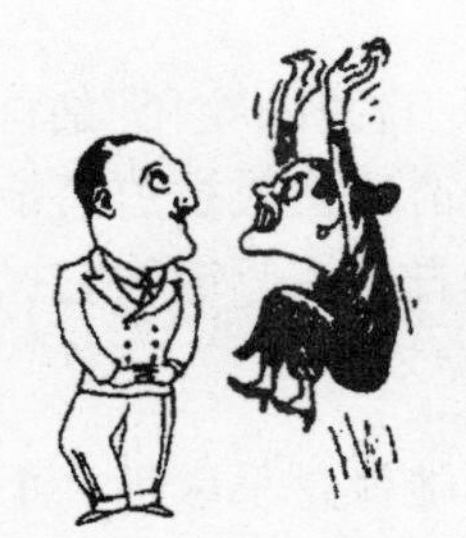

只能我发脾气，
而他必须和颜悦色。

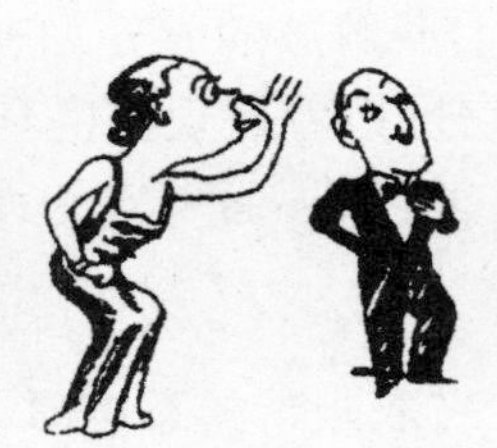

也不介意我的
粗鲁和侮辱。

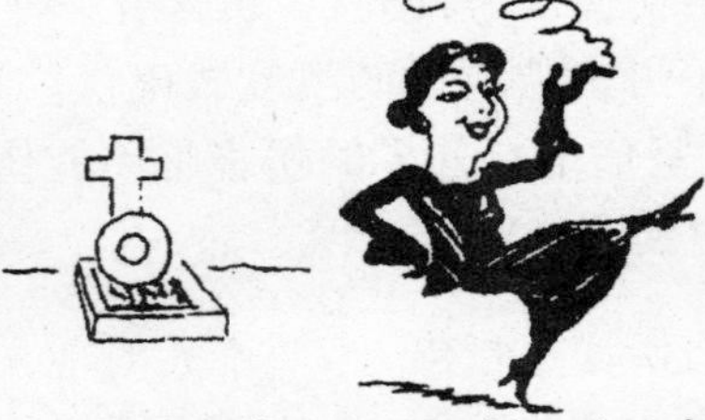

只要我愿意，他就必须及时死去，
以便我另找一个。

图7-4　幽默漫画《女找男》（英国：亨利·梅杰·贝特曼）

讨老婆？为什么不？
只要这女人样样都合适。
当然，她要
够刺激。
活泼。
聪明。
好动。
也能静。
还必须带得出门。
收入可观又大方。
但不能过火。
要能干。
会操持家务。
我的意思是家务
样样精通。
我想出门，她就知
道怎样整理行装。
回来后再把一切
收拾好。
至于孩子嘛，那不在话下，
她怎么也得生几个，往后好
伺候我的晚年。

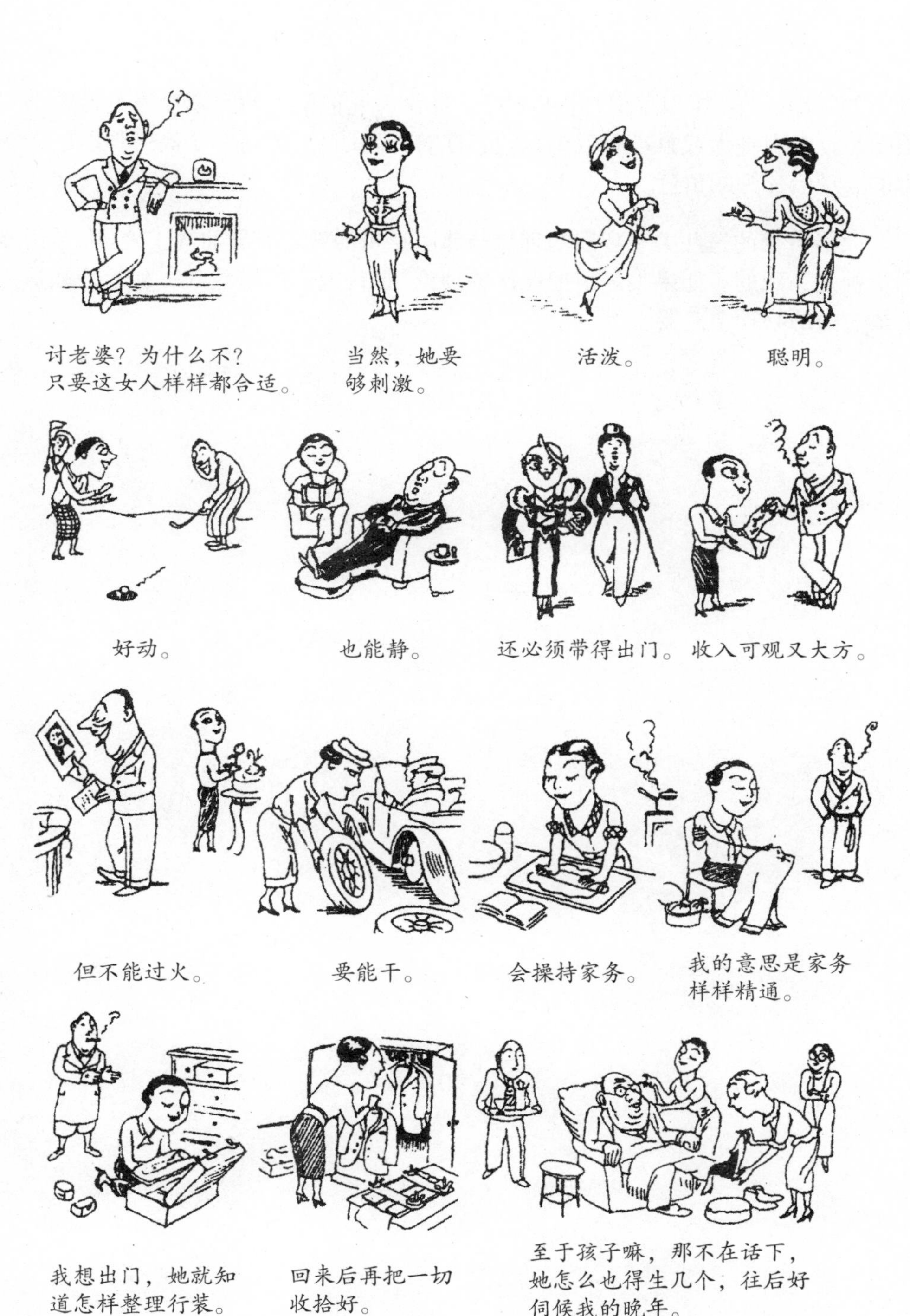

图7-5　幽默漫画《男找女》（英国：亨利·梅杰·贝特曼）

设立的限制一样，在幽默中，超我把对于自我来说很重大的问题变得突然看上去很微小。在对他人或自己采取幽默的态度时，超我扮演的是一个高傲但能给予抚慰的心理治疗师的角色。

弗洛伊德的这些关于幽默的理论与弗兰克尔的观点有异曲同工之妙，其内涵和精神是一致的。如果很好地把握这些理论，也许我们能够找到一种治疗强迫症的最有力的心理学武器。

7 四步骤自我治疗法

美国加州大学知名精神病学教授施瓦茨经过二十多年的研究，发现强迫症的症状其实是一种“脑锁”，为解开这种“脑锁”，他创建了四步骤自我治疗法。施瓦茨教授认为这是一种“奇妙的方法”，不用花费昂贵的专业治疗费用，仅通过教会人们认识到症状与脑部生化失衡之间的关系，就能以一种改进过的行为疗法来有效治疗强迫症，使患者成为自己的治疗师。

施瓦茨教授的“脑锁”理论主要如下：

当强迫症患者发病的时候，眶额皮层中的新陈代谢会升级，且会与尾状核、丘脑和扣带回中的活动纠结在一块儿。这些部分的活动都锁在一起，导致眶额皮层中的变化与其他三个部位的活动性改变紧密相关。四步骤自我治疗法就是一把将它们打开的钥匙，使它们可以重新自由工作。用四步骤自我治疗法来解开脑锁，并辅以“游泳圈”（药物法），有效率可达80%。

这种治疗法是试图在脑子里制造出一道新的“凹槽”。当患者坚决地贯彻这种疗法——摒弃不恰当的重复性行为，用积极的、非病态的行为去回应强迫冲动的时候，就可以见到眶额皮层和纹状体中的改变——“脑锁”松动了，脑内的回路也改变了。下一步则是强化新回路，使它运转得更自如。当新回路可以自动运转的时候，纹状体就可以实现切换，且能够恰当地调控这个回路——这本来就是正常状态下纹状体的职责。所以，患者改变自己的行为，在脑内制造新的“凹槽”，在行为上取得进步，渐渐地，就会改变自己的大脑并从强迫症状中解脱出来。

四步骤自我治疗法也称为“4R法”(4个重新)。对于强迫症患者，其主要技术运用如下：

步骤1：重新确认(relabel)
步骤2：重新归因(reattribute)
步骤3：重新聚焦(refocus)
步骤4：重新评价(revalue)

步骤1 重新确认是要回答这个问题：“这不是我，这是我的强迫症。”务必牢记的要点是，你必须对这些非你所愿的想法、冲动和行为重新进行确认，按照其本来面目来称呼它们：它们就是强迫思考与强迫行为。你要有意识地作出努力，使自己坚定地扎根于现实之中。要努力避免落入强迫症的陷阱——你总感觉到不得不去再次检查、点数或清洗，而实际上毫无必要。

步骤1的目标在于，学习在你自己的心中将侵入性的思维和冲动重新确认为强迫思考和强迫行为，并开始用它们的本来面目来称呼它们，使用强迫思考和强迫行为的标签来标注它们。例如，训练你自己说，“我不认为我的手脏，但我有一个总是感到手脏的强迫思考”，或者“我不觉得我有洗手的需要，我有一个要强迫洗手的强迫行为”(这个技术同样适用于其他强迫思考和强迫行为，包括检查门或电器及不必要的计数)。你必须学习识破这些侵入性的强迫思考和强迫行为的真相——原来它们是强迫症。

在重新确认时，基本的想法是：按强迫思考或强迫行为的本质来称呼它们，果断地重新确认它们。这样你就可以开始理解那种感觉是虚假的警报，只有很少或完全没有现实基础。许多科研工作让我们了解到，这些行为是由大脑中的生化不平衡造成的，而通过用其真实的面目称呼它们——强迫思考和强迫行为，你开始理解，它们只不过是大脑发出的虚假信息。

重要的是你得铭记：只重新确认这些思考和行为，并不会让它们走开。事实上，你能做的最糟糕的事情就是努力让它们消失。这不会起作用，因为这些思考和行为有其生化基础，而这是在你的控制之外的。你所能控制的是你对那些冲动的行为反应。通过重新确认，你开始理解不管它们感觉起来多么真实，它们所说的一切都不是真的。重新确认的目标就是学习抵制它们。

步骤2 重新归因是要回答以下这些问题："为什么这些恼人的想法、冲动和行为不会消失呢？""为什么它们一直来烦我？""它们出现的原因到底是什么？"

回答是，它们如此骚扰不休是因为它们与脑部的生化失衡所引发的大脑运转失灵有关，这一点在科学上已经被证实。目前已有更强有力的证据表明，在强迫症发作的时候，你大脑里的类似汽车的换挡器的那部分没办法正常工作。

所以说，你的大脑"卡住了"，结果导致你很难转换自己的行为。实施重新归因这一步骤的目的在于，要使你意识到，骚扰不休的想法和冲动是源于你停滞不前的大脑。

重新归因的关键在于，要认识到强迫思考的侵略性和肆虐的强度是由疾病造成的。脑的生化基础才是造成这些想法和冲动大举进攻的罪魁祸首，这也是它们不会消失的原因。通过练习四步骤自我治疗法（属于自我指导的行为疗法），你可以改变大脑的生化物质。这需要几周甚至几个月的辛勤工作。与此同时，理解大脑在强迫思考和强迫行为中所起的作用，将帮助你避免一件大多数患者几乎都会做的最导致自我挫败和自我损害的事情——徒劳地试图去"消除"这些思考和冲动。你无法令它们立即消失，但是请记住：你不需要被它们牵着鼻子走，不要被其表象蒙蔽。

通常可以一起使用重新确认和重新归因的步骤来帮助你更深刻地理解，在强迫思考和强迫行为狠狠折磨着你的时候，到底发生了什么。你重新确认它，用其本来面目来称呼它——强迫思考或强迫行为。用专注觉察将停留在表面的对强迫症的肤浅理解带向更深的层面——这些思考和行为不过是一种病症的附带结果而已。

步骤3 重新聚焦是要告诉你，克服实施强迫行为的冲动要做些什么。它指导你把注意力重新聚焦到一些有益的、建设性的活动上，比如园艺或电脑游戏，来"绕过"那些纠缠、烦人的强迫念头。重新聚焦关键在于去做另外的事情。当你这么做时，你是在修复大脑中坏损的"换挡器"，你的大脑开始更顺畅地转换到其他行为上。你越多地练习重新聚焦的步骤，它就变得越容易，因为你的大脑开始更有效地工作了。

重新聚焦的概念是，通过把注意力转移到其他事情上来"绕过"强迫思考和强迫行为，哪怕只有几分钟也好。最开始时，你可以选择一些特定的行为来代替强迫洗手或检查。任何建设性的、愉快的行为都可以，兴趣爱好对此尤其有帮助。

例如，你可以决定去散步、健身、听听音乐、阅读、打电脑游戏、编织或投篮。

把注意力从强迫行为或强迫思考上转移并重新聚焦在其他合理的行为或活动上是极其重要的。不要等着念头或感觉离去，不要奢望它们立刻就会消失。而且，无论如何，不要听从强迫症的吩咐，而要去从事你选择的任何富有建设性的活动。你将会体悟到，从强迫思考发作到你打算去实施强迫行为的那一刻，如果在其间穿插进一段时间的延迟，会使强迫思考消退和改变。更重要的是，即使强迫思考几乎没有改变（有时如此），你也能够明白，原来在接收大脑发出的虚假信息时，你对于自己的反应还是可以有一定控制的。

重新聚焦的长期目标当然是永远不再用强迫行为应对强迫思考，但是中期目标是在实施任何强迫行为之前建立时间延迟。

步骤4　重新评价是认真练习前三步——重新确认、重新归因、重新聚焦后的自然成果。伴随着连续一致的练习，你将很快认识到强迫思考和强迫行为是应被忽视的毫无价值的分心事而已。有了这样的洞察，你将能够重新评价和看轻病态的强迫思考，将其挡开直至它们开始消失。当你的大脑更好地工作时，认识强迫思考和强迫行为的本质就变得容易了。你的大脑会更正常、更自动地行使职责，症状的强度就会减弱。

这一步骤的主要目的是你将学会不再那么重视这些强行闯入、非你所愿的冲动和念头。你会清楚地认识到，强迫症状只不过是些无用的垃圾。

这四个步骤是合并起来使用的。首先，你重新确认：训练自己区分想象和现实，并拒绝被那些闯入的破坏性念头误导。其次，内外重新归因：你充分理解那些念头和冲动只不过是一些精神噪声，是来自你脑部的错误的信号。再次，你要重新聚焦：现在你要用一种全新的、积极得多的方式来回应错误的信号，尽你所能地将注意力聚焦到更有建设性的事情上去，借此绕开它们。这是最难的一个环节，但也是你脑内化学变化发生的开端。在为重新聚焦付出了艰辛的努力之后，你会得到巨大的回报：用一种十分积极、健康的方法，有效地改变大脑的运作方式。最后，四步骤自我治疗法的卓越成效会在重新评价这一环节里得到充分的展示，当整个过程变得越发流畅和高效时，屈服于那些侵入性强迫思考的愿望会大大降低。你将了解到，原来那些蛊惑人心的想法并没有什么实际价值和意义，自然地，它们对你的影响也就大大减小了。

施瓦茨教授认为，四步骤自我治疗法的施用可以实现对脑部化学物质的改变。那么，非常有可能的是，人们同样可以借助操练四步骤自我治疗法，通过对其他类别行为和坏习惯的应答调整，最终达到改变其脑部化学物质的目的。

从上述四个步骤的治疗过程来看，施瓦茨教授解开"脑锁"的治疗方法，与其说是一种新型的行为疗法，不如说是一种治疗强迫症的认知疗法。

8 药物治疗

根据国内报道，氯米帕明、丙米嗪、多塞平对强迫症治疗有一定疗效，其中以氯米帕明效果最好。但也有专家认为，氯米帕明对强迫症治疗的有效率不足50%，且想获得较好疗效，疗程不能短于8周。新一代抗抑郁剂有氟西汀（氟苯氧丙胺）等，也可用来治疗强迫症，国外应用显示其疗效优于氯米帕明。此外可采用联合用药，当氯米帕明疗效不佳时，可加用碳酸锂或精神抑制剂，也能收到一定疗效。

表 7-6 国内外用于治疗强迫症的药物

通用中文名	英 文 名	每日口服剂量	其他适应证
丙米嗪	Imipramine	2 — 5 mg/kg	遗尿
氯米帕明	Clomiprarmine	2 — 5 mg/kg	抑郁症
阿米替林	Amitriptyline	2 — 5 mg/kg	抑郁症
地昔帕明	Desipramine	2 — 5 mg/kg	抑郁症
马普替林	Maprotiline	1 — 4 mg/kg	抑郁症
苯乙肼	Phenelzine	0.5 — 1.0 mg/kg	抑郁症
氟西汀	Fluoxetine	0.5 — 1.0 mg/kg	抑郁症
帕罗西汀	Paroxetine	5 mg（成人）	抑郁症
舍曲林	Sertraline	5 mg（成人）	抑郁症

此外,当强迫症患者焦虑症状严重时,也可服用一些抗焦虑的药物,主要见下表。

表 7-7 国内外抗焦虑药物

通用中文名	英 文 名	每日口服剂量	其他适应证
地西泮（安定）	Diazepam	1 — 2.5 mg,分次服(>5岁)	
氯氮卓（利眠宁）	Chlordiazepoxide	0.5 mg/kg,分次服	
阿普唑仑（佳静安定）	Alprazolam	0.02 — 0.06 mg/kg,分次服	惊恐反应,轻度抑郁
氯硝西泮	Clonazepam	0.01 — 0.04 mg/kg,分次服	癫痫
劳拉西泮（罗拉）	Lorazepam	0.01 — 0.04 mg/kg,分次服	

此外,20世纪80年代推出的药物丁螺环酮(Buspirone)也是一种用来治疗焦虑的药物,它主要作用于5-羟色胺,但不作用于再摄取泵。尽管它本身对缓解强迫症症状不是特别有效,但是它能很好地帮助那些在实施行为治疗时过分感到焦虑的患者。丁螺环酮是一种温和的药物,一般比较容易忍受,通常在大约2—4周开始产生疗效。它和选择性5-羟色胺再摄取抑制剂可以同时使用,它甚至可以阻止选择性5-羟色胺再摄取抑制剂的一些副作用。但在我国使用的临床经验尚少,对儿童及青少年的适应证及剂量也在探索中。总的来说,丁螺环酮被认为是一种很有前途的抗焦虑药。

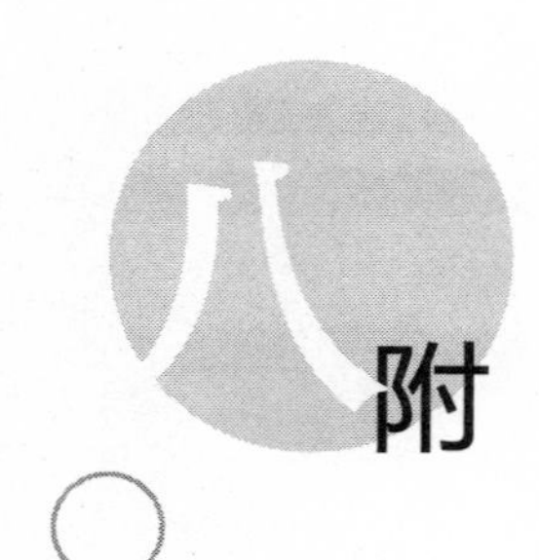

八 附录

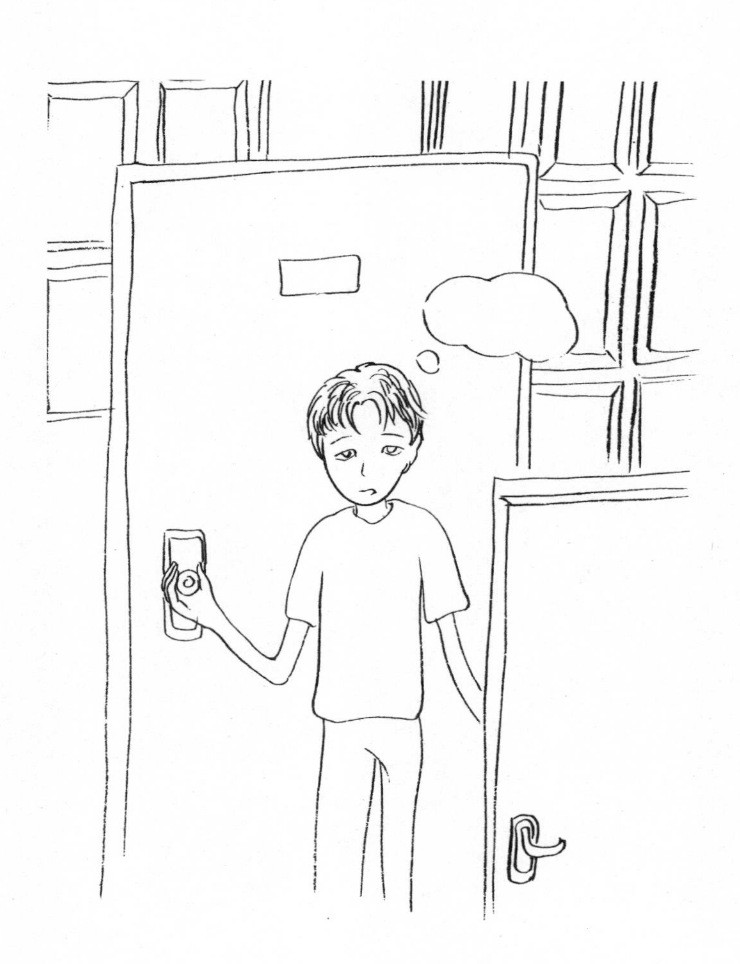

1 强迫症自我诊断量表

(1) 简介与说明

以下提供的“强迫症自我诊断量表”,是根据美国国家精神卫生研究所的强迫症诊断方法和资料,以及参考美国精神医学学会的《精神障碍诊断与统计手册(第四版)》中的“强迫症”的诊断标准修订而成。

我们每个人都有自己独特的行为、思考和习惯,如果这些行为、思考和习惯并不影响你的生活和工作,也不影响你的情绪、人际关系和将来的发展,那么即使它们非常奇特或不可思议,或者非常与众不同,它们都不是强迫症问题。相反,如果行为或习惯是正常的,但给你带来很大的烦恼,比如每天要花好多时间洗手,并且对洗手有次数的确认,这时就必须加以注意。同时你要问问自己:这一行为、习惯或思考对你的工作、学习、生活和人际关系是否带来影响?如果答案是肯定的,对于这种行为、习惯或思考,你想要制止它们而又无法做到,并且给生活带来了严重影响;同时你为了抵抗或消除这种行为、习惯或思考,花费了大量的时间,就应该视为有患上强迫症的可能。这时,你可以用以下量表进行自我诊断。

(2) 强迫症的临床主要症状表现

① 对攻击和被攻击的强迫思考。

- 时常为他人会加害自己而感到恐惧。
- 时常为自己会给自己带来危害而恐惧。

• 经常出现暴力或狂暴的妄想。

• 经常为污秽或卑鄙的念头会出现在脑中而感到恐惧。

• 经常为自己会做错事而感到不安。

• 经常为自己会出现冲动性的犯罪而感到不安(例如想象自己会盗窃、抢劫银行等)。

• 经常为工作中的失败或错事而感到不安,想象会不会是自己的责任。

• 为不能预测的灾难感到恐惧,并经常无端地感到烦恼(例如,想象发生火灾、交通事故、亲人死亡事件等)。

② 对不洁事物的恐惧性强迫思考。

• 对自己身体的排泄物或分泌物固执地感到厌恶(如尿、汗液、唾液等)。

• 对身外的脏物和细菌过分地恐惧,并竭力与之隔离。

• 对化学物质和环境污染过分地担心或恐惧。

③ 对性行为的强迫思考。

• 对受到压抑或被禁止的性行为不断地想象或感到不安(如近亲相奸、与儿童发生性行为等)。

• 变态的性行为想象或妄想(如兽奸、衣物恋等)。

④ 对左右对称、顺序等的强迫思考。

• 对事物排列组合上的不对称、次数及顺序的混淆以及对事物不能确认感到难以忍受和不安。

⑤ 对印象性或意义性的强迫思考。

• 对自己的表达是否周密或是否正确感到不安和担心。

• 因某种朦胧而又挥之不去的印象反复出现在脑中而感到难以忍受。

• 感到脑中经常出现一些固定的词汇、声音或乐曲,无法安心工作或学习。

• 对某种幸运或不吉利的数字过分执着。

• 对某种具有特别含义的颜色等过分执着。

⑥ 指向自己身体的强迫思考或强迫行为。

• 对自己身体的一部分过分想象和担心(例如担心耳朵或嘴变得越来越大等)。

• 不断地感到自己有体臭等。

⑦ 计算方面的强迫行为。

• 对某种数字要反复确认,如果不反复计算或清算确定就会感到不安。

⑧ 确认性的强迫行为。

• 门、电灯开关、煤气开关、水龙头等的关闭动作要反复进行和确认。

⑨ 奇特、反复的仪式行为。

• 在入口或出口处进进退退，在某类座椅处反复地站起来、坐下去等。

• 做某种事前或做完某事后，反复地、仪式般地进行某种行为（如转圈、跺脚等）。

⑩ 整理性的强迫行为。

• 旅行包中的衣服或物品反复取出又装入，抽屉反复地开闭又反复地整理等。

• 反复地清洗家里的家具、物品，以确认是否干净。

⑪ 贮藏、收集性的强迫行为。

• 不断地收集和贮存废纸、包装纸、纸屑、烟头、纽扣、破碗等。

⑫ 各种人际关系方面的强迫行为。

• 反复说话、提问、告白的欲求。

• 触摸、接近、窥视的欲求。

• 不分场合或昼夜、无意义地长时间打电话等行为。

如果与上述项目中的某项相符，就需要作进一步的调查：症状存在的时间长短、出现频率，苦恼和抵抗的程度以及对日常生活的影响。

(3) 强迫症自我诊断调查量表

请仔细阅读下面每一个问题，然后根据最近半年来您的实际感觉，选择其中一种并画一个“○”。

① 强迫性的思考和行为表现，出现在什么样的时间范围内？

0……没有。

1……轻度。一天一小时以内，或有时出现。

2……中度。一天一小时到三小时以内，或经常出现。

3……重度。一天三小时以上，或者非常频繁地出现。

4……极重。只要一出现，会不间断地持续下去。

② 强迫性的思考和行为表现，会造成日常生活多大的不便？

0……没有。

1……轻度。很少,基本上对日常生活的影响不大。

2……轻度到中度。有时会有影响。

3……中度。在社会生活、工作或学习上形成障碍,但能够忍受。

4……重度。对日常生活的各个方面带来重大影响或形成巨大障碍。

③ 强迫性的思考和行为表现带来的苦恼达到何种程度?

0……没有。

1……轻度。有时感到苦恼,但不严重。

2……中度。能清晰地感觉到这种苦恼。

3……重度。经常感到苦恼,或者想抑制这种思考和行为,却反而使内心的不安和难受增加。

4……极重。日常生活充满了苦恼和不安。

④ 对强迫性的思考和行为的心理抵抗达到何种程度?

0……没有。能够很好地克服,或者无须进行任何心理抵抗。

1……轻度。有时需要心理抵抗。

2……中度。多数场合需要心理抵抗。

3……重度。程度很高,不断地进行心理抵抗。

4……极重。无力抵抗或无法抵抗。

⑤ 对你的精神生活和人际关系等造成了什么样的妨碍?

0……没有。

1……轻度。有时有妨碍,但问题不大。

2……中度。有妨碍,但可以努力克服。

3……重度。经常有妨碍,克服时有困难。

4……极重。严重妨碍。

将上述五个问题中,您画上“○”的每一种选择前面标的分值相加,就是您的自我诊断总评分。每种症状的表现随着时间而发生变化,因此,这一自我诊断评分可以随着症状的发展或治疗的进展发生变化。

1—4分:强迫倾向处于轻微状态,自我尚无任何察觉,对于日常生活一般不会构成影响。

5—7分:边缘性强迫症状态。自己对于这种症状表现能够觉察,但对日常生活影响很小,因而对此也并不太在意,对人际交往关系不会构成任何影响。

8—10分:临床上可诊断为强迫症。症状对日常生活、工作或学习造成影响，为了克服或制止这种状态耗费了一定的精力，应考虑及时接受心理援助或咨询。

11—14分：重度强迫症。对症状感到苦恼，并影响了精神生活和人际关系，心理上常常陷入“苦斗恶战”的状态之中，症状随时会进一步恶化，亟须心理治疗。

15分以上：极重度强迫症。需要紧急的专业治疗和护理，否则会对日常生活、工作或学习带来破坏性影响。

以上自我诊断的总评分在8分以上，需要尽快接受专业心理治疗师的咨询和治疗，或者接受精神科医生进一步的详细诊断。压抑或隐藏症状，会对身心健康和生活构成不利的影响。建立治疗的信心，是迈出新生活最重要的一步。

(4) 强迫症与强迫型人格障碍的区别

因为名称相似，人们常常会混淆强迫症与强迫型人格障碍，其实后者的危害程度要小得多。如何区分这两者呢？简单地说，当你的强迫思考和强迫行为已经对你的生活造成了重大破坏，你患的是强迫症。而对有强迫型人格障碍的人来说，他们的“强迫思考”与“强迫行为”更像怪癖或奇特的行为，尽管它们也是令人不快的。举例来说，一个有强迫型人格障碍的人可能会紧抓着一些物件不放，缘于他相信日后可能还会用得着；对一个有贮藏强迫症的人来说，他屋子里的每一个角落都堆满了那些他明知道永远也不会需要的废物。有强迫型人格障碍的人往往会“一叶障目，不见泰山”。他们通常是计划制定者，且他们是如此执着于那些细节，以致再也无暇一览整幅画面。对完美的执着要求大大干扰了他们完成一件事情的能力。强迫型人格障碍的经典情形是，凡事过于求全，反而一事无成。有强迫型人格障碍的人，因为过分强调每一个细节都必须完美，往往会把本来已经相当不错的事情弄得一团糟。他们经常很僵化，不会妥协。对于这些人来说，要完成一件事情，只有自己的方法才是正确的方法。他们还不愿意把任务委托给他人。有意思的是，强迫型人格障碍在男性中更常见，男性强迫型人格障碍者的人数是女性强迫型人格障碍者的两倍；而对于强迫症患者，男性患者与女性患者的数目是一样的。

强迫症与强迫型人格障碍的区别还在于，尽管强迫型人格障碍者固执、僵化，放任强迫念头主宰其生活，然而，他们并非真正渴求改变行事的方式，也许他们并不清楚自己的行为会惹恼别人，又或者他们根本就不在乎。而强迫症患者不停地清洗，但此行为给他们带来的只有痛苦，并无任何快感。强迫型人格障碍者实际上享受从事清洗的快感，他们认为："如果每个人都像我这样努力清洗，问题就不存在了。现在的问题是，我的家人全都是些邋遢鬼。"强迫型人格障碍者会企盼着晚上回家后可以将所有的铅笔像士兵列队那样整齐地排列在桌上，而强迫症患者会害怕回家，知道自己会屈从于错误信息，不得不用吸尘器打扫20次。不同于强迫型人格障碍者，强迫症患者能够意识到自己的行为多么荒谬，他们为此感到尴尬和羞耻，因此，他们非常真切、急迫地想改变自己的行为。

2 德国汉堡大学强迫症筛查表

1. 当你感到与某种动物或脏东西靠得太近后，是否会洗手？

 是　　　否

2. 你是否因为桌布或垫子没有摆放得恰到好处而重新调整它们的位置？

 是　　　否

3. 是否有些时候你必须想一些特定的词语或图像而到了无法去做其他事情的地步？

 是　　　否

4. 你是否经常感到不可能停止重复一句已经说过的话（但你只对自己说）？

 是　　　否

5. 在一天中你是否会想好几遍那些你已经完成的工作？

 是　　　否

6. 你是否发现在进行某些活动时你无法停止计数？

 是　　　否

7. 有时候你会怀疑你的伴侣正在做一些不想让你知道的事情，你是否努力让自己摆脱这种想法？

 是　　　否

8. 是否有一些事你如果不数到一定的数目就无法完成？
是　　　否

9. 是否有时候你有意识地努力摆脱伤害或杀死自己的念头？
是　　　否

10. 在一天当中你是否经常记住某些特定的词语、图像或句子？
是　　　否

11. 坐下之前你是否检查公用座位的干净程度，比如公共汽车或出租车上的座位？
是　　　否

12. 你是否有时候会大声地重复已经讲过的话，尽管你试图阻止自己这样做？
是　　　否

13. 离开家后你是否还总是惦念着家中的每样东西是否安好？
是　　　否

14. 在开始穿衣服前你是否确切地思考过如何穿？
是　　　否

15. 你是否发现自己毫无理由地数东西？
是　　　否

16. 是否在某一天，你完全被想伤害或杀死自己的念头所占据？
是　　　否

17. 在读报后你是否洗手？
是　　　否

18. 你是否注意到在使用某些东西之前或之后，你摸了它们好几次？
是　　　否

19. 你是不是要摸上电器开关好几回，还一边数着次数，尽管你试图不这样做？
是　　　否

20. 你是否检查书或杂志有无折角,并且马上要把它们抚平?
是　　　否

21. 你是否在看完报纸后将它们按原样折好?
是　　　否

22. 你是否经常有自己也许病了、瞎了或疯了的念头?
是　　　否

23. 是否在某一天,你成天只想伤害或杀死某人?
是　　　否

24. 上床后你是否会再次爬起来检查所有的电器?
是　　　否

25. 你数着一共触碰了多少次电器开关,这样做是否妨碍你的日常生活?
是　　　否

26. 你是否不断地重新摆放桌上的、壁柜里的或其他地方的物品,尽管在你上次放置好它们后并没有碰过任何东西?
是　　　否

27. 在发信之前你是否还会检查回信地址?
是　　　否

计分规则:“是”计1分,“否”计0分。

算一算问题3,4,5,6,7,8,9,10,13,14,15,16,22,23的答案为“是”的总分。这些是强迫思考。

如果这些问题回答“是”,而且总分为:

1—2分,你很可能没有明显的强迫思考。
3—6分,你很可能有明显的强迫思考。
7—14分,确定无疑你有明显的强迫思考。

算一算问题1,2,11,12,17,18,19,20,21,24,25,26,27的答案为“是”的总分。这些是强迫行为。

如果这些问题回答“是”，而且总分为：

1—3分，你很可能没有明显的强迫行为。

4—7分，你很可能有明显的强迫行为。

8—13分，确定无疑你有明显的强迫行为。

资料来源：Dr. Iver Hand & Dr. Rugiger Kiepesch. 引自《脑锁——如何摆脱强迫症》，Jeffrey M. Schwartz & Beverly Beyette著，2008年版。引用时略有改动。

3 强迫行为的自我观察记录表

姓名 ＿＿＿＿＿＿　年龄 ＿＿＿＿＿＿　记录日期 ＿＿＿＿＿＿

指导语： 以下表中，在第2列请记录强迫行为或强迫思考的内容，在第3列请记录这样做的目的，在第4列请记录自己的不快感或焦虑的程度，在第5列请记录强迫行为或强迫思考持续的时间。完成记录后，作为家庭治疗作业，请用日记记录您症状治疗的进展状况。

自我观察记录表

时　间	强迫行为或强迫思考	目的	不快感或焦虑的程度(0—100)	强迫行为或强迫思考持续的时间(分析)
6 : 00—6 : 30				
6 : 30—7 : 00				
7 : 00—7 : 30				
7 : 30—8 : 00				
8 : 00—8 : 30				
8 : 30—9 : 00				
9 : 00—9 : 30				
9 : 30—10 : 00				

（续表）

时　间	强迫行为或强迫思考	目的	不快感或焦虑的程度(0—100)	强迫行为或强迫思考持续的时间(分析)
10 : 00—10 : 30				
10 : 30—11 : 00				
11 : 00—11 : 30				
11 : 30—12 : 00				
12 : 00—12 : 30				
12 : 30—13 : 00				
13 : 00—13 : 30				
13 : 30—14 : 00				
14 : 00—14 : 30				
14 : 30—15 : 00				
15 : 00—15 : 30				
15 : 30—16 : 00				
16 : 00—16 : 30				
16 : 30—17 : 00				
17 : 00—17 : 30				
17 : 30—18 : 00				
18 : 00—18 : 30				
18 : 30—19 : 00				
19 : 00—19 : 30				
19 : 30—20 : 00				
20 : 00—20 : 30				
20 : 30—21 : 00				
21 : 00—21 : 30				
21 : 30—22 : 00				
22 : 00—22 : 30				
22 : 30—23 : 00				
23 : 00—23 : 30				
23 : 30—24 : 00				

图书在版编目(CIP)数据
苦涩的“火柴人”：强迫症探秘/徐光兴著. －3版. －上海：
上海教育出版社, 2016.8
（心理灯塔系列）
ISBN 978-7-5444-5134-5

Ⅰ. ①苦… Ⅱ. ①徐… Ⅲ. ①强迫症－研究
Ⅳ. ①R749.99

中国版本图书馆CIP数据核字(2016)第193085号

责任编辑 金亚静
装帧设计 周 吉
插 画 林炜杰

苦涩的“火柴人”（第三版）
——强迫症探秘
徐光兴 著

出 版 上海世纪出版股份有限公司
上 海 教 育 出 版 社
易文网 www.ewen.co
地 址 上海永福路123号
邮 编 200031
发 行 上海世纪出版股份有限公司发行中心
印 刷 启东市人民印刷有限公司
开 本 700×1000 1/16 印张 16.75 插页 2
版 次 2016年10月第1版
印 次 2016年10月第1次印刷
书 号 ISBN 978-7-5444-5134-5/B·0111
定 价 36.00元

(如发现质量问题，读者可向工厂调换)